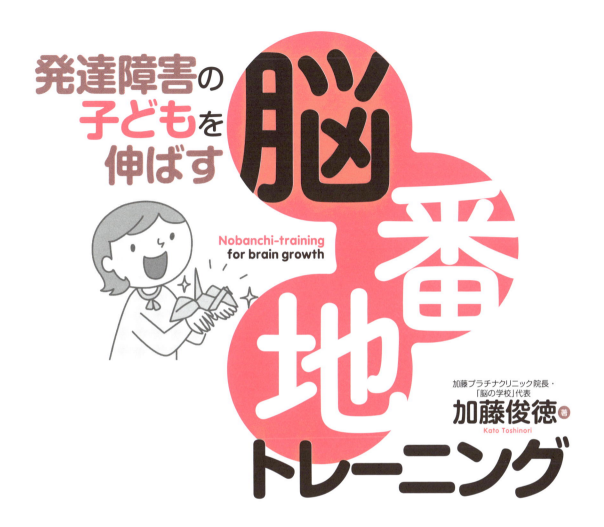

発達障害の子どもを伸ばす 脳番地トレーニング

Nobanchi-training for brain growth

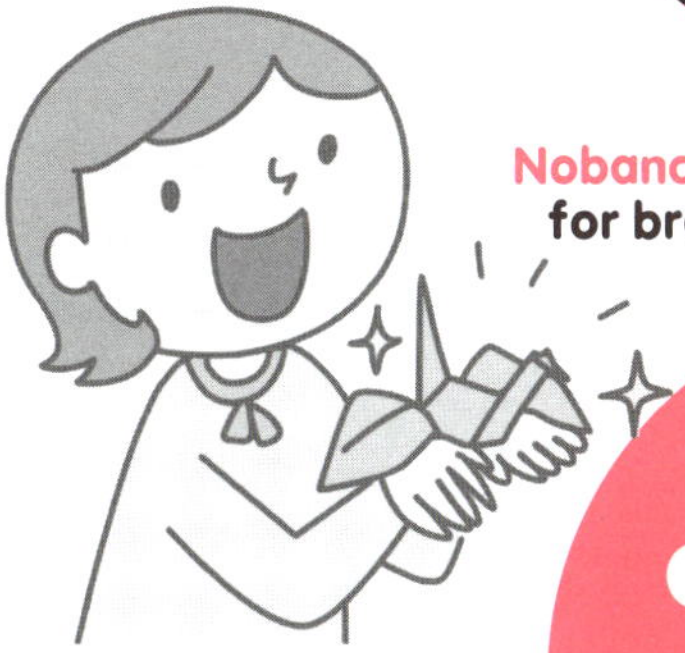

加藤プラチナクリニック院長・
「脳の学校」代表
加藤俊徳 著
Kato Toshinori

秀和システム

はじめに

我が子の脳に「これからの見通し」を持つために

この本は、発達障害を持つ子のお母さんに、お子さんの発達について「これからの脳科学的な見通し」を与える本です。

どんな人にも、脳が発達し成長する限りない可能性があります。我が子の脳を見れば、これからの見通しが明らかになります。

我が子の脳に根拠のある科学的な見通しが持てれば、不必要な心配やストレスから解放されます。

近年、発達障害に関して脳科学的な研究が進展しているにも関わらず、なかなか活用には至っておりません。活用が広がらない原因の1つとしては、発達障害は脳の器質的な疾患であると理解されながら、診断や治療については、これまでの心理学的アプローチに結びつけることができていないことが考えられます。

発達障害に対し、医師はほとんどの場合、脳の器質的な診断によって、的確な心理学的アプローチを処方しているわけではありません。この診断と治療のねじれが、成長期にある子どもの脳への対応の曖昧さを生み出します。

大事なことは、発達障害の子どもたちの脳は、発達しながら症状を表出しているということです。つまり、得意なところと苦手なところの落差が大きく、デコボコな脳の成長をしています。

その発達のアンバランスさを解消するお手伝いをするのが、本書で紹介している「脳番地トレーニング」です。

脳は、思考や運動など司る働きごとに、大きく8つのエリアに分けることができます。私はそれらを「脳番地」と名付けました。

本書は、その「脳番地」の概念に基づいて発達障害を捉え直し、脳科学を療育・教育に応用して、発達障害の子どもの脳を育てる方法を広く一般に紹介しています。

脳は、使えば使うほど成長します。発達した得意な脳番地をさらに強化することで、子どもの長所を伸ばすことができます。

また、未熟であるために苦手な脳番地も、トレーニングで刺激することによって、伸びやすい状態になります。

発達障害の子どもを持つ親御さんらにとって、本書で示した脳番地トレーニングを活用した脳科学的アプローチを実践することは、新しい見通しを与えるはずです。

従来行われてきた心理学的アプローチにも、もちろん利点はありますが、発達障害という広汎な症状を示す病気に対処するには、限界があります。まだ眠っている脳番地に対して、心理学的分析は手が出しにくいのです。

実は著者自身も、脳科学的アプローチによって、難読症を克服してきました。40歳を過ぎて自分のMRI脳画像を鑑定し、ようやくハンディを攻略する脳番地トレーニングを見出しました。その方法の詳細は、『脳を強化する読書術』(朝日新聞出版)をご参照ください。

本書では、脳科学の見地から脳の成長支援に取り組み、発達障害に対して実際に活用できる教育情報を、一般の人にも理解でき、実践できる形で作成しました。

発達障害を持つ子のご両親、発達障害児の療育・教育に携わる教員、大人になって発達障害に気がついた場合でも、本書は役立つように構成しています。発達障害の対応を先送りすると、大人の発達障害を招きやすいことは明らかです。

本書の使い方として、著者が加藤プラチナクリニックで実践している発達障害に対する脳科学的アプローチについて知りたい方は、第1章の「脳の発達のしくみ」と、第2章の「脳画像からわかった、発達が遅い子どもの脳の『真実』」をご覧ください。

MRI脳画像診断によって、より適切に我が子を導けること、さらに、大人でも自分で自分の脳を育てられることを理解できます。

我が子の発達障害を疑い始めたお母さんは、第3章の「脳番地と発達障害」で、子どもの様子と照らし合わせてみてください。

そして、すでに発達障害の診断を受けている場合はもちろん、診断を待つ間にも、第4章「発達が遅い脳の伸ばし方」、第5章「発達障害の脳を伸ばす環境作り」、第6章「発達障害の子どもを伸ばす『脳番地トレーニング』」を実践してください。

発達障害のお子さんを導くためには、環境作りが9割です。やれることは少なくありません。今後の脳の成長を見据えて、ぜひ本書を役立ててください。

加藤プラチナクリニック院長／「脳の学校」代表
昭和大学客員教授
加藤俊徳

目次

第3章 脳番地と発達障害

第4章　発達が遅い脳の伸ばし方

第5章　発達障害の脳を伸ばす環境作り

第6章　発達障害の子どもを伸ばす「脳番地トレーニング」

第1章 脳の発達のしくみ

脳は、どのように育っていくのでしょうか。

花や野菜を育てるとき、植物の「成長の法則」に合わせて、水やりの仕方、日光の当て方、肥料の与え方などを工夫します。

脳も同じです。脳の発達の法則に合わせて、脳の栄養をいかに子どもに与えるかが鍵となります。

第１章では、脳の発達のしくみ（法則）や、脳が育つための栄養を解説します。

1

脳の発達は、一生続く

楽しい経験を多く積み重ねることで、潜在能力細胞はいくつになっても成長していきます。

脳は未完成な状態で生まれる

見たり聞いたりしたものを記憶したり、自分の考えや感情を表現したり、身体を動かしたり行動したりできるのは、私たちに「脳」があるからです。

赤ちゃんの脳は、まだ十分に発達していないため、身の回りのものを理解したり、想いをうまく表現したりすることができません。

私たち人間の脳は、未完成な状態で生まれ、生後にもっと発達していくのです。

脳の「形」の成長

脳の発達は、お母さんのお腹にいるときから始まっています。胎児期の脳の発達は、脳の部品を揃え、脳溝と呼ばれる脳のしわを増やし、脳を形作る段階です。

生まれたばかりの赤ちゃんの脳は、ピカピカの新品です。未熟な脳の神経細胞（潜在能力）が多数備わっています。

脳の重さは18歳頃をピークに増えていき、その後は少しずつ減少していくこともわかっています。

脳の外見は、胎児から成人するまでの間に整えられていきます。

脳の「働き」の発達は一生続く

確かに、20歳前後までは記憶力もよく、新しいものごとを吸収するには適した時期です。

では本当に、20歳頃が脳の働きのピークなのでしょうか？　もしそうなら、総理大臣も会社の社長も20歳の若者に任せたほうがよいということになります。

もちろん答えは「Ｎｏ」です。人間関係を円滑に進めるコミュニケーション能力や、社会に貢献する柔軟な思考力や創造力など、高度な脳の働きは、20代はまだまだ発達過程にあります。

脳の形の成長は子どもの頃に急速に進みますが、脳の発達は一生続いていくのです。

車やパソコンなどの機械は、新品であるほどよく働きますが、脳は機械とは違います。年季が入るほどに脳のネットワークが密になって、よく働くようになるのです。

個人差もありますが、著者の調べでは、90代の高齢者でも、脳のネットワークが発達したことを確認しています。経験を重ねることで、潜在能力細胞が、いくつになっても成長していくのです。

このように、脳は一生、発達できることがわかってきました。幼少期は脳の発達にとって確かに大切な時期ですが、「脳は3歳で決まる」という説は古い考え方です。

脳の病気があっても法則は同じ

「脳の発達は一生続く」という法則は、脳に病気があっても同じです。

損傷した部位の完全な修復は難しいですが、損傷していない部位なら、誰でも、伸びていく可能性があります。

●●● 脳は一生発達する ●●●

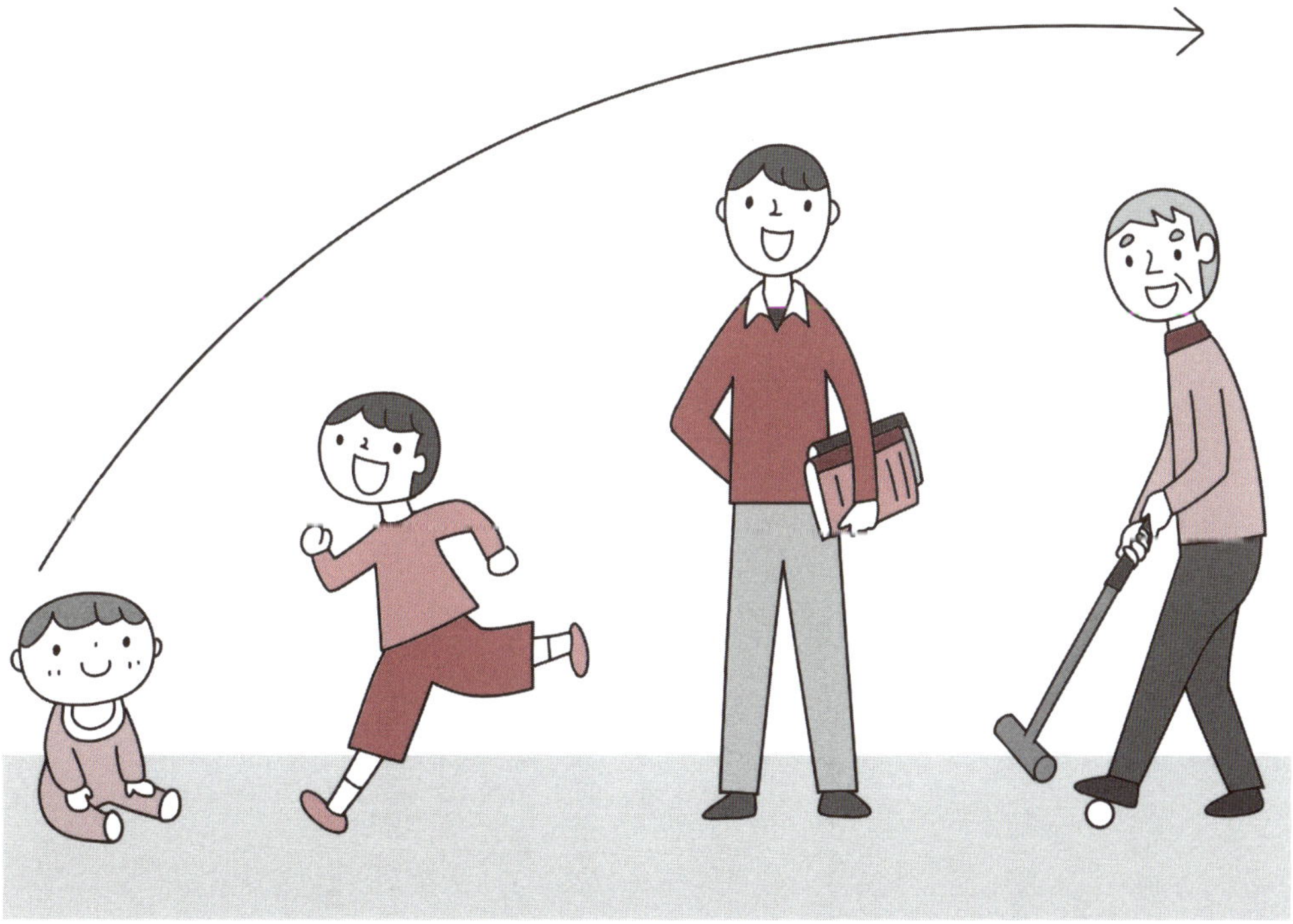

1
2

脳の枝ぶりを見れば、能力や個性がわかる

脳の枝ぶりは、脳のトレーニングによってもっと強化され、未熟な部分も伸びていきます。

脳の枝ぶり（ネットワーク）

脳の表層には神経細胞が並んでおり、その内側には膨大なネットワークがはりめぐらされています。

生後は、神経細胞が増えることはほとんどありませんが、神経細胞が成長するとともに、細胞と細胞が連絡路を作り、そのネットワークは飛躍的に増えていきます。

活発に働いているネットワークは、MRIという装置を使って、「脳の学校」の独自技術で画像化することができます。ネットワークは木の枝ぶりのように見えるので、「**脳の枝ぶり**」と呼んでいます。

乳児の脳では脳の枝はほとんどありませんが、年齢を重ねるにつれて脳の枝ぶりが成長して太く広がっているのがわかります。

この「脳の枝ぶりの増加」が、いくつになっても成長する脳の発達の正体であることを突き止めました。

脳の枝ぶりは、脳の発達と老化を表す

脳の画像をよく見ると、脳の枝ぶりは均一ではありませんし、一人ひとり違います。

枝が太くて多いところは、よく発達している場所です。反対に、枝が少ないところや細いところは、あまり発達していない場所です。

加齢とともに、枝ぶりが虫喰いのようになっているところは、脳の老化が進んでいるところです。

著者の画像診断で脳の枝ぶりを分析すると、その人がどんな能力を発達させているのか、長所や短所までもわかります。たとえ本人に会わなくても、言葉の理解力がどのくらいあるか、運動が得意か、我慢強い性格か、などを読み取ることができます。

また、なぜそのような行動をするのか、どうすればもっと能力を引き出せるか、理解することができるのです。

脳の枝ぶりは、環境やトレーニングによって変わる

脳の枝ぶりは、一生同じではありません。生涯を通して変わっていくものです。何もしなくても自動的にどんどん進むものではなく、脳に刺激や経験が与えられて初めて成長していくのです。

つまり、**脳の枝ぶりの成長は、生後の経験や脳を取り巻く環境に応じて変化していきます。**

脳の枝ぶりが未熟だった部分も、環境を変えたりトレーニングをしたりすれば、次第に脳が強化され、枝ぶりが伸びていきます。枝ぶりが伸びることで、得意なことをさらに伸ばしたり、苦手だったことを身につけていったりすることができます。

このように、**脳には、環境や教育によって何歳になっても発達する柔軟性が備えられているのです。**

脳の枝ぶりの成長過程

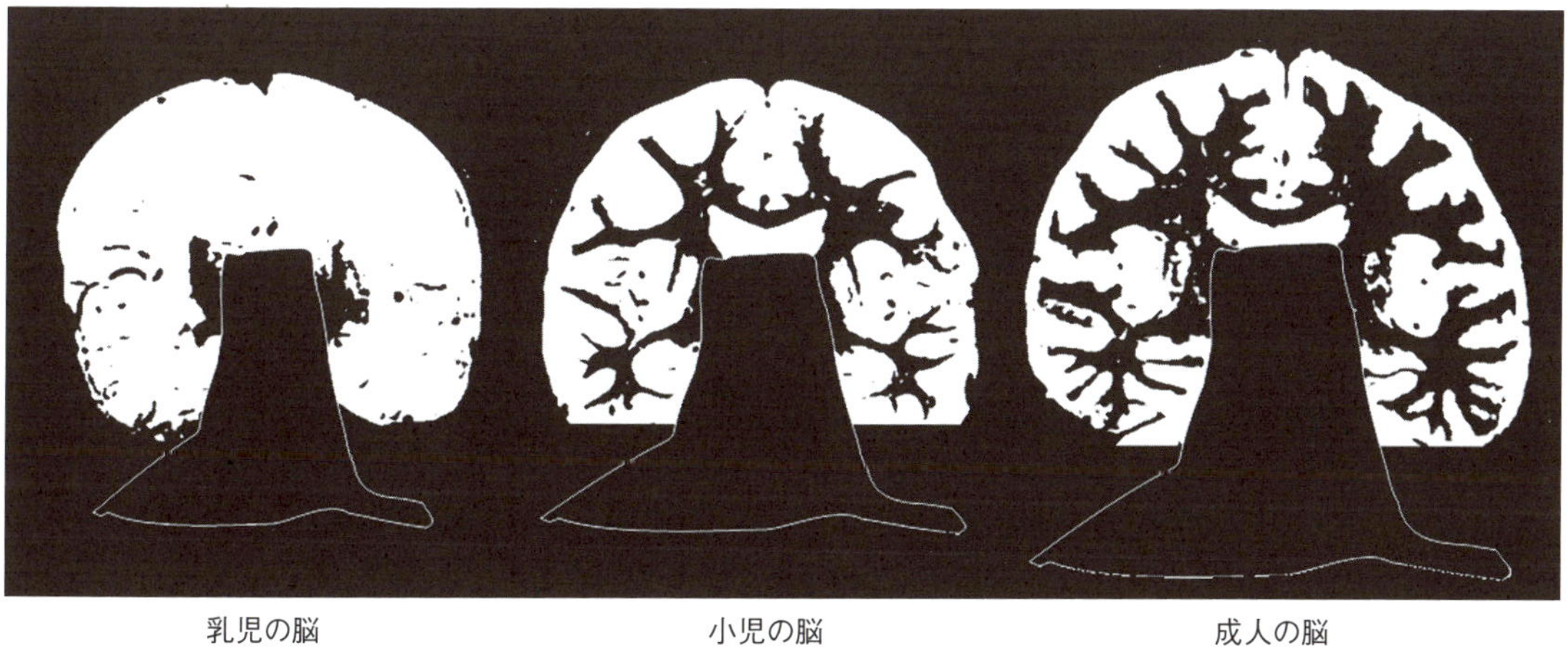
乳児の脳
小児の脳
成人の脳

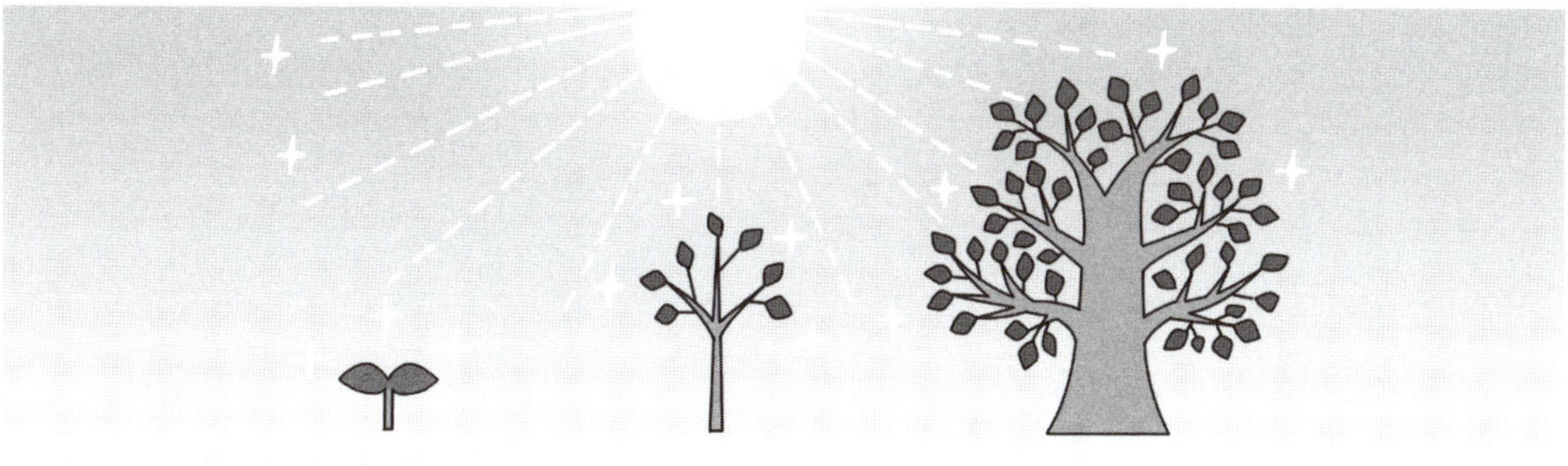

1
3

脳は、「脳番地」ごとに発達する

身体を動かせば運動系脳番地が育ち、音楽を習えば聴覚系脳番地が発達します。

脳は、場所ごとに働きを分担している

ボールのような丸い形をした脳は、たくさんの細胞が集まってできています。役割が似ている細胞が近くに集まって〝集落〟を作っており、その集落ごとに異なった働きを担当しています。

著者は、それぞれの集落を「**脳番地**」と呼んでいます。

厳密には約120種類の脳番地がありますが、1つひとつを理解するのは大変なので、**代表的な8つの脳番地**にまとめています。

これらの脳番地が個別に働いたり、他の脳番地と一緒に働いたりすることで、日常生活のさまざまな活動を行うことができます。

脳番地ごとに、発達年齢が違う

脳番地の断面図を見ると、外側には神経細胞があり、内側には脳の枝ぶり（ネットワーク）があります。

脳番地がうまく働くようになるためには、神経細胞が成長して脳の枝ぶりが伸びなければなりません。

枝ぶりの成長は、一気には進みません。その子どもの生活に応じて、必要な脳番地が活動して順々に育っていきます。たとえば、たくさん動き回る生活をしている子どもの脳は、運動系脳番地の枝ぶりがよく伸びます。

脳はおのずと、よく育っている得意な脳番地と、まだあまり育っていない未熟な脳番地が混在していきます。

年齢以上に発達している脳番地は、得意な脳番地です。反対に、年齢相応にまで発達していない脳番地は、その子にとって不得意な脳番地です。

たとえば、体育が得意な子どもは運動系脳番地がよく育っていますし、音楽が得意な子どもは聴覚系脳番地がよく育っています。逆に、暗記が苦手な場合には、記憶系脳番地がまだ十分に育っていないのです。

このように、脳番地の発達年齢は、体験の中味によって、それぞれ異なっているのです。

脳内の８つの脳番地

①思考系脳番地
物を考えたり判断したり、アイデアを生み出すことに関わる脳番地。「脳の司令塔」。

②感情系脳番地
喜怒哀楽などの感情表現に関わる脳番地。皮膚刺激や体性感覚を処理する感覚系を含みます。

③伝達系脳番地
話す、伝える、コミュニケーションに関わる脳番地。

④運動系脳番地
身体を動かすことに関わる脳番地。

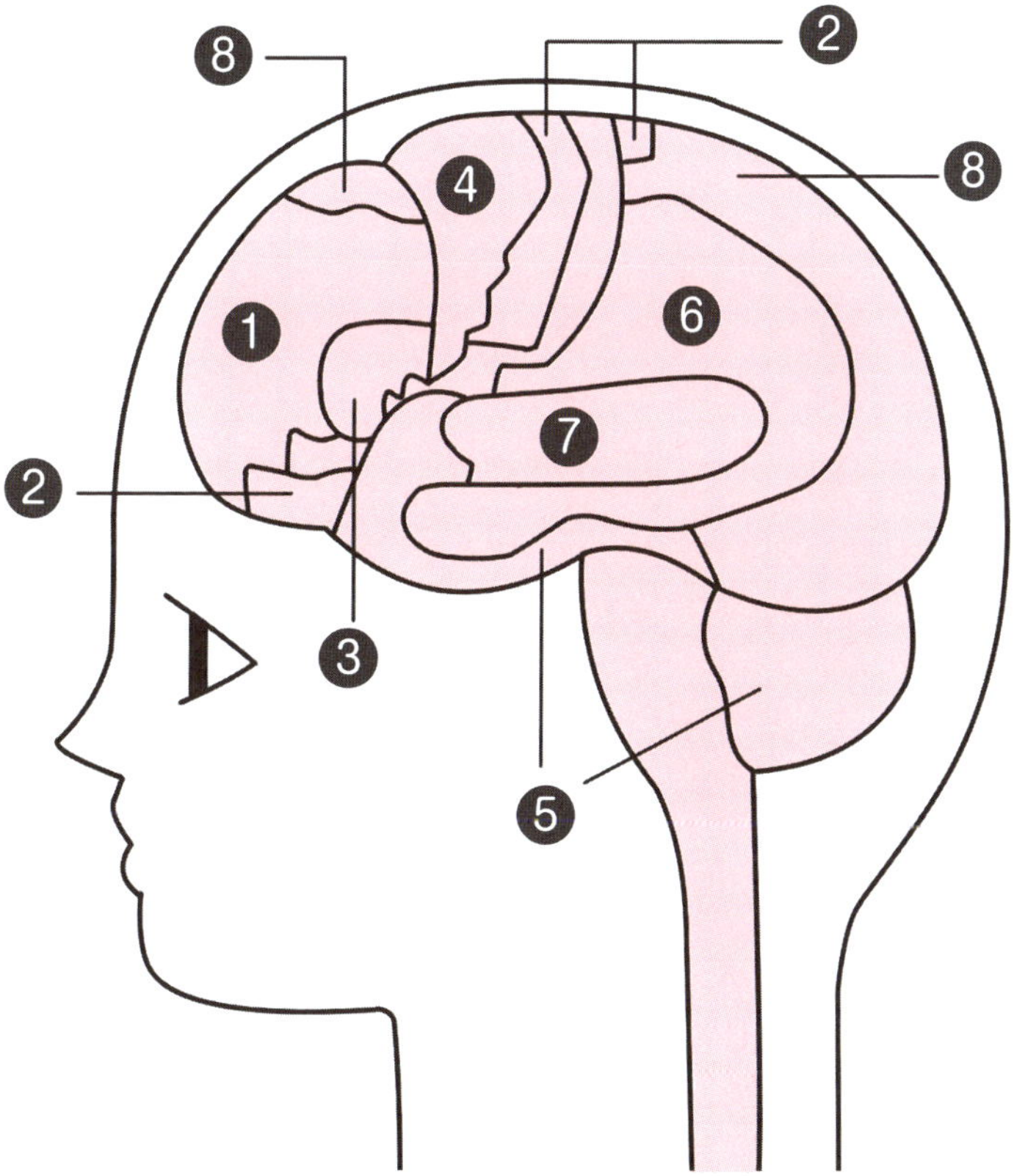

⑤記憶系脳番地
覚えたり思い出すことに関わる脳番地。海馬と周辺部分も含まれます。

⑥理解系脳番地
情報を理解することに関わる脳番地。好奇心によって成長します。

⑦聴覚系脳番地
言語や音など、耳で聞いた聴覚情報を脳に伝える脳番地。

⑧視覚系脳番地
見たり読んだりした情報を脳に伝える脳番地。

1 4

脳番地が育つための一番の「栄養」は、楽しい環境と経験の蓄積

子どもの「つまらない」を作らず、楽しく活動できるように導くと、脳がどんどん成長していきます。

環境と経験が脳番地を伸ばす

子どもの身体を大きく育てる食べ物があるように、脳を成長させる「栄養」があります。脳が取りこむことのできる栄養は決まっています。

1つ目は「**食べ物**」。特に**ブドウ糖**は唯一の脳細胞のエネルギー源です。さらに、脳の形を作る上でたくさんの栄養素が必要で、それらの多くは食べ物から摂取します。

2つ目は「**酸素**」。呼吸をして取り入れる栄養です。

ただ、ご飯をたくさん食べ、空気をたくさん吸ったからと言って、脳が成長するわけではありません。脳番地が刺激を受けて働かなければならない状況を作って初めて、ブドウ糖や酸素が消費されて、脳の枝ぶりを伸ばしていきます。

つまり、**脳番地を成長させる栄養で最も大切なのは、3つ目の「脳番地に情報を入れる環境」や「脳番地を使う経験」なのです。**

8つの脳番地のうち、栄養が豊富な脳番地の枝ぶりはよく育っており、栄養が不足している脳番地の枝ぶりは未熟なのです。

脳番地には、遺伝子より環境の栄養が大事

脳を伸ばす力は、「子どもを取り巻く環境」です。身体の特徴は親から受け継いだ遺伝子によって決まりますが、何が得意で、何が苦手かという脳の特徴は、あくまでも「**脳番地の栄養**」が決め手です。

どのような環境で、どのような情報や経験を蓄積したかということが、脳の成長と個性を左右していくのです。

脳番地は使えば使うほど伸びる

人は、脳番地が働く活動を「楽しい、おもしろい」と感じます。

子どもは自分の脳を使える遊びに対して意欲的です。筋肉のように、脳は使えば使うほど伸びるので、「好きこそものの上手なれ」ということわざは、まさに脳の成長の好循環の法則を言い当てています。

好きなものに触れるチャンスが増えれば、脳が情報と経験によって刺激され、その活動に関わる脳番地がより一層発達します。

一方、苦手な脳番地を使わなければならない活動を「つまらない」と感じます。言葉の理解が乏しい人は読書をあまりしないように、自分の苦手な脳番地を使う活動を無意識に避けているのです。

そうすると、ますます未熟な脳番地を使う機会が減ってしまい、脳を成長させる栄養が不十分となり、より発達が遅れてしまうという悪循環に陥りやすくなります。

要は、**「楽しく活動すること」は、脳番地を発達させるための最大の栄養なのです。**

脳の「食べ物」

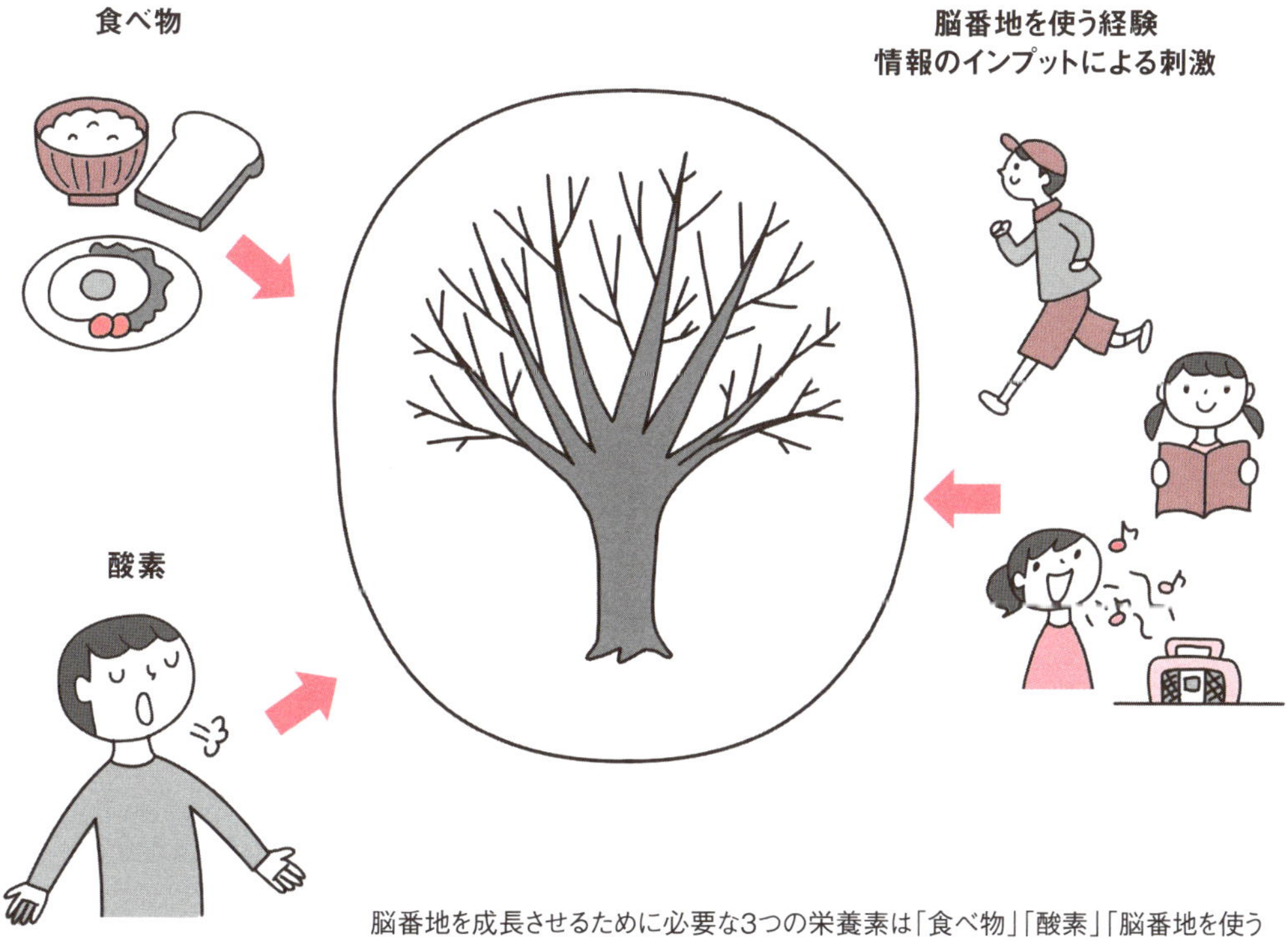

脳番地を成長させるために必要な3つの栄養素は「食べ物」「酸素」「脳番地を使う経験、情報のインプットによる刺激」です。中でも一番大切なのは「脳番地を使う経験、情報のインプットによる刺激」。脳番地を使えば使うほど、脳は成長します。

アタマは、使えば使うほど、よくなる

これは、著者が幼い頃、母親からことあるごとにかけられた言葉です。この言葉をきっかけに自分なりの「アタマの使い方」を考え続け、医学部進学、そして、脳の研究へと邁進していきました。

このように、小さな頃に、母親、父親に言われた言葉が、大人になってからも心の支えとなっている人、自分を動かす原動力になっている人は、少なくないでしょう。そのくらい母親、父親の発する言葉には、子どもにとって大きな力があるのです。

日光を浴びた植物がすくすく育つように、親の「言葉」は、子どもの脳が育つために欠かせない太陽のような存在なのです！

赤ちゃんの脳は、生まれてきたときには未完成の状態です。その未熟な脳を持った子どもが、しっかりと生きられるような脳に育てる大切な役割を、母親、父親は担っています。

しかし、脳教育には３つの誤解があります。

●脳教育の３つの誤解

1.「子どもの脳は３歳で決まる」
2.「子どもの前頭葉を育てよう！（子どもの主体性を何よりも大事にする）」
3.「早く言葉の教育を始めよう！」

このような脳教育の誤解によって、無意識のうちに、子どもの脳にとってネガティブな言葉や行動をとりがちです。多くの親が望むであろう「大器晩成」の末広がりの人生を　子どもが歩めるように努めましょう。

子ども脳の「伸びる力」を引き出すために押さえておきたいと考えるポイントは、次の３つです。

1. 幼稚園から小学校の間に、脳の基礎力（土台）を作る。
2. 考え行動する力（脳の前側）よりも、まず見聞きする力や理解する力（脳の後ろ側）を育てる。
3. 言葉の教育より先に、自ら体験しながら試行錯誤する力を養う。

上記の３つのポイントを実践しましょう。

「何事にも本気を出して取り組む、成長しやすい脳を持った子どもを育てる」ためには、必ずしも学校や塾で優秀であることを望む必要はありません！

大切なことは、人の教えを大事にして「自分の肥やし」にしようとする子どもの姿勢を養うことです。その人間力としての素養を子どもに授けることこそ、親の担う大きな役割ではないでしょうか。

第2章

脳画像からわかった、発達が遅い子どもの脳の「真実」

　発達障害は、今や「脳の発達障害」と認識されるようになりました。しかし、その原因はまだ十分にわかっていません。

　その中でも、著者は一人ひとりの脳画像をじっくりと分析して、発達が遅れている脳の特徴を解明してきました。

　第２章では、一般的な発達障害の概念と、脳の発達がうまく進まない原因について解説します。

2

1 発達障害は、脳番地の発達が遅れることによって起こる

発達障害は1つの病気ではなく、主に6つの障害が混在しており、一人ひとり異なった遅れを示します。

発達障害とは、脳の発達の遅れによって生活に支障が出る状態

脳の発達がうまく進まず、家庭や学校などの生活に支障が出ることがあります。そのような状態の総称を「発達障害」と呼びます。

たとえば、学校の授業についていけない、お金や身の回りの管理ができないなど、知的発達の面で支障が出る場合。集団活動や人づきあいなどコミュニケーションが苦手など、社会性の発達に支障がある場合。落ち着きがなく場にそぐわない行動をする、運動や動作がうまくできないなど、行動面の発達に支障がある場合。いずれも、「ちょっと苦手だ」という域を超えて、学校生活や社会生活への適応が難しいレベルで、困りごとがある状態が発達障害です。

文部科学省の調査（平成14年）では、普通学級に通う公立小中学生の6・5％が発達障害の可能性があることが示されています。つまり、特別支援学校や支援級に通う子どもの他に、約40人のクラスに少なくとも2〜3人は発達障害が疑われる子どもがいるということです。

欧米では2割近くの子どもにその疑いがあるとも言われており、日本でも発達障害は増加傾向にあります。

発達障害の分類

代表的な発達障害は、①**知的障害**、②**学習障害（LD）**、③**自閉症スペクトラム障害（ASD）**、④**コミュニケーション障害**、⑤**注意欠陥・多動性障害（ADHD）**、⑥**運動能力障害**です。

知的障害のない発達障害を、「軽度発達障害」と呼ぶこともあります。

①知的障害と②学習障害は、全般的な遅れか部分的な遅れかという点で区別されるため、重複はしません。しかし、それ以外の組み合わせでは重複する場合が多いのが実状です。

発達障害の発症と治療

発達障害は、遺伝的要因などで生まれつき発達が遅れていたり、周産期にトラブルがあった場合など、脳

の形成期からの脳の発育障害と考えられます。

そのため、一度、脳機能を獲得した後で機能低下を示す認知症や、脳卒中や脳外傷などによる高次脳機能障害などのような、後天的な脳損傷による障害とは区別されます。

発達障害の原因ははっきりとわかっていません。いくつかの症状を和らげる薬はありますが、脳を積極的に発達させる薬、すなわち発達障害を完全に治す治療薬はありません。

治療として、病院や学校で、医療よりの介入や教育的な対応をしていくため、早期発見と早期介入が有効です。

多くの場合、幼稚園や小学校に入って集団活動を経験して遅れが見つかり、学齢期に対応を開始します。

近年では、学齢期に診断と対応がなされなかった「大人の発達障害」も急増しています。

発達障害の分類

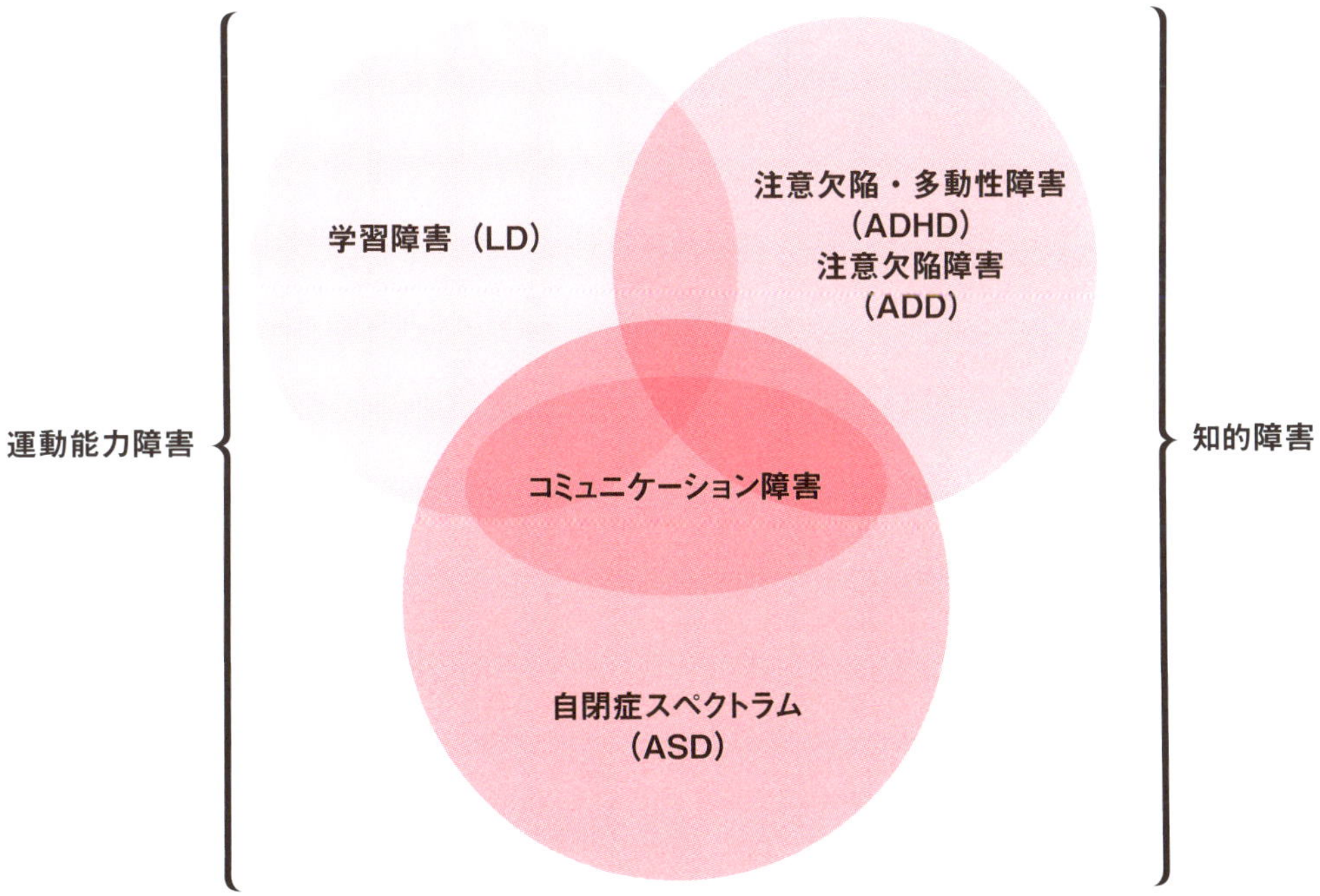

2 勉強が苦手な「知的障害」と「学習障害」

知的障害と学習障害では教育上の支援が異なるので、早期に適切な診断を受けて対処することが必要です。

知的障害は総合的な発達の遅れ

知的障害は、総合的な発達の遅れを示す状態です。特に言葉の発達が遅れるため、言われたことを理解する、想いを人にうまく伝えるなどが苦手です。記憶力にも遅れがあり、読み書きなどの学習を定着させるためには何度も反復が必要です。

その他、計算やものごとの仕組みの理解、時間の概念や金銭の管理など、**広範な分野にまたがって発達が遅れることが特徴**です。

知能指数が70～75を下回り、かつ学業や生活への不適応がある場合には、知的障害が疑われます。

知的障害がある場合には、特別支援学校や、普通校に設置された特別支援級に在籍します。

支援を受けて身の回りのことが自分でできるように指導された場合と、普通校に長く在籍して個別の対応をほとんど受けなかった場合では、もともと同じ程度の知的障害であっても、将来の社会適応のレベルに違いが出ることがあります。

学習障害は部分的な発達の遅れ

学習障害（Learning Disabilities: LD）は、部分的に脳の発達が遅れている状態です。代表的には、読むことに特化して発達が遅れる**読字障害**、書くことに特化して発達が遅れる**書字障害**、計算することに特化して発達が遅れる**計算障害**があります。

日本ではさらに「聞く、話す、推論する」という領域も含めて、これらのどれか1つまたは複数の発達が遅れていることを指します（すべて遅れていれば知的障害を疑います）。

学習障害の背景には、視覚認知や聴覚認知などの認知能力の発達に遅れがあると考えられます。

知能指数はおおむね80～110の間を示します。能力別の尺度にばらつきがあり、発達している部分と、遅れている部分があります。

普通校に在籍するケースが多いですが、高校からフリースクールや軽度発達障害を対象とした支援校に在籍する場合もあります。

●●● 知的障害とは？ ●●●

●知的障害の定義（厚生労働省「e-ヘルスネット」より）

「1. 全般的な知的機能が同年齢の子どもと比べて明らかに遅滞し」「2. 適応機能の明らかな制限が」「3. 18歳未満に生じる」と定義されるもの。

●厚生労働省が定める知能水準の区分

軽度知的障害……知能指数51～70
中度知的障害……知能指数36～50
重度知的障害……知能指数21～35
最重度知的障害……知能指数20以下

●●● 学習障害（LD）の特徴 ●●●

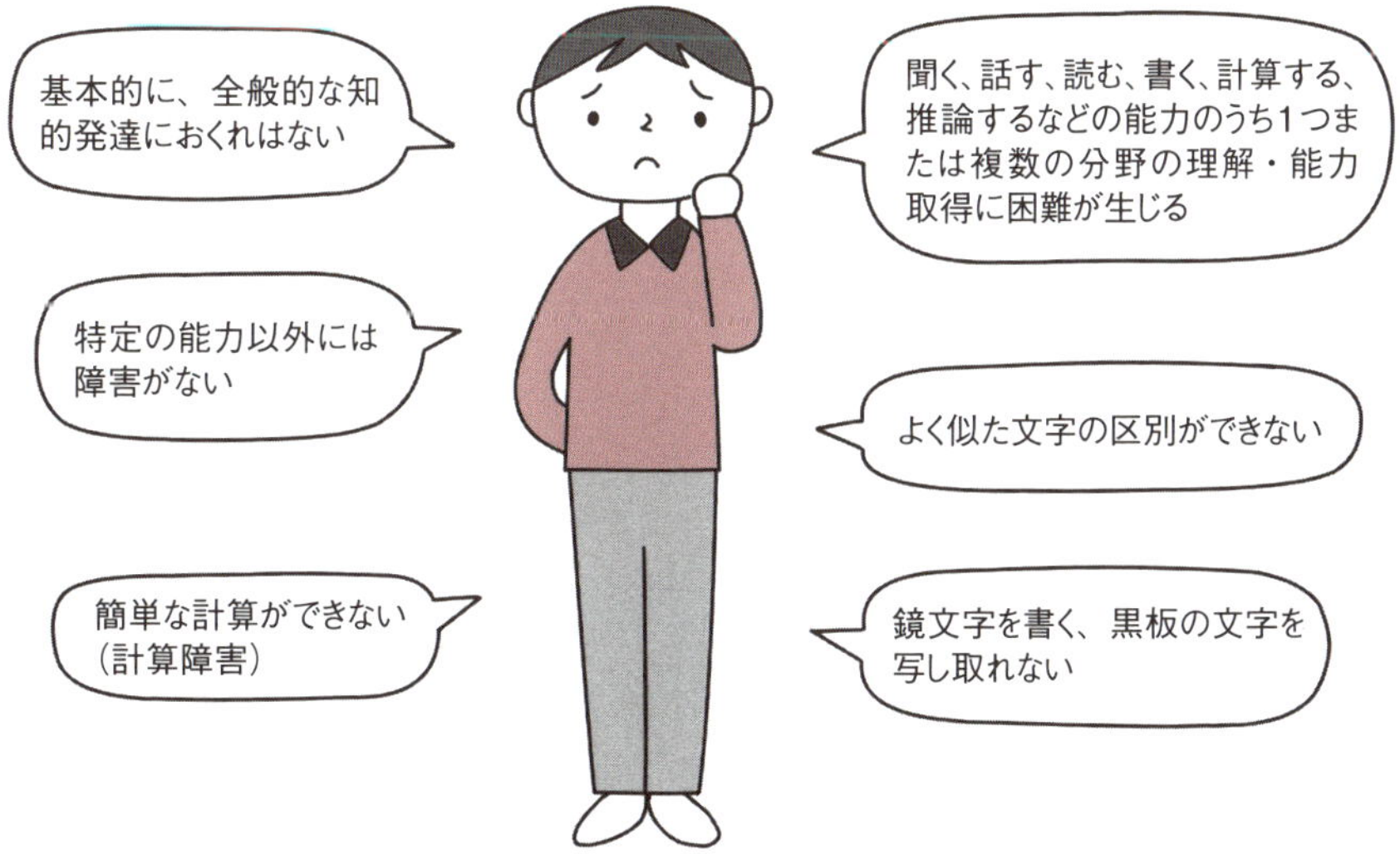
基本的に、全般的な知的発達におくれはない
聞く、話す、読む、書く、計算する、推論するなどの能力のうち1つまたは複数の分野の理解・能力取得に困難が生じる
特定の能力以外には障害がない
よく似た文字の区別ができない
簡単な計算ができない（計算障害）
鏡文字を書く、黒板の文字を写し取れない

2
3

人づきあいが苦手な「自閉症スペクトラム障害」と「コミュニケーション障害」

対人関係が苦手で、集団の中でしばしば孤立する特徴があります。

自閉症スペクトラム障害は、社会性の発達の遅れ

自閉症スペクトラム（Autistic Spectrum Disorder：ASD）は、人との関係性を適切に築く、情緒的なやりとりをするなどの、**社会的なコミュニケーションが苦手なために家庭や学校などの集団生活での適応に支障が出る障害です。**

空気を読み、相手の気持ちや意図を読み取ることが苦手なため、集団の中で孤立しやすくなります。また興味や活動が限定された行動を繰り返したり、強いこだわりがあって融通がきかない特徴もあります。

以前は、知的障害との重複を「自閉症」、知的障害のない場合を「広汎性発達障害」や「高機能自閉症」、知的水準が高くコミュニケーションが苦手な「アスペルガー障害」と区別していました。しかしこれらの発達障害の境界は曖昧であることから、総称として自閉症スペクトラムという名称が用いられるようになりました。

コミュニケーション障害は、言葉を使ったやりとりの発達の遅れ

コミュニケーション障害はやや広い概念ですが、**主にうまく会話ができず、コミュニケーションに支障をきたす状態**を指します。

うまく発声や発音ができなかったり、どもったりして流暢に話せないような言葉の表出がうまくできない場合や、言葉の理解の発達にも遅れを伴う場合があります。

また、言葉の獲得はできているものの、適切に言葉を使用できないという「社会的（語用論的）コミュニケーション障害」もこれに含まれます。

たとえば、字義通りに言葉を捉えるために、たとえ話が通じない、文脈を理解して会話に参加することができないなどの特徴があります。

自閉症スペクトラム障害と共通している状態像で、ADHDやLDにも重複しやすい発達の遅れです。

自閉症スペクトラム障害の特徴

・言葉の発達の遅れ
・コミュニケーションの障害
・対人関係・社会性の障害
・パターン化した行動、こだわり

知的な遅れを伴うこともある

典型的な自閉症

自閉症スペクトラム（広汎性発達障害：PDD）

アスペルガー症候群

・基本的に、言葉の発達の遅れはない
・コミュニケーションの障害
・対人関係・社会性の障害
・パターン化した行動、興味・関心のかたより
・不器用（言語発達に比べて）

厚生労働省 社会・援護局 障害保健福祉部「発達障害の理解のために」パンフレットより一部改変

コミュニケーション障害の特徴

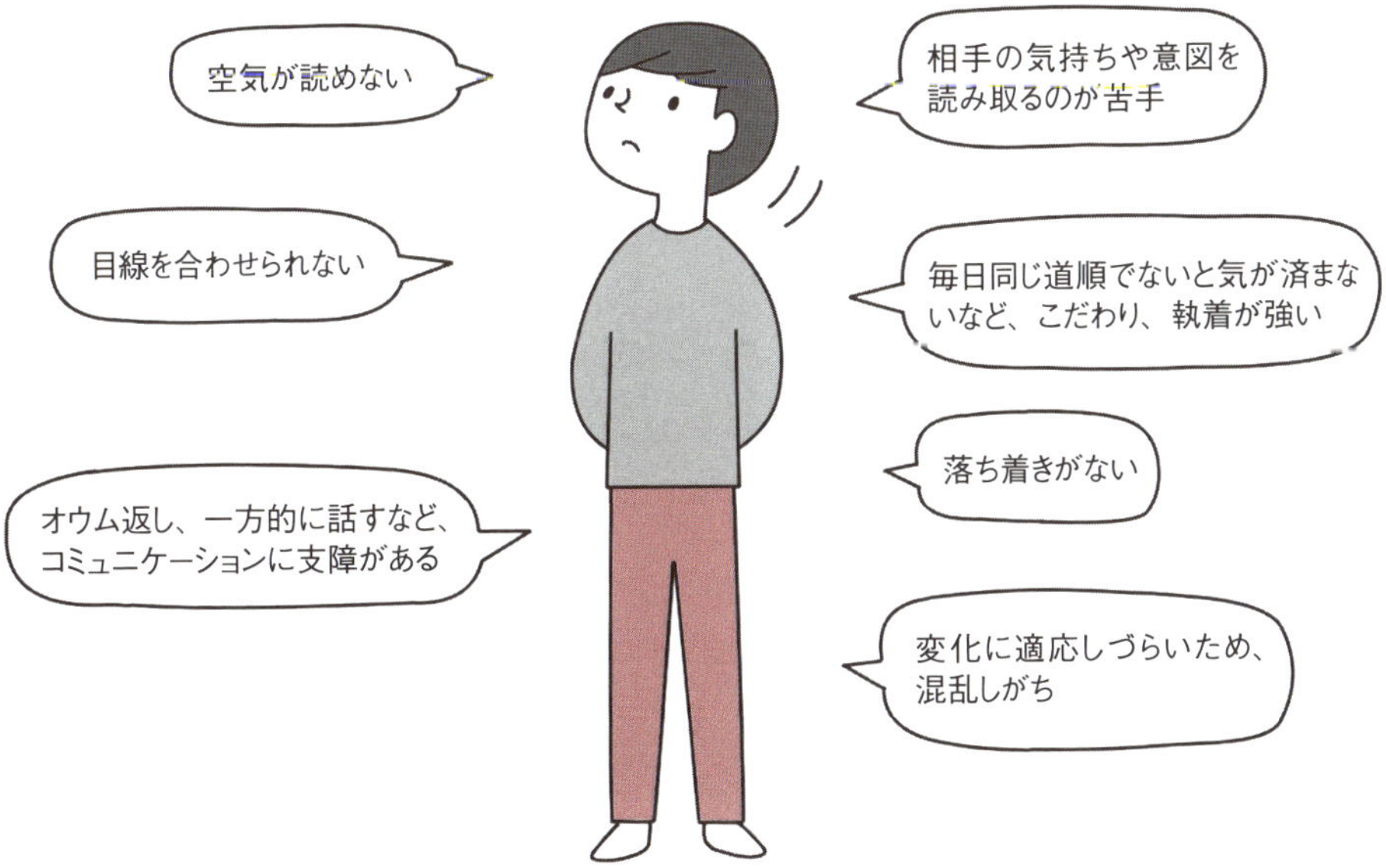
空気が読めない
相手の気持ちや意図を読み取るのが苦手
目線を合わせられない
毎日同じ道順でないと気が済まないなど、こだわり、執着が強い
落ち着きがない
オウム返し、一方的に話すなど、コミュニケーションに支障がある
変化に適応しづらいため、混乱しがち

2-4

行動や動作に苦手のある「注意欠陥・多動性障害」と「運動能力障害」

発達障害の子どもではボール運動が苦手なことが多く、手先の不器用さが目立つこともあります。

ADHDは、場に応じた行動をとることの発達の遅れ

ADHDは、**注意欠陥・多動性障害**（Attention Deficit Hyperactivity Disorder）の略で、**不注意・多動性・衝動性の3つを主症状とする障害**です。

不注意とは、呼びかけても応答が弱かったり授業中にぼーっとしていたり、人の話を聞いていないように見えたり、注意を向ける対象がコロコロと変わったりすることを指します。

授業中に立ち歩いたり、キョロキョロしていたり、静かにすべき場所でも落ち着きなくいつもソワソワしていてじっとしていられないのが多動性。

興味があるものがあれば飛びついたり、すぐに手を出したり、出し抜けに話をしたり、急にカッとなって怒ったりするのが衝動性です。

3つのうち、1つだけ当てはまる場合もあれば、どれか2つ、あるいは3つともに当てはまる場合もあります。**多動性と衝動性が当てはまらない場合にはADD(注意欠陥障害)と呼ぶこともあります。**

運動能力障害は、身体をうまく使うことの発達の遅れ

運動能力障害は、これまで「**発達性協調運動障害**」と呼ばれてきた、**身体を器用に使うことができない状態**を指します。麻痺などで手足を動かすことに不自由がある状態とは異なります。

走ったりスキップなどの動きがぎこちなかったり、縄跳びやドリブルなど、物や環境に合わせて身体を動かすことが苦手です。

日常生活では、目で見ながら手を動かす機会が多く、「目と手」の協調性が必要です。しかしこの協調性がうまく発達しない場合には、手先が不器用で、箸や鉛筆やはさみなどの道具を用いることがうまくできません。また、ボタンをつけたり紐を結んだりする両手を使う動作を苦手とすることもあります。

注意欠陥・多動性障害の特徴

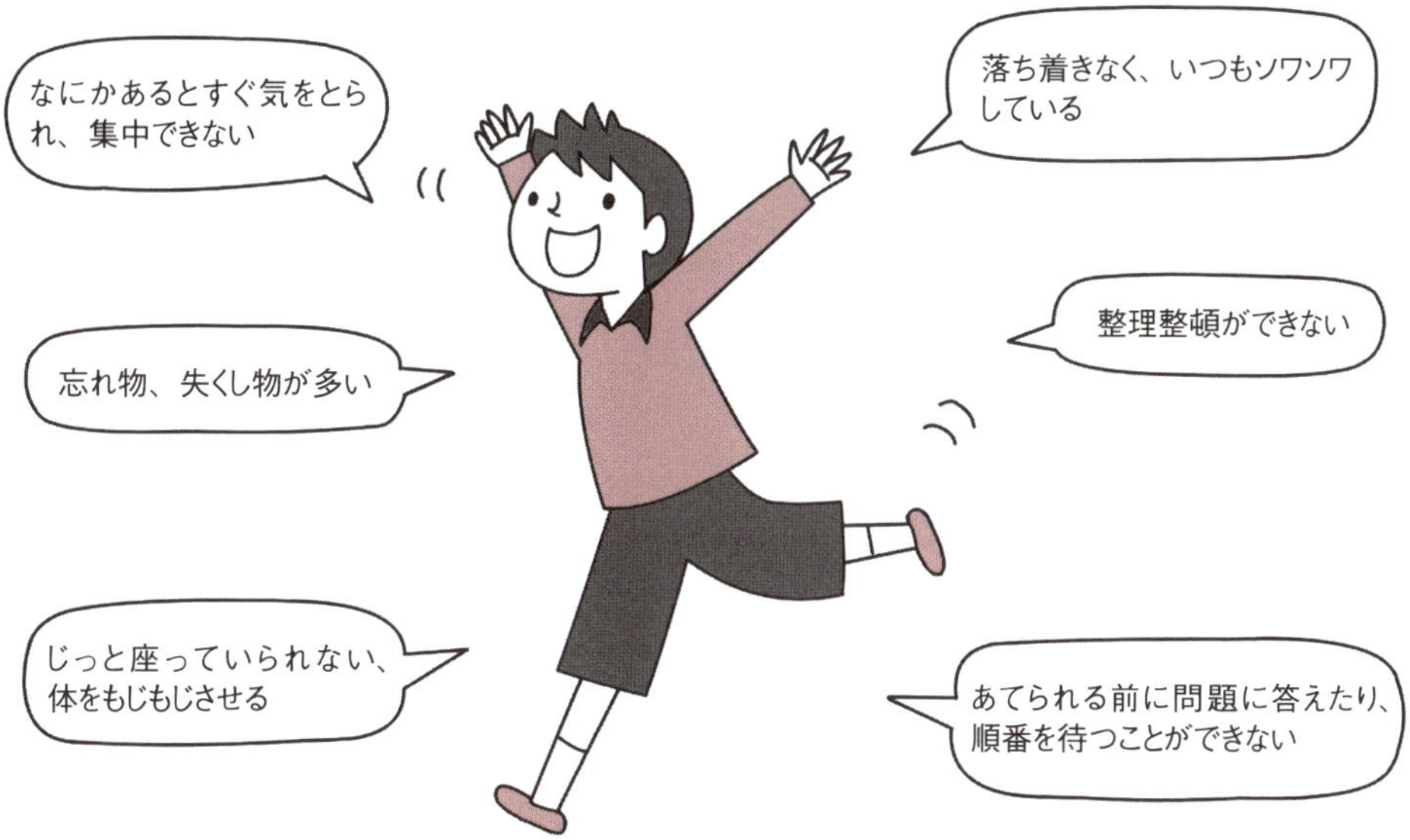
なにかあるとすぐ気をとられ、集中できない
落ち着きなく、いつもソワソワしている
整理整頓ができない
忘れ物、失くし物が多い
じっと座っていられない、体をもじもじさせる
あてられる前に問題に答えたり、順番を待つことができない

運動能力障害の特徴

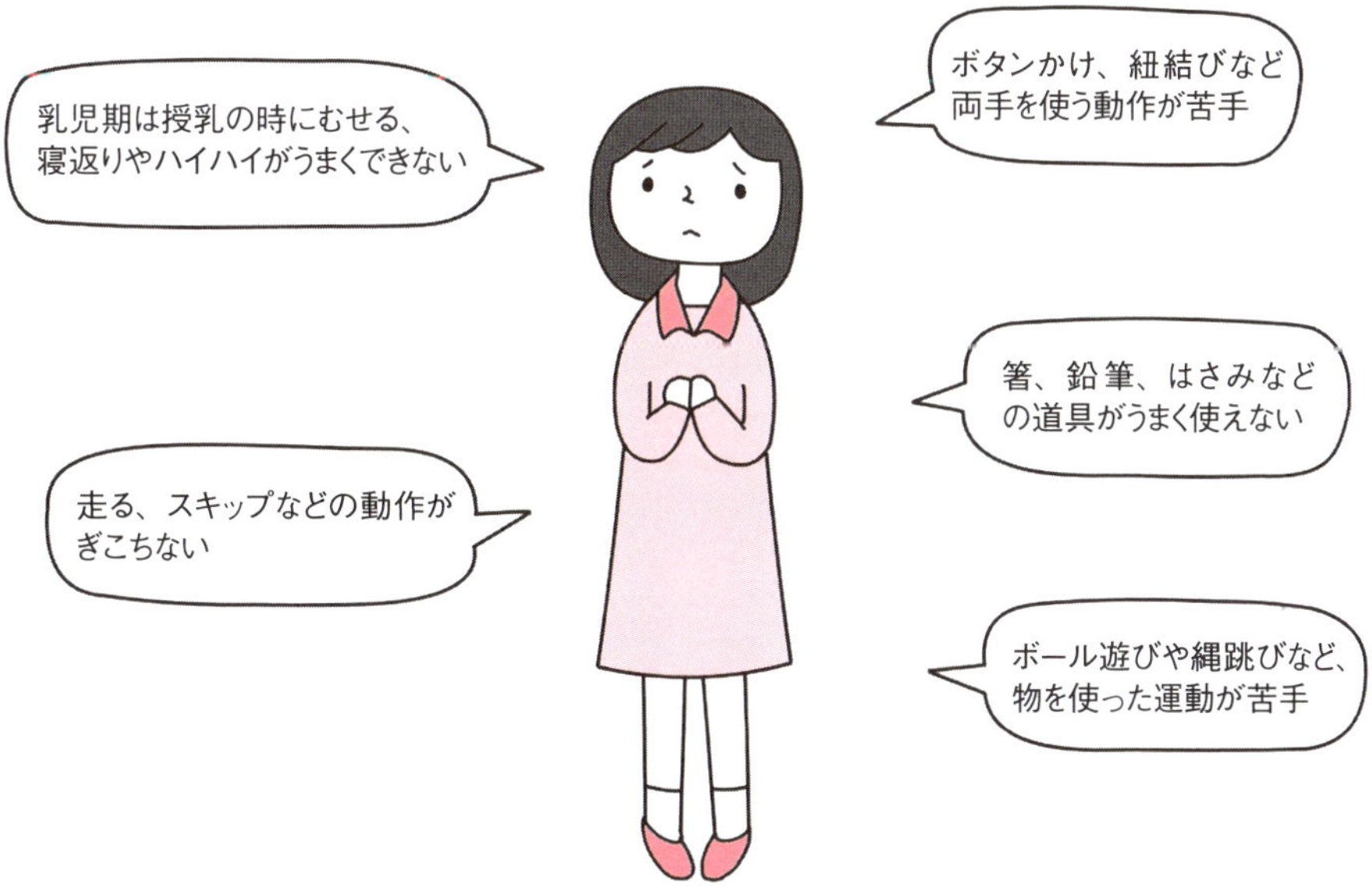
乳児期は授乳の時にむせる、寝返りやハイハイがうまくできない
ボタンかけ、紐結びなど両手を使う動作が苦手
箸、鉛筆、はさみなどの道具がうまく使えない
走る、スキップなどの動作がぎこちない
ボール遊びや縄跳びなど、物を使った運動が苦手

2 5

発達障害の原因は、脳の成長発達がうまく進まないこと

発達障害を持つ子どもの多くは、脳画像上で枝ぶりの成長の遅れが認められます。

発達障害の原因

発達障害の子どもは、必ず「脳の枝ぶりの発達が遅れている脳番地」があることを確認してきました。

この枝ぶり成長の遅れには、原因がはっきりしているものと、不明なものと2つに分けられます。

いずれの場合にも、脳の成長発達がうまく進まなかったことが、発達障害の原因となっていると考えられます。

原因がはっきりしている発達障害

脳の発達が遅れる原因の1つは、子どもの脳の形成が障害されていることです。

最も代表的なのは、「染色体異常」や、胎児期から周産期（出生前後）の「脳形成不全」です。また未熟児や、乳幼児期の脳形態を損傷する疾患や外傷も、それ以降の脳の発達を遅らせる原因となります。

このような場合の多くは脳画像上に異常所見があります。病巣や形成不全のある脳番地で、枝ぶりの成長が遅れて、発達障害を引き起こしていることを確認できます。

しかし、一般の病院では、病気の治療のために脳画像を撮影するので、脳画像が療育に生かされているケースはほとんどありません。脳画像診断の専門家が脳画像上の成長経過を見ていくことで、療育に有用な情報を読み解くことができます。

原因不明の発達障害

生育歴にこれといったアクシデントがないにも関わらず、発達障害が見つかるケースのほとんどが原因不明と言われています。この場合、一般的な病院の脳の画像診断で発達障害の原因が特定できるケースは稀です。

しかし実際には、次項以降で説明するように、ほとんどのケースで先天的に脳の発達が遅れている脳番地があります。

発達障害が見つかる年齢に関わらず、それ以前の脳の形成期から発達が遅れていたと考えられます。

●●● 脳画像上の異常所見の例（くも膜のう胞） ●●●

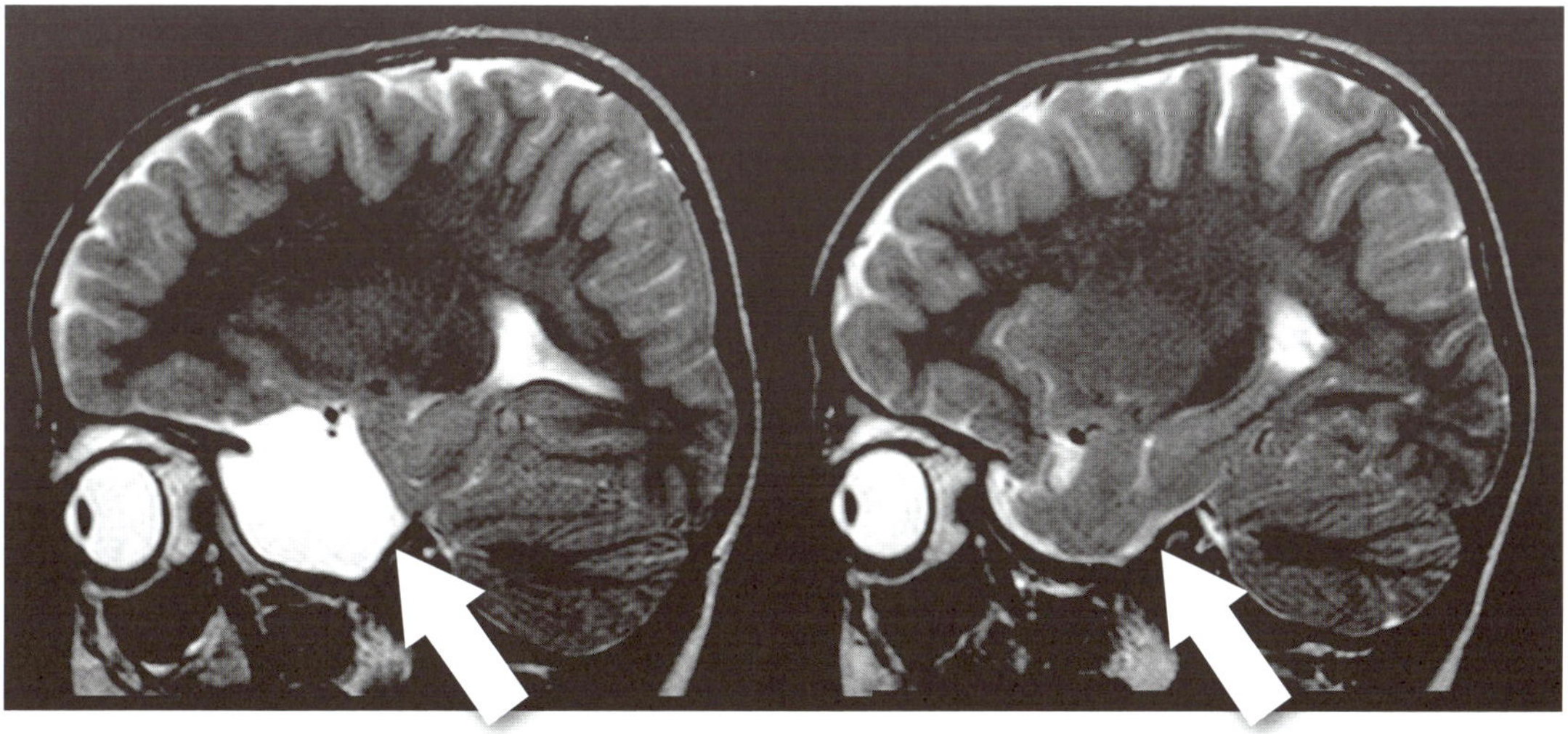

くも膜のう胞で圧迫され変形した海馬
くも膜のう胞がない対側の海馬

「脳は自分で育てられる」（加藤俊徳著、光文社）p25、図6より抜粋

このMRI脳画像は、側頭葉の先端部分から非交通性のくも膜のう胞が側頭葉を後方に圧迫している様子を示しています。くも膜のう胞のない対側の海馬と比較すると、感情やコミュニケーションに関わるとされる扁桃体を上方に屈曲させて、海馬の頭部も変形させていることが明らかです。

脳が高い脳圧で圧迫させられることで、その部分の活動が低下するだけでなく、脳の成長が慢性的に遅れます。

このように側頭葉にあるくも膜のう胞は、成長過程で二次的に「海馬回旋遅滞」（次項参照）を引き起こす原因にもなります。

「脳の機能障害」とは

最近では、脳画像上は一見正常に見えても、脳の働きが低下しているという意味で「機能障害」という言葉が使われるようになりました。この根拠には、人の脳内では計測できないドーパミンやセロトニンなどの神経伝達物質が挙げられていますが、推測にすぎないという点で注意が必要です。これまでの経験で、脳に起因する障害がある場合には、ほぼ例外なく脳の異常所見が見つかります。脳に「異常がない」ことと、「異常はあるけど見つけられない」こととは異なります。対応を遅らさないためにも、これは医療相談員・支援者が留意すべきポイントです。

2-6

原因不明の発達障害の95%は、海馬《かいば》または扁桃体《へんとうたい》の発達が遅れている

脳画像で詳細に海馬や扁桃体の発達を評価すると、高い確率で異常が見つかります。

原因不明の発達障害では、海馬と扁桃体に発達の遅れがある

脳画像には一見なんの病気も損傷も見当たらない発達障害には、共通して、**海馬または扁桃体の形成に、発達の遅れがある**ことがわかりました。これは、原因不明の発達障害の95%以上に当てはまります。

著者は、これを「**海馬回旋遅滞**《かいばかいせんちたい》」と呼んでいます。海馬回旋遅滞は、一般の病院では「あなたの脳は正常です」と見過ごされてしまうほどの小さな所見です。そのため、今までは脳画像を見ても異常がないと誤解されてきたのです。

海馬回旋遅滞を引き起こす要因は様々です。たとえば、前ページの脳形成不全やダウン症のような染色体異常にも、海馬回旋遅滞は合併します。また遺伝的な要因も強く疑われます。

海馬回旋遅滞のメカニズム

隣り合う海馬と扁桃体の形成は、胎生10～11週には始まります。この頃は、縦に長い「I」のような形をしていますが、しわが入り、胎生21週頃には、「Z」のような形に折りたたまれ始めます。生後にも折りたたみが進み、10歳前後で成人と同じ「Z」になります。この形の推移を「**海馬回旋**」と呼びます。

ところが発達障害では、海馬回旋が途中で止まり、不完全な形をしています。扁桃体とその周囲はZの形ではなく、側脳室下角《そくのうしつかかく》が拡大したり、扁桃体周囲の枝ぶりの未熟性を認めます。すなわち、海馬と扁桃体周辺の形成が不十分（低形成）であることを示しています。

しかし、**海馬回旋遅滞は脳の損傷ではありません**。脳は、損傷を受けた部位は再生しませんが、発達形成が遅れている場合には、ゆっくりでも少しずつ育っていきます。

海馬回旋遅滞は、左脳に多い

海馬と扁桃体は、右脳と左脳に1つずつありますが、海馬回旋遅滞が起こりやすいのは左脳です。右脳の

海馬が先に発達することから、右脳に海馬回旋遅滞が見つかる場合には、脳の形成がより初期から遅れ始めていたことを示します。すなわち両側に発達の遅れがある場合には、発達障害の程度もより重度になりやすい傾向があります。

海馬回旋遅滞は、男子に多い

発達障害が、女子より男子に多いことはよく知られていますが、海馬回旋遅滞も、女子より男子に約２倍多いというデータがあります。

このような男女比からも、海馬回旋遅滞に、遺伝的要因が関与していると考えられます。

海馬と扁桃体

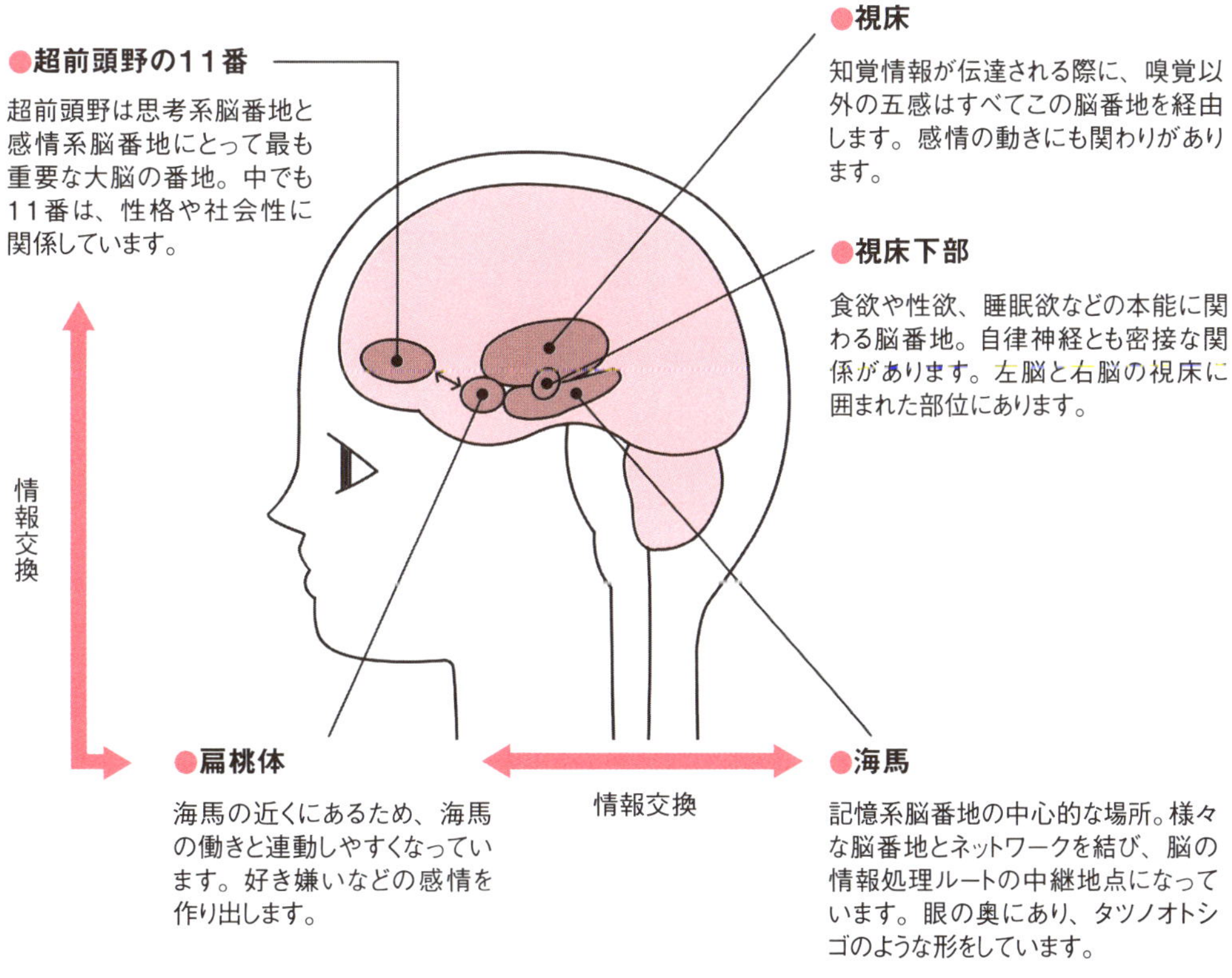
●超前頭野の11番
超前頭野は思考系脳番地と感情系脳番地にとって最も重要な大脳の番地。中でも11番は、性格や社会性に関係しています。
●視床
知覚情報が伝達される際に、嗅覚以外の五感はすべてこの脳番地を経由します。感情の動きにも関わりがあります。
●視床下部
食欲や性欲、睡眠欲などの本能に関わる脳番地。自律神経とも密接な関係があります。左脳と右脳の視床に囲まれた部位にあります。
情報交換
●扁桃体
海馬の近くにあるため、海馬の働きと連動しやすくなっています。好き嫌いなどの感情を作り出します。
情報交換
●海馬
記憶系脳番地の中心的な場所。様々な脳番地とネットワークを結び、脳の情報処理ルートの中継地点になっています。眼の奥にあり、タツノオトシゴのような形をしています。

2 7

海馬の発達の遅れは、記憶と学習の問題を引き起こす

左脳と右脳にある海馬は、脳内の他の脳番地とネットワークを組んで活動します。

海馬は記憶や学習に関わる

海馬は、記憶系脳番地の1つで、左脳と右脳にそれぞれ2つあります。海馬が損傷されたり萎縮したりすると、記憶することや想起することが障害されることが知られています。

記憶と学習は関係が深く、海馬に問題があると、新しいことを学習したりそれを活用したりすることが苦手になります。普通であれば何度か練習すれば身につくようなことでも、海馬の働きが低下している場合には、何度やってもなかなか身につかず、学習にかかる時間が増大します。

ここで言う学習とは、〝勉強〟という意味ではなく、知覚や認知を通して、知識、思考、技能、運動などを獲得したり活用したりする過程に欠かせない脳の働きを指します。

記憶障害が強くなっていくアルツハイマー型認知症のような進行性の病気に比べると、発達障害は進行しないという点で異なります。記憶や学習の成功体験が増えれば増えるほど、成長して働きが強化されていきます。

海馬は脳の「関所」

海馬は記憶と関係していますが、海馬そのものに記憶がたまっているわけではありません。海馬は様々な脳番地とネットワークを組んで、脳の処理ルートの中継地点になっています。

脳番地で知覚された情報は海馬に送られて選別され、符号化という処理を経て記憶が形成されます。さらに海馬は、情報を脳番地へ送り返して、脳番地の働きを支えます。

まるで**海馬は、脳の処理ルートの途中の関所の役目を果たしており、海馬を通るたびに、そのルートが強固になって定着します**。

逆に、その関所を通過できなかった情報は、脳内にうまく蓄積されず、記憶や学習がなかなか進まないと考えられます。

海馬には情報の好き嫌いがある

脳番地で知覚された情報のすべて

が、海馬（関所）を通過できるわけではありません。海馬は怠けやすく、情報の選り好みをするのです。そのため、覚えられる情報と、覚えられない情報が存在することになります。

そのために、脳の覚醒が高まる必要不可欠なものほど海馬を通過しやすく、不必要だと判断されたものは海馬を通ることができないと考えられています。

つまり、**海馬が通す脳番地の情報は学習が進み、得意分野になりやすいと言えます。逆に、海馬を通らなかった情報は、なかなか学習が進まず、苦手分野になりやすくなります。**

発達障害にはてんかんが合併するケースがありますが、海馬がてんかんの焦点であることが多く、てんかん発作が頻発していると、学習が進みにくい傾向があります。

正常な右脳の海馬と、海馬回旋遅滞の左脳の海馬

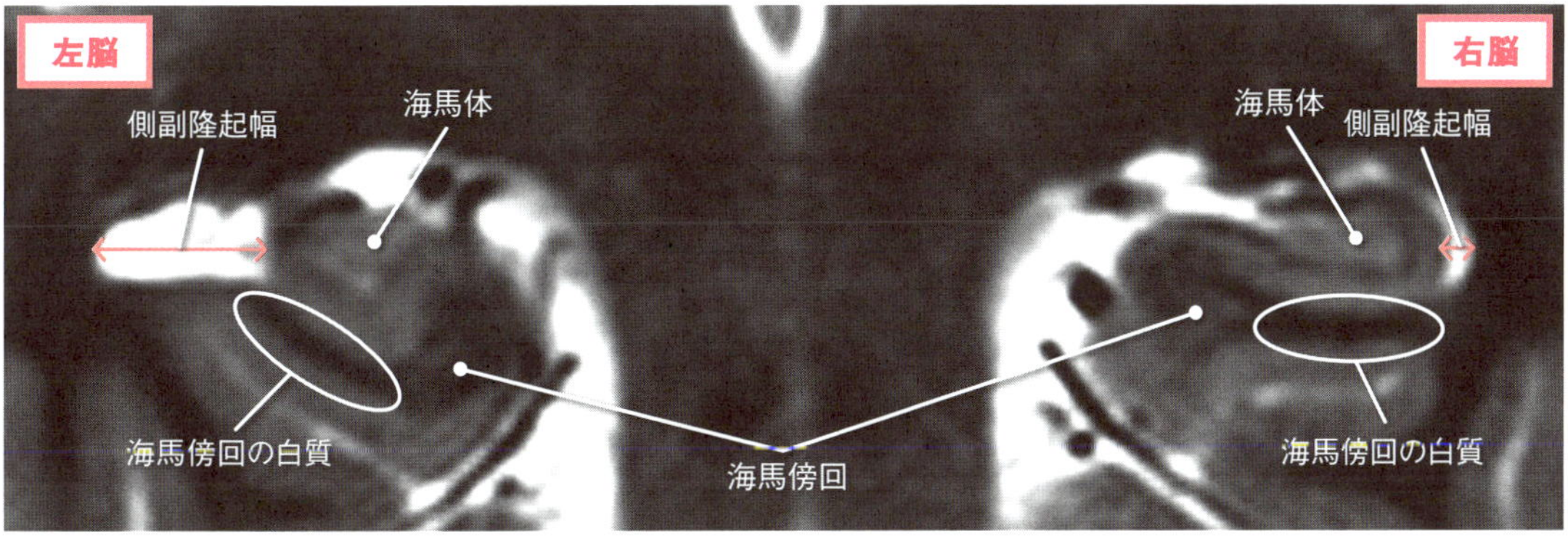

この画像は、海馬を正面から MRI で撮影したものです。右脳（画像右）と左脳（画像左）の海馬を比較すると、左脳の海馬は、側副隆起幅（↔で示した部位）が右脳の海馬よりも拡大しています。さらに、丸で囲んだ海馬傍回の白質が下向きに曲がっています。このように、右脳の海馬に比べて変形している左脳の海馬は「海馬回旋遅滞」の特徴的所見です。

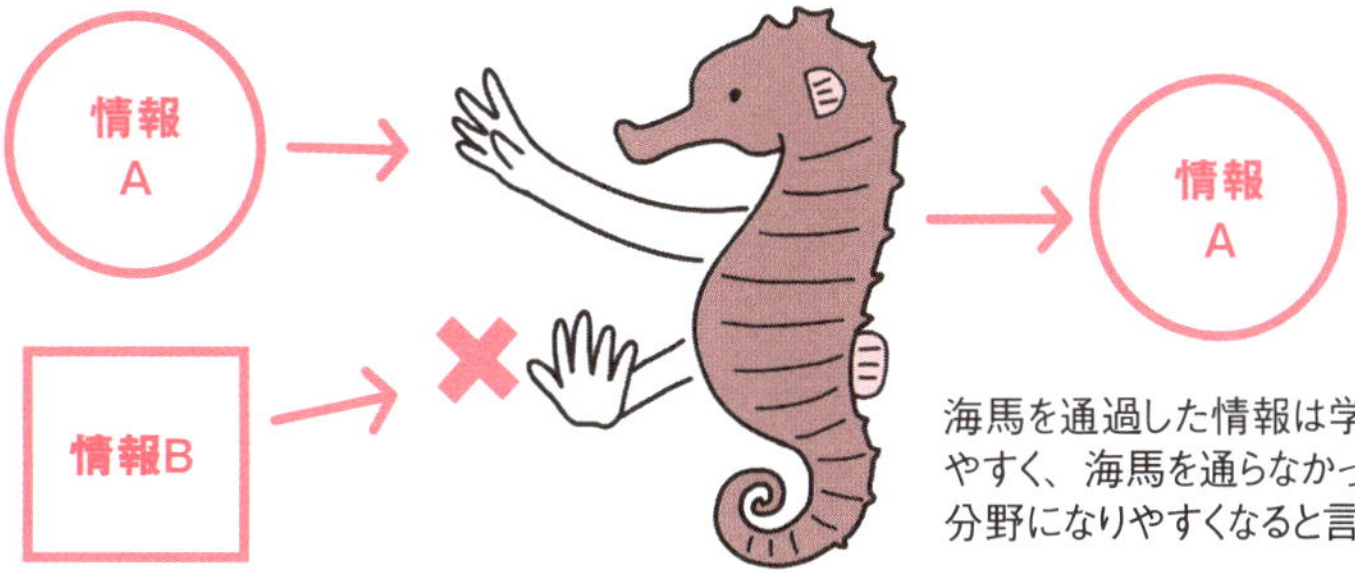

海馬を通過した情報は学習が進むので得意分野になりやすく、海馬を通らなかった情報は、学習が進まず苦手分野になりやすくなると言えます。

2-8

扁桃体の発達の遅れは、情動障害や社会性の問題を引き起こす

他人の感情を理解する働きの遅れと自分の感情を理解する働きの遅れは、扁桃体に関連していることが多いです。

扁桃体は情動や社会性に関わる

扁桃体は、感情系脳番地に分類される部位で、左脳と右脳の海馬に近接しており、感情の受容と創造を担当しています。

元々は動物としての生命維持のため、主に恐怖や不安に敏感な器官として発達しました。また、喜びや楽しさやワクワク感などのポジティブ感情、悲しみや怒りや嫌悪感などのネガティブ感情、その他には愛着や驚きなどにも関わっています。

扁桃体に問題がある場合、感情の表出が強すぎたり弱すぎたり、または怒りの抑制などが難しいなどの情動の問題が起こりやすくなります。

その結果、刺激の強いものや予想がつかない場面や人を避ける、共感性が乏しくなるなど、社会性の発達にも問題が起きやすくなります。

扁桃体は「刺激の番人」

扁桃体と他の脳番地は、双方向のネットワークでつながっています。

脳番地が働くと、情動に関わる情報は扁桃体に送られて評価され、感情が芽生え、その感情は脳番地の働きに影響を与えます。つまり、扁桃体は、その刺激に触れていいかどうかをジャッジする「**刺激の番人**」のような存在です。

海馬と扁桃体との間にも密接な連結があるため、情動の変化を伴う体験は記憶に残りやすくなります。逆に、過去の記憶を思い出すと、その記憶に付随する情動も呼び起こされます。

逃避しなければならない不快な場面などで身体症状を引き起こすことも扁桃体の働きです。

扁桃体で恐怖を感じると、その反応として、心臓がドキドキしたり、鳥肌が立ったり、呼吸が速くなったりするような身体調節が起こります。これが強すぎるとパニックにつながる可能性もあります。

扁桃体の発達により、自己理解と他者理解のバランスが変わる

扁桃体の発達の遅れは2タイプあ

ります。

1つ目は、他人の感情を理解するよりも、自分の感情が優先される発達タイプ。他人の内面を推測する働きが弱く、自分の感情を強く意識するので、共感性が乏しく、自分本位の思考や行動になりやすく、社会的なトラブルを招きやすい傾向があります。

2つ目は、自分の感情の理解よりも、他人の感情への理解が促進される発達タイプ。他人の目が気になって仕方がないため、自分の感情を表に出すことが少なくなります。社会的なトラブルは少ないですが、外界や他者に過敏であるためストレスがたまりやすい傾向があります。

扁桃体の働きは無意識でも行われるため、本人に悪気がなくても、自分で気づかないうちに周囲にも影響を与えて、社会的なトラブルに発展することがあります。

正常な扁桃体と未熟な扁桃体

●正常な扁桃体

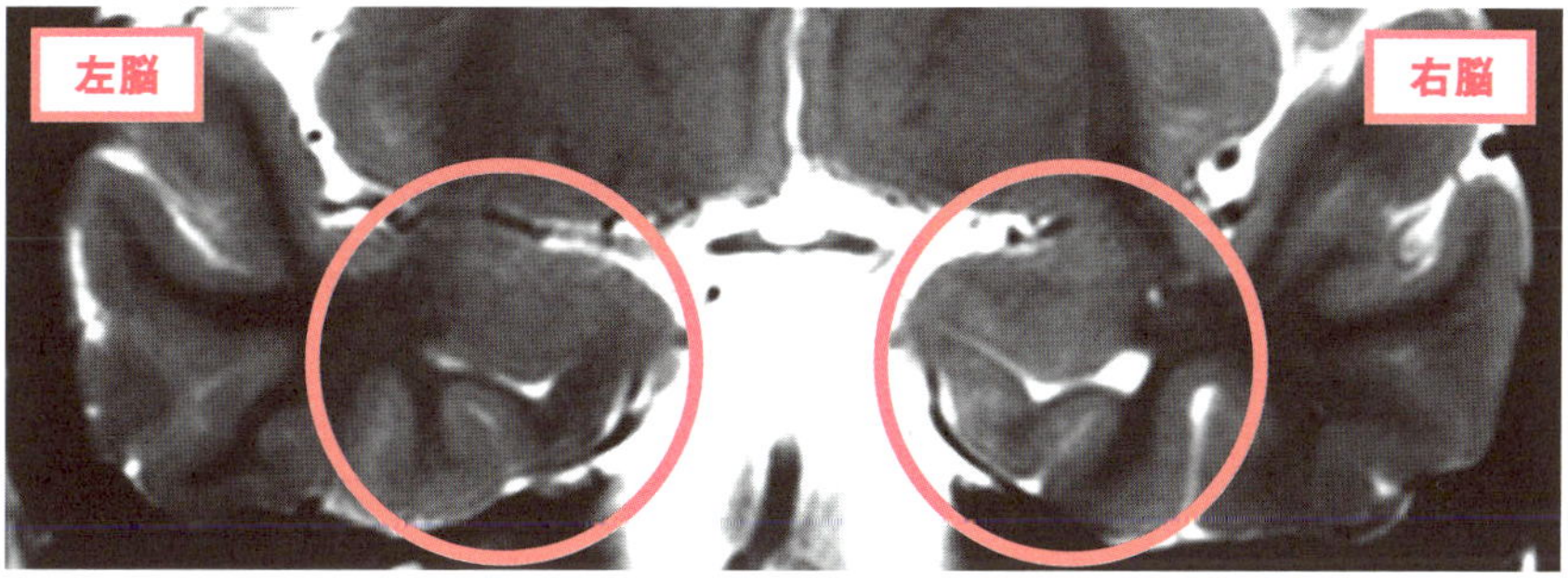

●未熟な扁桃体

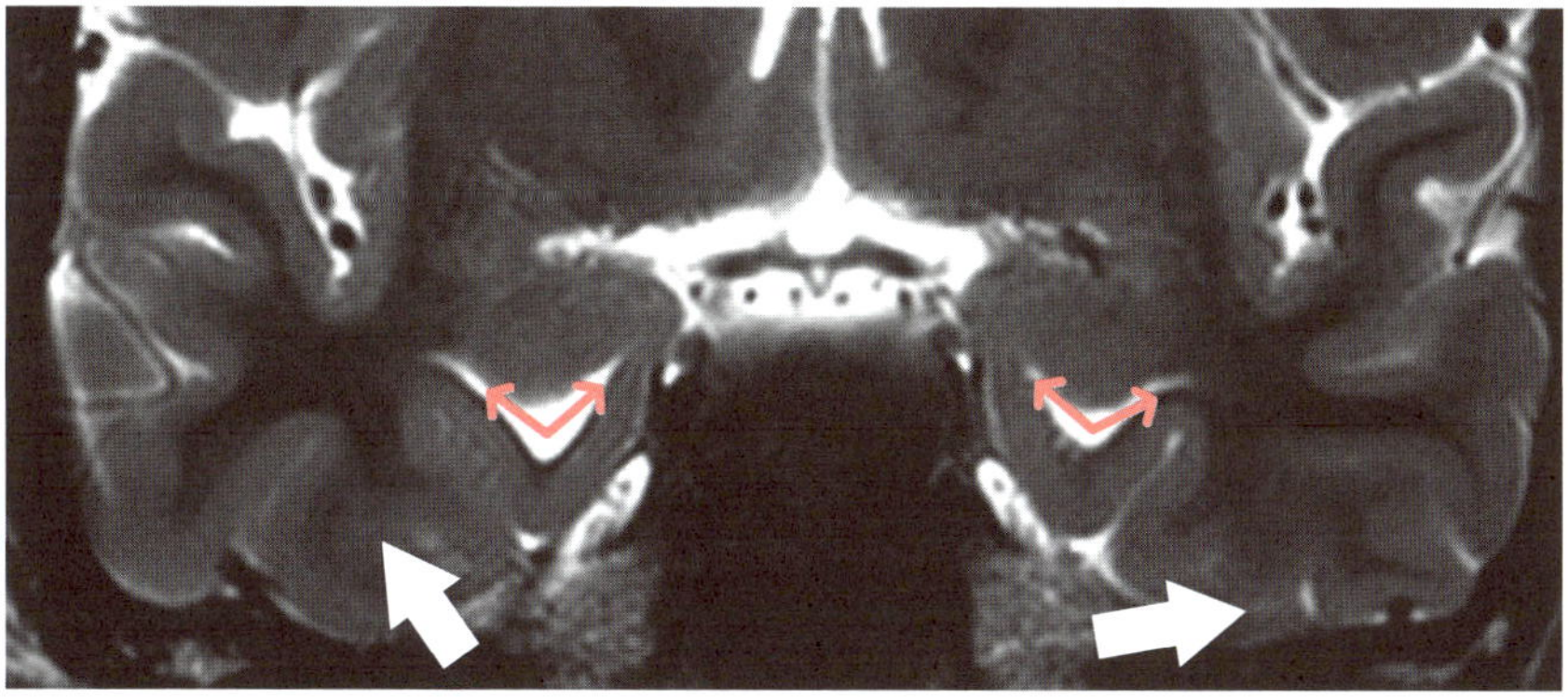

画像上：マルで囲んだ部位が、正常な扁桃体とその周辺です。
画像下：↔で示すように、側脳室下角がＶ字またはＵ字形を示して拡大しています。また、白質形成も未熟な状態を示しています（白抜き矢印）。扁桃体とその周辺の未熟性が右脳のみ、あるいは左脳のみに現れることもあり、その症状が異なります。

29

脳の海馬と扁桃体の発達形成の遅延スペクトラム

脳の発達遅延障害は、海馬と扁桃体の発達の遅れから説明することができます。

海馬回旋遅滞の〝スペクトラム〟

以前は細かに分類されていた自閉症関連の発達障害も、近年では**自閉症スペクトラム**という連続した枠組みとして考えられるようになりました。重度の自閉症も軽度の自閉症も、光のスペクトラムのように、症状の濃淡で説明しようという考え方です。

著者は、多くの発達障害のＭＲＩ脳画像の分析結果から、自閉症に限らず、発達障害は全般的に、海馬と扁桃体の発達遅滞のスペクトラムであると考えています。学習機能のセンターである海馬と、情動機能のセンターである扁桃体の、どちらがどれだけ発達がゆっくりしているのかによって、発達障害の症状が異なると考えているからです。海馬回旋遅滞は次の3つに大別されます。

①Ｈタイプ…扁桃体に問題がなく、海馬に発達遅滞がある場合には、学習や認知の発達が遅れる可能性があります。

②Ａタイプ…海馬に問題がなく、扁桃体に発達遅滞がある場合には、情動や社会性の発達が遅れる可能性があります。

③ＨＡタイプ…海馬と扁桃体のどちらにも発達遅滞がある場合には、学習・認知面と情動・社会面の両方の発達が遅れる可能性があります。

たとえば自閉症の主症状は、①知的発達（海馬）の障害と、②社会性発達（扁桃体）の障害の、③重複障害であると考えることができます。

ここから派生して、純粋な「知的障害」は②がなくて①が主体、読み障害などの「学習障害」はさらに①が軽度であると理解できます。

反対に、①がなくて②が主体なのが「アスペルガー障害」、②が主体で部分的に①もあるのが「高機能自閉症」と考えられます。

すなわち発達障害の主症状は、①学習や認知の機能と、②情動機能のどちらか一方の発達障害、または重複障害であると理解できます。

これらの海馬（Hippocampus）と扁桃体（Amygdala）の発達の遅れを図式化すると、発達障害をシンプルに捉えられます。

発達障害の基本的な枠組みは、HA diagramで整理

HA diagramは、海馬と扁桃体の発達遅滞の重症度を示す2つの軸から、発達障害の多様性を表します。

海馬の軸は、部分的な学習の障害から、全般的な学習の障害へと重症度が増すことを示します。

扁桃体の軸は、社会適応の難しさの程度が増していくことを示します。

そして、この2軸によって生成される平面上に、あらゆる発達障害が、重複の程度によって分布することを示しています。

解剖学的に、海馬と扁桃体は隣り合って影響し合って発達する関係にあるため、知的機能と情動機能の発達障害がどちらか一方しかないことは少なく、多かれ少なかれ重複していると考えられます。

海馬―扁桃体の発達ダイアグラム（HA diagram）

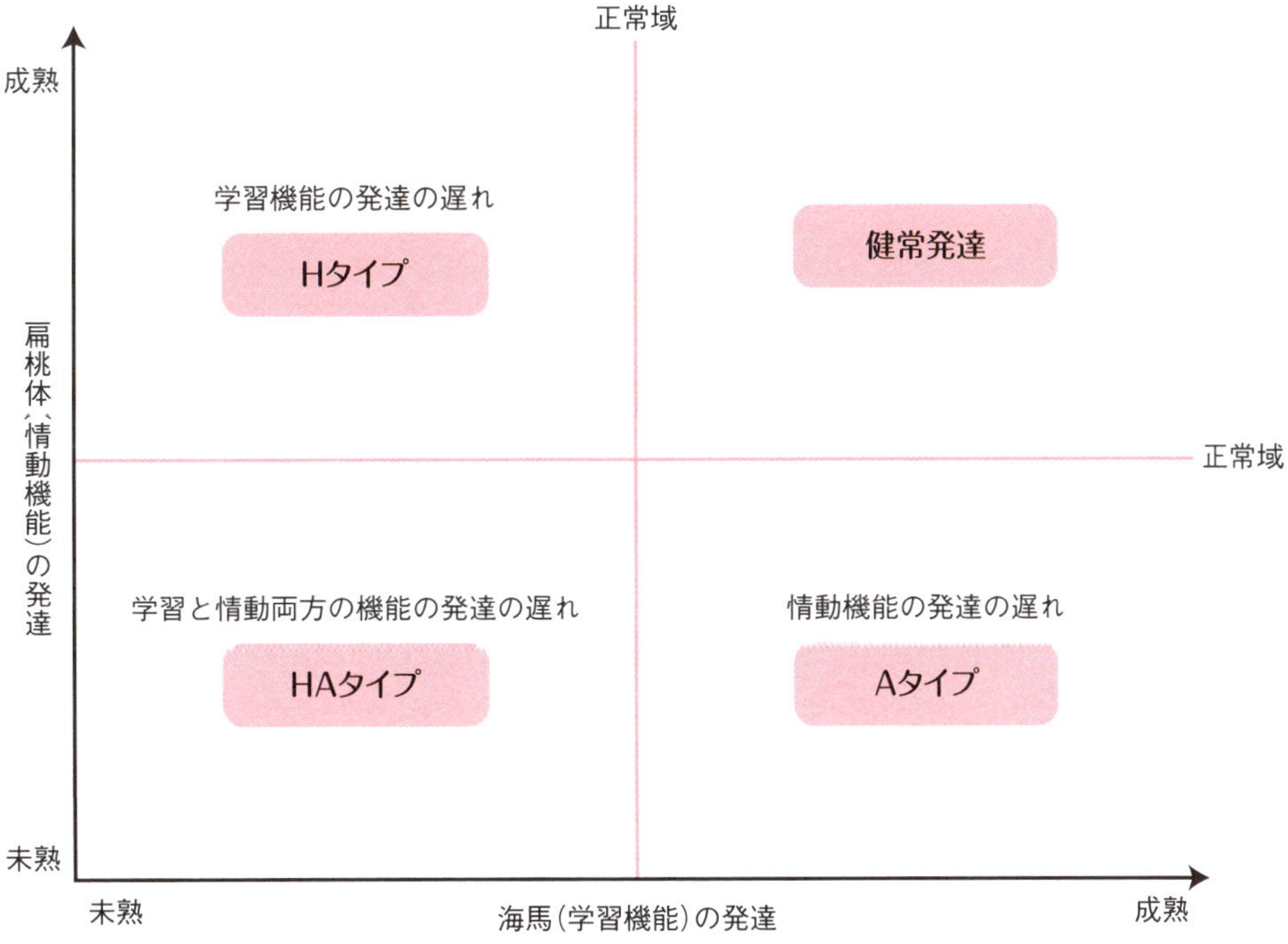

10 海馬回旋遅滞があっても、脳の枝ぶりは伸びる

大人の発達障害は氷山の一角で、学童期には症状が表面化しない境界型海馬回旋遅滞のタイプも多いのです。

海馬回旋遅滞があっても、脳の枝ぶりは伸びる

脳画像を見る限り、生後に海馬回旋そのものの発達が進んで本来の海馬や扁桃体の形態に到達するということはほとんどありません。しかし海馬回旋遅滞は、病変や損傷ではないため、周辺の枝ぶりを伸ばすことができます。

脳の枝ぶりは、いわば脳の中の道路のようなものなので、最初はあぜ道のように細いルートですが、使えば使うほどに、高速道路のような太くて一度に大量の情報が通るルートに育ちます。

海馬回旋遅滞があっても、発達障害にならないケースもある

海馬回旋遅滞があるからと言って、全員が発達障害になるというわけではありません。大人の発達障害を含めた臨床ケースから考えて、海馬回旋遅滞があっても発達障害にならない3つのタイプがあることがわかってきました。

①発達型海馬回旋遅滞

生後の教育や環境によって脳の枝ぶりがよく伸びた結果、症状がほとんど目立たなくなった場合。

②能力突出型海馬回旋遅滞

突出した能力が求められるような社会的立場について、発達障害のような突飛な行動や発想が、むしろ強みになっている場合。

③境界型海馬回旋遅滞

ちょっと癖はあるけれども、発達障害というほどでもないという場合（おそらくこれが最も多い）。大人の発達障害では、学業成績に問題がなかったケースも多く、社会人として対人場面が多くなることで、能力のひずみに気がつくことも少なくない。

いずれの場合も、生育歴や家族の話を聞けば、発達障害らしい一面がある（あった）場合がほとんどです。

しかし、発達障害というのは、生

活上の困難さがあり、社会不適応を起こしていることが診断のための重要なポイントです。もしも脳に明らかな所見があったとしても、その人が困って病院に行かなければ、発達障害の診断は通常はなされません。

海馬回旋遅滞がある人は多かれ少なかれ一癖二癖あることが多く、学生時代に目立った問題行動がなく、進学や就職ができている場合には、発達障害の枠には当てはまらない場合が多いのです。

このように、発達障害は、脳から見ると海馬回旋遅滞の一部であると考えられます。

海馬回旋遅滞があっても、軽度であれば、教育によって症状が目立たなくなったり、生き方によって強みに変えたり、周りの理解や協力を得たりして、脳を独自に伸ばして、強みを作っていく方向へと持っていくことができます。

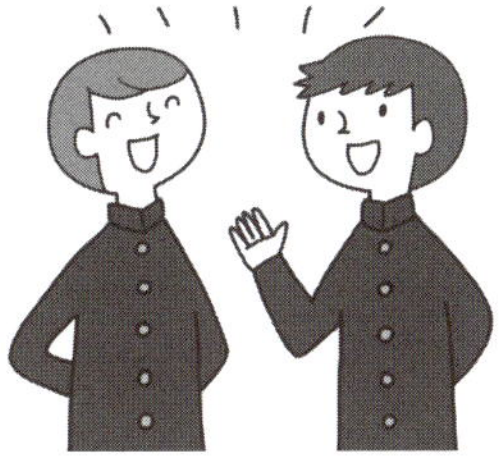

①発達型海馬回旋遅滞

生後の教育や環境によって脳の枝ぶりがよく伸びた結果、症状がほとんど目立たなくなった場合。

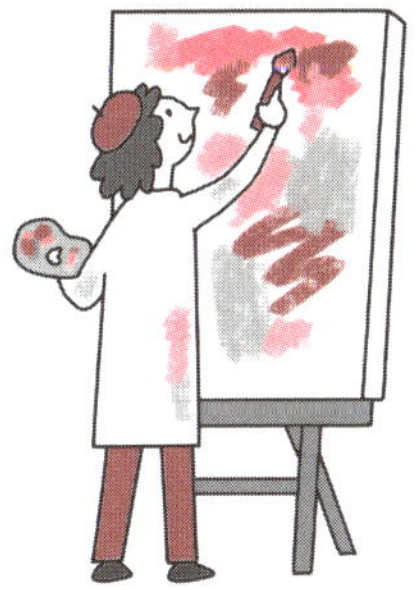

②能力突出型海馬回旋遅滞

突出した能力が求められるような社会的立場について、発達障害のような突飛な行動や発想が、むしろ強みになっている場合。

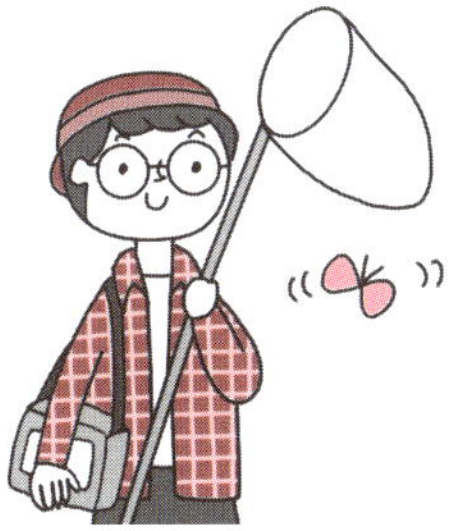

③境界型海馬回旋遅滞

ちょっと癖はあるけれども、発達障害というほどでもないという場合（大人の発達障害として表れる場合もある）。

祖母とまぼろしの天丼

著者が育ったところは、新潟県の弥彦山の近くです。目の前の日本海に、夕日が赤く沈む頃、佐渡が島とともに絶景を見せてくれます。

この田舎に育ち、「すべては脳から始まる」と自覚したのは、14 歳の夏でした。

以来、脳への底知れない興味に惹かれて、脳を学んできました。

そして脳を学ぶことは、脳の知識を蓄えることではなく、脳を刺激する体験をすることだとわかりました。いい体験を積み重ねることが脳を育てます。普段は気がつかないことでも、自分を支配している記憶があることに気がつくことがあります。

私の中では、幻の天丼もその一つです。

３、４歳の頃は、身体も丈夫でなく、風邪がはやると必ずひいていました。

幼稚園に通った日数より、病気をしていた日数のほうが多かったかもしれません。

扁桃腺を腫らして発熱すると、祖母が定期路線バスで隣町の医者に連れて行ってくれました。

田舎では、１日がかりの大仕事です。

その医者帰りの昼過ぎに、「家の者には、黙っていてね」と、よく祖母が知り合いの食堂に連れて行ってくれました。

その食堂で、祖母がオーダーしてくれるのが、天丼でした。

当時、海岸沿いの新潟に生まれ育った私は、その天丼が、絶品だとは気がつきませんでした。

コシヒカリの上に、地元の海で揚がった天然の大きな車えび２匹が踊っているだけでしたが、今、思い返すとその味には二度と出会っていません。

いつしか、祖母が医者帰りに食べさせてくれる天丼が楽しみで、39 度の熱でもがんばって路線バスを待ち、医者に行きました。。

まさに、気は心、病は気からです。

脳の使い方で、発熱も癒すことができるのです。

天然の車えびは、もう 20 年近くも、近海からはほとんど揚がらなくなりました。

まぼろしの天丼を口にすることはもう二度とないでしょう。

それに、もう自分が医者になってしまったのでは、医者の帰り道はありません。

しかし、脳は経験とともに育ち、その枝ぶりをよくしていく。

脳の枝ぶりの一本一本が、すべてを知っているのだと確信しています。

第3章

脳番地と発達障害

　第2章では、あらゆる発達障害に共通する海馬回旋遅滞について触れました。海馬と扁桃体の発達遅滞は、原因により近いレベルの脳の発達の特徴を示しています。

　しかし、海馬と扁桃体の未発達だけで、すべての発達障害の症状が説明できるわけではありません。

　第3章では、より高次な機能に関わる脳番地に焦点をあてて、子どもの個性や発達障害の症状が、脳とどのように対応しているのかを解説します。さらに、脳番地が育つ大まかな順序に沿って、脳番地と発達障害の関係を整理します。

未熟な脳番地が発達障害を引き起こす

極端に過敏だったり、無関心であることも、脳番地が未熟であるサインの1つです。

発達がゆっくりの「未熟な脳番地」

第2章で解説したように、**発達障害では記憶系（海馬）や感情系（扁桃体）の脳番地の発達が遅れる**という共通点があります。

それ以外にも、個々人それぞれに、育っていない未熟な脳番地があります。

ほとんどの脳番地は、海馬と扁桃体とネットワークを組んで働いています。そのため、海馬や扁桃体に発達遅滞があると、関連する特定の脳番地の発達が遅れやすくなると考えられます。

発達障害がなくても未熟な脳番地はあります。この場合は「脳番地の経験不足」であるため、未熟な脳番地を十分に使う経験を重ねれば、時間とともに育っていきます。

ところが発達障害の場合には、単純に脳番地の経験不足というだけではなく、海馬や扁桃体と特定の脳番地をつなぐネットワークが育ちにくいという背景があるため、発達するために、より多くの時間と経験が必要になります。

未熟な脳番地が、発達障害を引き起こす

未熟な脳番地を使う場面では、上手に認知したり行動したりすることが難しくなります。つまり**苦手なことには、未熟な脳番地が関係しています。また、過敏さや無関心さも、未熟な脳番地の発達段階にあることの現れです。**

たとえば、聴覚系脳番地が未熟な場合、人の話を聞くのが苦手になったり、音楽を好まなかったりします。さらに、車の音などに気づきにくく危険な場面に遭遇したりする〝不注意〟を引き起こすこともあります。

未熟性が極端な場合には、聴覚過敏または極端に鈍感であることもあります。加えて、まだ読み書きができる段階にない幼児期の言葉の発達は、聴覚系脳番地を通して進むので、言語発達が遅れやすくなります。

聴覚のフィードバックが弱いと、

自分の声の大きさの調節も苦手になり、声が小さすぎたり大きすぎたりすることもあります。

このように、特定の脳番地が未熟であるために、様々な場面に影響を及ぼすことがわかります。

どの脳番地の発達が遅れるのかには個人差があります。また、未熟な脳番地は１つとは限らず、その組み合わせも様々ですし、未熟さの程度もそれぞれです。

同じ診断名がついていても、症状が異なっているのは、こうした理由からなのです。

しかし、すべての脳番地の発達が遅れているわけではありません。よく育っている脳番地は、得意な能力を作り出します。

８つの脳番地から未熟なサインを探す

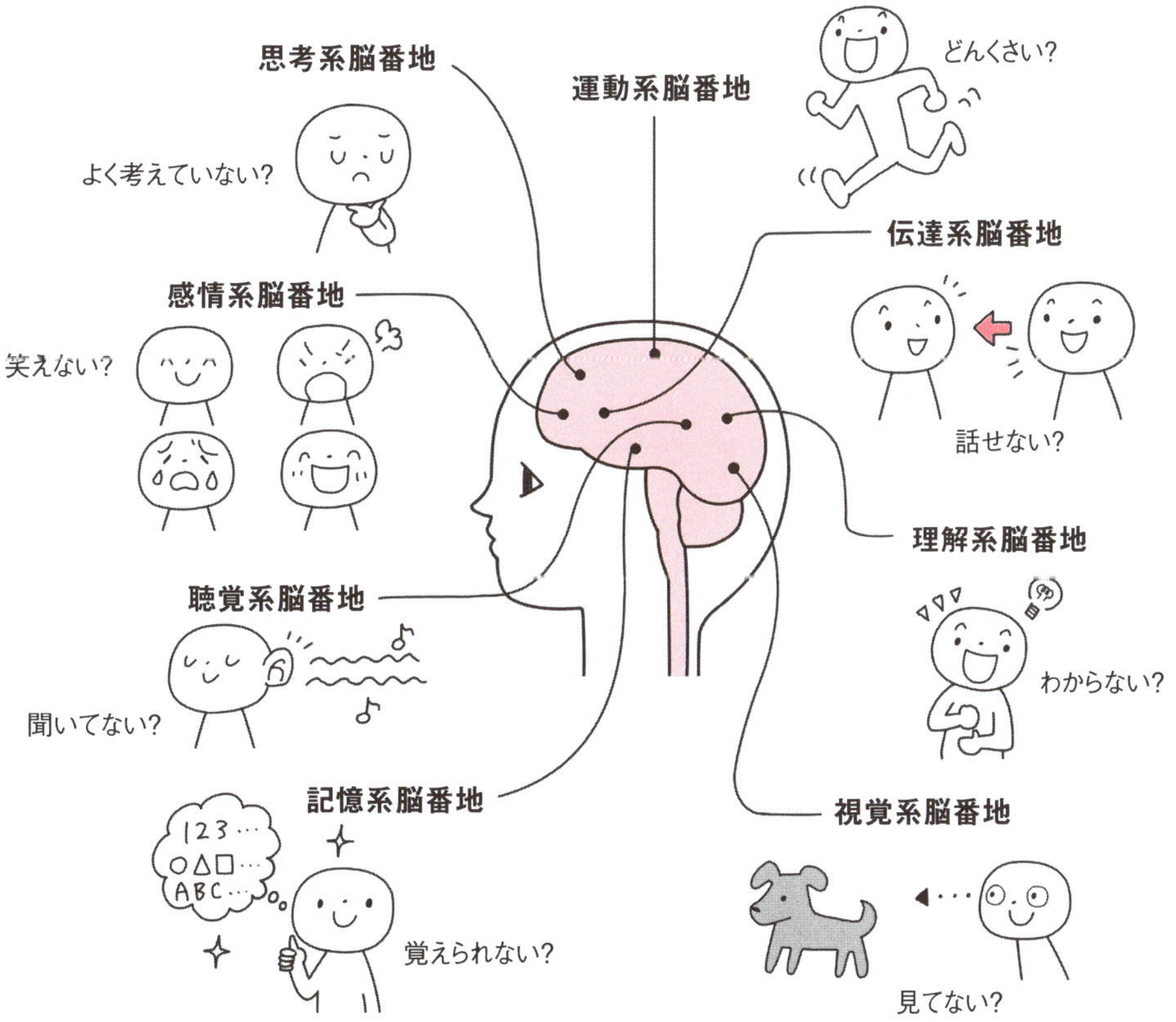

3 2 運動系と感覚系の脳番地は、脳の発達の要《かなめ》

不器用さや皮膚感覚の過敏性やこだわりは、運動系または感覚系の脳番地の未熟性と関係しています。

基本

運動系脳番地は、身体のあらゆる部分を動かしたり力を出したりする脳番地です。歩く・走るなどの**全身運動**だけではなく、箸や鉛筆を操る**手先の細かい動き（微細運動）**を実現するために、運動を計画したり調整したりして、身体を動かすリズムやタイミング、方向や角度などの制御も行っています。

感覚系脳番地は、皮膚刺激や体性感覚を処理する脳番地です。たとえば、温覚、圧覚、痛覚などの**皮膚刺激、深部感覚（筋肉や内臓の感覚）、前庭感覚（重力や姿勢の感覚）**などです。

これら2つの脳番地は連携が強く、自分の感覚に合わせて身体の動きを調整したり（例…押されて痛いと感じて身体を動かす）、自分の身体の動きをフィードバックして感じたりする（例…押した力が強すぎるか弱すぎるかを感じる）ことができます。

なお、感覚系脳番地は感情系脳番地と密接な関係にあるため、脳番地を8つのエリアで分けたときは「感情系脳番地」に含むこととしています。

特徴

運動系脳番地と感覚系脳番地は、脳の中心に接して位置しており、脳の発達には欠かせない存在です。

たとえば、赤ちゃんがハイハイなどで移動をし始めると、見たり触れたりする機会が激増して、認知能力も伸び始めます。反対に、高齢者が寝たきりになると、急激に認知能力が低下しやすくなります。

好きな人には触れたいけど、嫌いな人には指一本触れられたくないのは、感覚系脳番地と感情系脳番地との連携が強いことを示しています。

発達の旬

運動系と感覚系の脳番地の発達は胎児期の後半から始まり、お腹の中で赤ちゃんはお腹を蹴ることができます。

生後、感覚系脳番地は、母親とのスキンシップを中心に早くから育っ

ていきます。

子どものうちに、しっかりと運動経験を積むことで、運動系とともに感覚系脳番地が育つので、脳の土台を作るためにとても大切です。

発達障害による影響

発達障害では、運動系脳番地と感覚系脳番地の発達が遅れ、苦手になりやすい脳番地と言えます。

運動系脳番地では、**不器用**な子どもが多く見受けられます。その背景として、感覚系脳番地からのフィードバックが乏しいため、力が強すぎたり弱すぎたりします。つまり、**力の加減が上手にできません**。

感覚系脳番地では、**感覚過敏**や**口腔過敏**が顕著な例です。感覚系脳番地と感情系脳番地は密接に関係しているので、皮膚感覚に過敏性や強いこだわりがある場合や、人との接触を好まない場合には、感情系脳番地に問題がある場合が多いです。

運動系脳番地が発達している場合／未熟な場合

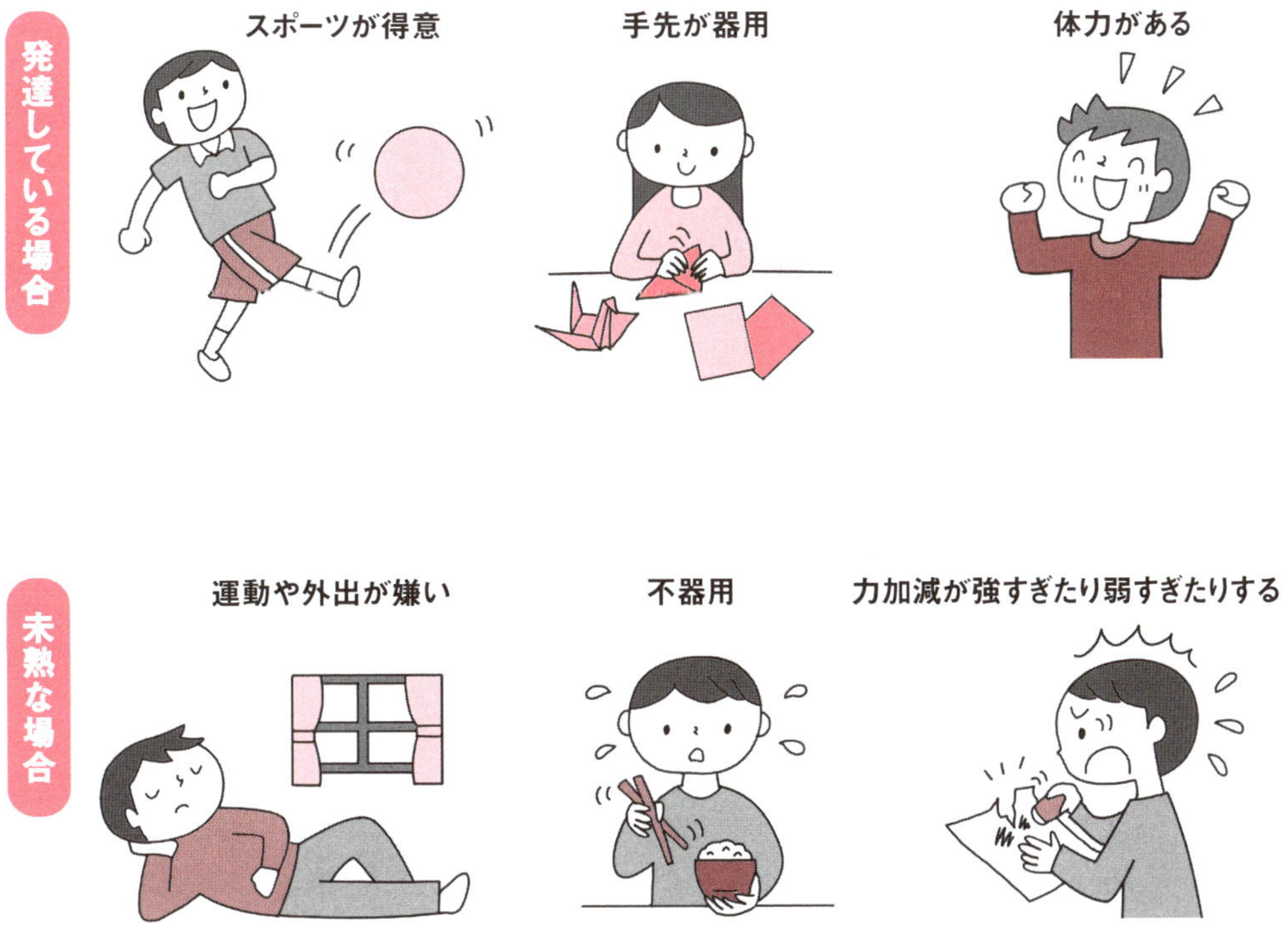
発達している場合
スポーツが得意
手先が器用
体力がある
未熟な場合
運動や外出が嫌い
不器用
力加減が強すぎたり弱すぎたりする

3 視覚系脳番地は、目を使って環境に適応するための状況分析のセンサー

ボール運動が苦手だったり、空気が読めないのは、視覚系脳番地の未熟性にも関係しています。

基本

視覚系脳番地は、両目でものを見て、対象を分析する場所です。頭の後ろにある視覚系脳番地は〝受動的にありのままを見る〟、脳の前側にある視覚系脳番地は、〝能動的に見たいものを見る〟ための場所です。

受動的に見るときには、明暗→色→輪郭→奥行の順で知覚し、発達もこの順序で進みます。そのため赤ちゃんは色の鮮やかなものを好み、立体感がつかめないうちは物を口に入れて3Dを知覚します。

能動的に見る部分は、見たいものを見るための眼球運動にも深く関与しています。ぼーっと眺めたりキョロキョロすることよりも、じーっと見たいものを見続け、視線を合わせてキープすることのほうが、より高次な働きだと考えられます。

生後から、動く対象に注意を向ける能力が発達します。このような動態視の機能も視覚系脳番地の役割です。

特徴

理解系脳番地や運動系脳番地との強いネットワークがあります。

理解系脳番地と連携することで、見たものをより深く分析して理解します。それによって、文字を読んだり、空間認知をしたり、状況を把握したりすることができます。

運動系脳番地との連携によって、運動能力を支える役目を果たします。視覚分析が必要ない運動は限られています。運動能力には視覚系がかなり影響し、スポーツ選手は視覚的に情報分析することが得意な場合が多いと言えます。

発達の旬

運動系・感覚系脳番地に次いで、視覚系の発達も比較的早い時期から始まります。

見ることは生後1か月から活発になりますが、身体を動かして移動ができるようになったり、箸や鉛筆といった技巧的な動きをマスターしながら、さらに高度になっていきます。

屋内の限られた環境よりも、雲や波や動植物のような常に変化する自然は、視覚系脳番地の発達によい栄養となります。

発達障害による影響

発達障害では、視覚系脳番地からの情報収集はよいけれども、理解系脳番地との連携が不十分な場合が多いので、パパッと見て視覚記憶することがよくても、**状況を読み取ることが苦手**になりやすい傾向があります。

文字やパズルなど明示されたものを見て処理するのは得意でも、**場の雰囲気や文脈などの明示されていない情報を見て読み取ることには苦手**傾向があります。

視覚系脳番地が発達している場合／未熟な場合

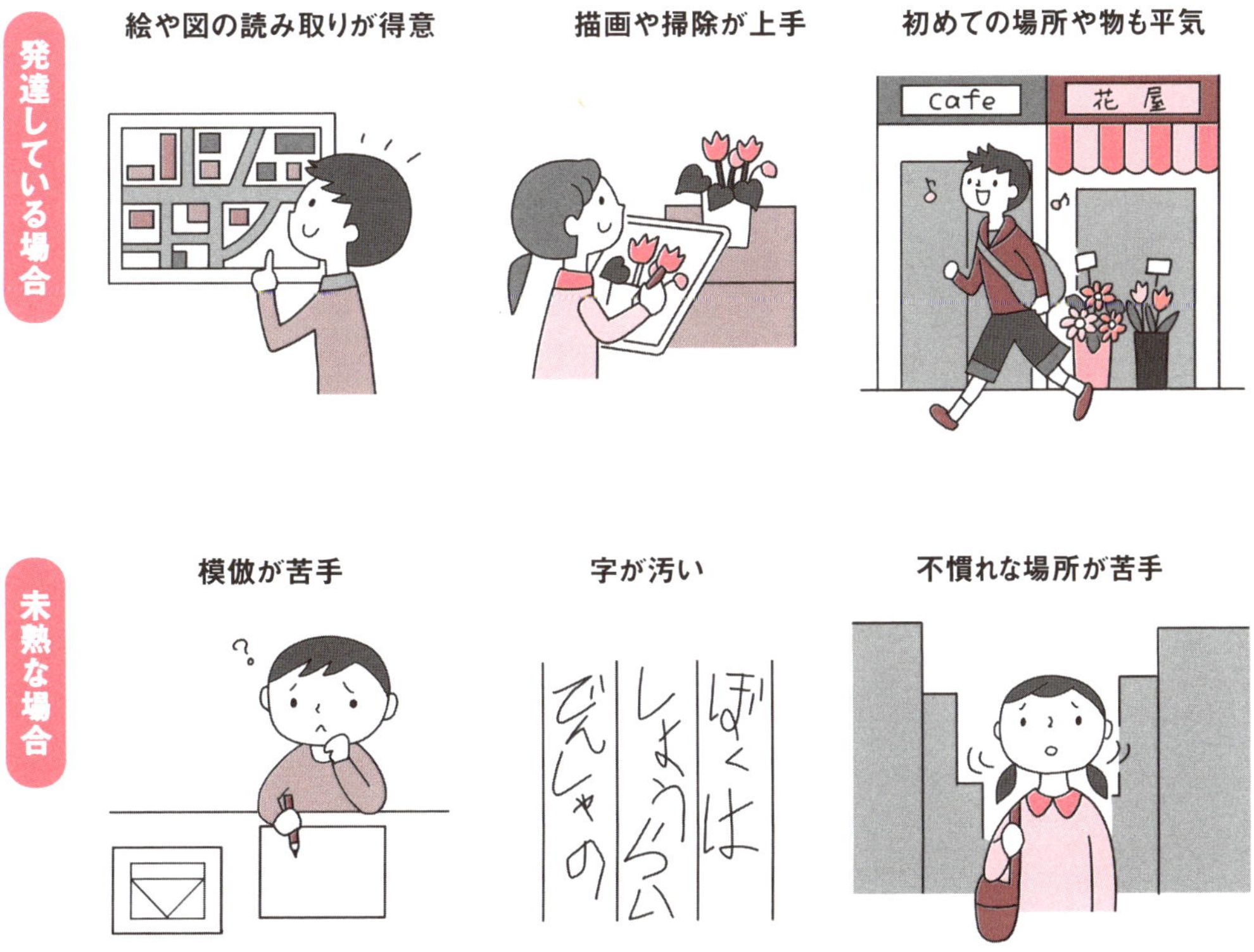
発達している場合
絵や図の読み取りが得意
描画や掃除が上手
初めての場所や物も平気
cafe
花屋
未熟な場合
模倣が苦手
字が汚い
ぼくは
しょうらい
でんしゃの
不慣れな場所が苦手

聴覚系脳番地は、耳を使って言葉の知識を習得するための入口

発達障害では、海馬と聴覚が密接に関係しているので、聴覚系脳番地の発達が遅れやすいです。

基本

聴覚系脳番地は、耳で聞いて、情報を処理するための脳番地です。言葉以外の音に注意を向けて分析する脳番地と、声や言葉を分析する脳番地に分けられます。

特徴

言葉の理解を担当する理解系脳番地や、発話を担当する伝達系脳番地とのネットワークが強いことが特徴です。そのため、聴覚系脳番地の発達がよい人は、言語能力も高くなる傾向があります。

また、聴覚系脳番地と記憶系脳番地のネットワークが密であるため、ルートがしっかり形成されていれば、聞いた話が定着しやすく、知識のスムーズな習得につながりやすくなります。

発達の旬

聴覚系脳番地の枝ぶりの発達は、生後1～2か月ごろから活発になります。

海馬と聴覚系脳番地は近い場所にあるため、海馬回旋遅滞の影響を強く受け、海馬回旋遅滞の確率が低い女児のほうが、聴覚系脳番地の育ちが比較的よい傾向があります。

男児は、低年齢のうちは聴覚が苦手の場合が多い傾向にあり、言葉の発達も女児に比べると遅れることが多いです。

発達障害による影響

発達障害では、さらに海馬回旋遅滞が影響して、聴覚系脳番地の発達が遅れる場合が多々あります。

聴覚系脳番地が苦手になると、低年齢での**会話による言語習得が進みにくかったり**、**言葉の指示に従って行動しにくい**傾向があります。

学校の授業や家庭での指示のほとんどが口頭で行われるため、聴覚系が苦手な子どもは、低学年では学校の成績も伸び悩む傾向があります。

視覚系を使って読む力がつくと、学習が進みやすくなります。

聴覚系や視覚系の脳番地は、脳に情報を入れるための「入口」の役割を果たしていますが、その入口が未熟だと必要な情報が脳に入りづらくなります。

入口を通った情報は理解系脳番地で処理されます。理解系に入ってしまえば、新しい情報がどの入口を通ってきたかは問題ではありません。

大切なのは「わかる」ことなので、未熟な入口にこだわるよりも、得意な成熟している入口を、より太い通路にすることが、支援として有効です。

また3-1で解説したように、聴覚系脳番地が苦手なことによって、**不注意な性格**になりやすい傾向があります。

聴覚系脳番地が発達している場合／未熟な場合

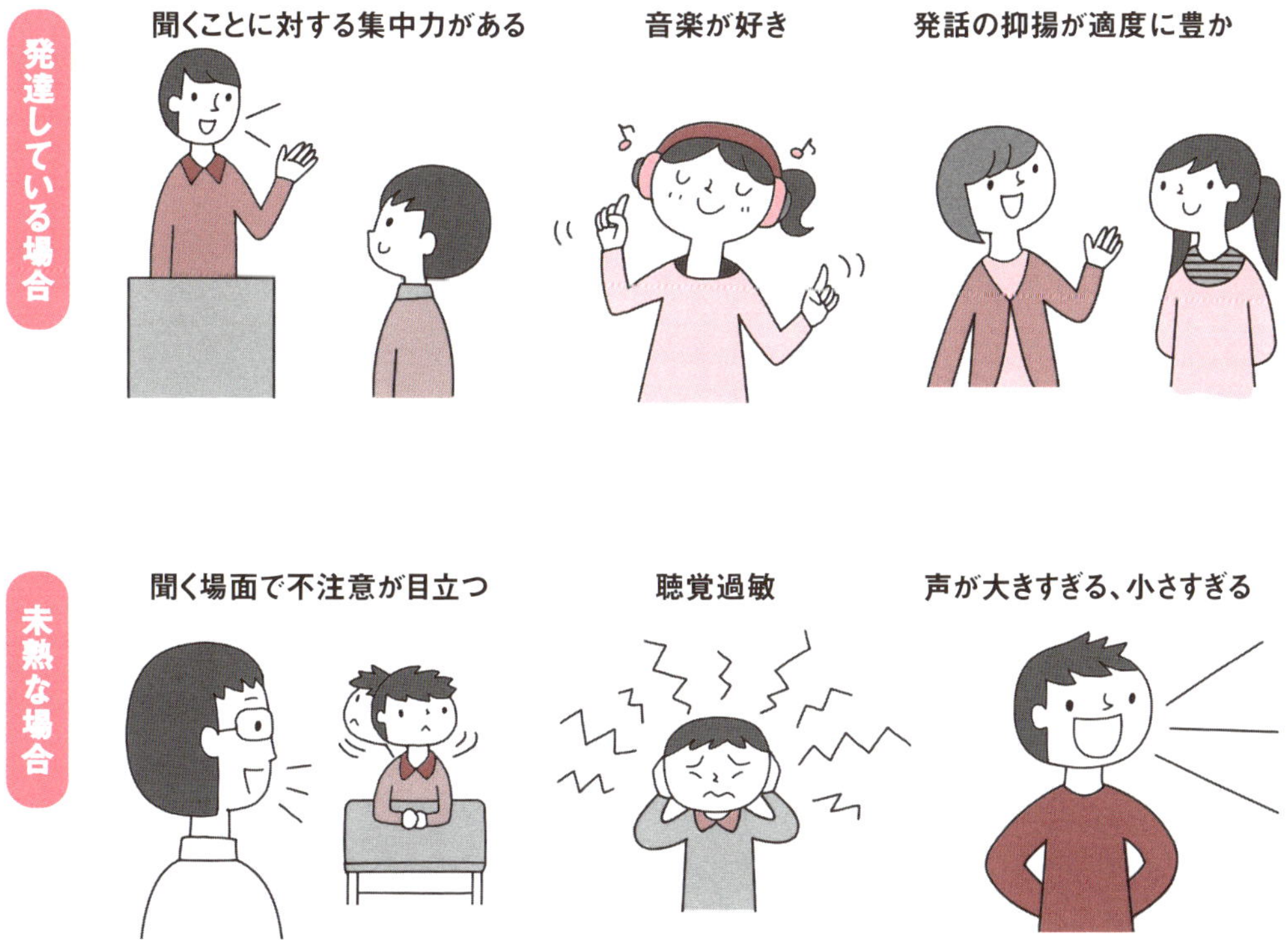
発達している場合
聞くことに対する集中力がある
音楽が好き
発話の抑揚が適度に豊か
未熟な場合
聞く場面で不注意が目立つ
聴覚過敏
声が大きすぎる、小さすぎる

3 5

記憶系脳番地は、過去と現在を未来に生かすための学習装置

海馬回旋遅滞では、学習が進みにくく反復が必要なタイプと、細かいことまでどんどん記憶してしまうタイプがあります。

基本

記憶系脳番地は、知覚した情報や知識を覚えたり、体験したことを思い出したりすることを担当します。

記憶系脳番地には、人の名前や言葉を覚える言語性記憶と、人の顔や場面などの非言語性記憶があります。地理記憶に関わる部位もあります。

脳が成長するために、学んだことを定着させるために、欠かせない脳番地です。

特徴

記憶系脳番地は、海馬だけでなく、知識の蓄積に関わる部分や、運動学習に関わる小脳など、脳内の広範囲にまたがっています。人は触れた情報のすべてを記憶するわけではなく、重要な情報を選別して記憶するため、興味があること、理解していること、情動を伴う体験、繰り返した体験などが優先的に記憶されます。

記憶系脳番地は、過去や現在の情報のみに関わるのではなく、未来の展望にも大いに関係します。そのため、記憶能力だけでなく、**予定の見通し**や**時間感覚**などにも関係しています。

発達の旬

記憶系脳番地の枝ぶりの発達は、生後1年を過ぎた頃から徐々に始まりますが、本格的な発達の旬は、3～4歳頃から20歳頃です。記憶することが習慣化されている人は、50歳以降でも記憶系の衰えが少なくなります。

発達による影響

記憶系脳番地は、第2章で述べた通り、学習機能の障害に関わる海馬回旋遅滞が起こる場所であり、感情系脳番地と並んで発達障害の約95%に発達の遅れが出やすい脳番地です。

脳番地の未熟さが過敏性と無反応の両極端に分かれるように、記憶系脳番地も、**学習が進みにくく反復が必要なタイプ**と、**細かいことまでどんどん記憶してしまうタイプ**があります。

記憶しにくいという側面がありつつ、一度覚えると変更できない〝記憶の固さ〟があり、一度覚えたやり方を変更できなかったり、忘れたくても忘れられないトラウマや、不愉快な感情の記憶のフラッシュバックに悩むことがあります。

記憶系脳番地だけでなく、理解系脳番地も未熟な場合には、**状況分析が苦手**になり、**記憶を活用することが不得意**になりやすくなります。そのため応用が苦手で、多くのことを知っていても、場面に合う知識を引き出したり、その場でうまく活かすことができない特徴が出ます。

海馬の障害には**睡眠のトラブル**が併発しやすく、発達障害の場合には、夜中に何度も何度も目が覚めてしまったり、寝つきが悪い、朝起きられないなどの悩みを抱える傾向があります。また、脳波異常や、海馬周辺（側頭葉）を焦点とする**てんかん**を併発することもあります。

記憶系脳番地が発達している場合／未熟な場合

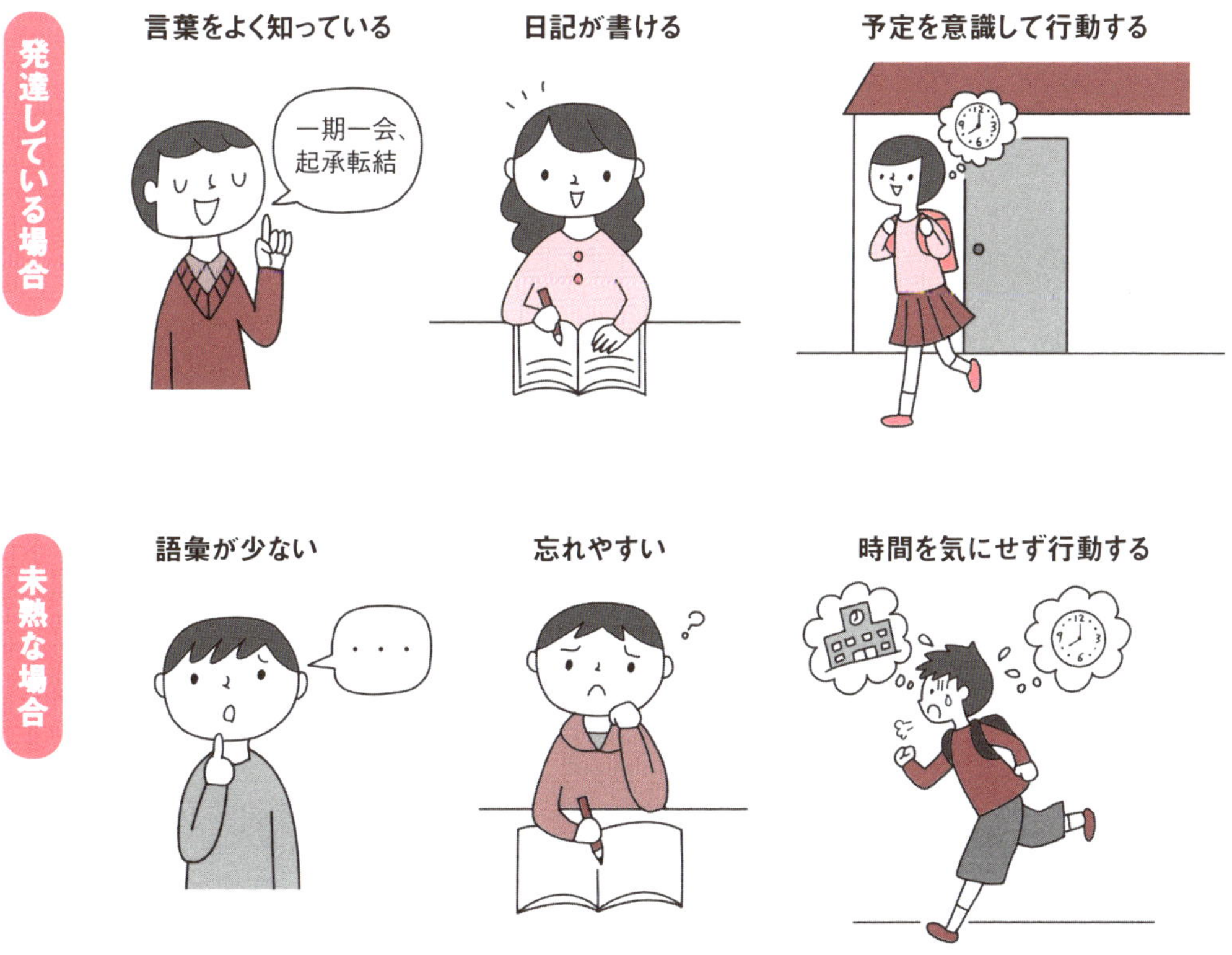
発達している場合
言葉をよく知っている
一期一会、
起承転結
日記が書ける
予定を意識して行動する
未熟な場合
語彙が少ない
・・・
忘れやすい
時間を気にせず行動する

6 理解系脳番地は、複数の知覚情報を統合する交流の場

発達障害では、理解力に偏りが生じやすく、言語理解が発達している割には、状況把握や空間認識が育っていないことがあります。

基本

理解系脳番地は、知覚した複数の情報を集めて、その意味を把握することを担当しています。

視覚、聴覚、体性感覚（皮膚感覚など）の五感が集まって統合される部位でもあり、「**感覚交流の場**」のような役割を果たしています。

特徴

左脳と右脳の機能が大きく異なる脳番地で、ヒト特有の神経細胞があるため、高度な分析力や理解力があります。左脳は、主に**見聞きした言葉の理解**や**文字の習得**だけでなく、**言葉の概念や定義**にも関わっています。右脳は主に言葉以外の情報の理解に関わり、**図形認知などの視覚的に取り入れた情報の理解**、**空間や体感の把握**などに関わります。**俯瞰したものの見方**や**全体像の把握**も担当していると考えられます。

現代では言葉が溢れた生活環境であるため、左脳の理解系はよく発達している人が多い反面、右脳の理解系が未熟な人がほとんどです。

たとえば天候1つをとっても、「今日は雨が降る」と言葉で言われればわかるけれども、空を見て数時間後の雲行きを理解できる人は少ないでしょう。

また会社などではプロジェクトの1つひとつは扱えるけれども、コンセプトや全体像がどうなっているか把握できない人が多い傾向があります。

空気を読む力の基礎となる**状況把握**の力も右脳の理解系に関係します。

発達の旬

理解系脳番地の発達の旬は、50歳以降もゆっくりと、努力次第で発達が進みます。特に高度な理解に関わる部分は、成人以降のほうが発達しやすくなります。

理解系脳番地の発達は、言葉による左脳の旬よりも、体験的な理解に関わる右脳の旬が先に訪れます。9〜10歳前後で左脳が右脳を追い越すと、体験しなくても、言葉を通して

ものごとの理解が可能になります。

　左脳が育った後は、体験より言葉に依存しやすくなるため、**低年齢のうちは非言語体験を積み重ねて、理解系脳番地の基礎を作っておくことが大切です。**

発達障害による影響

　理解系脳番地も発達障害の影響を受けやすい脳番地で、**理解力の不足**が様々なトラブルの元になっていることが多くあります。

　知的障害や言語発達遅滞がある場合には、左脳よりも右脳の理解系が育っています。言葉の理解力が育たず、右脳を追い越さないままになっているケースが多いので、体験的な理解がメインになります。

　軽度発達障害では、左脳の理解系がより育っています。右脳が育っていないと、勉強ができても、**状況把握や空間認知が苦手**になります。


理解系脳番地が発達している場合／未熟な場合

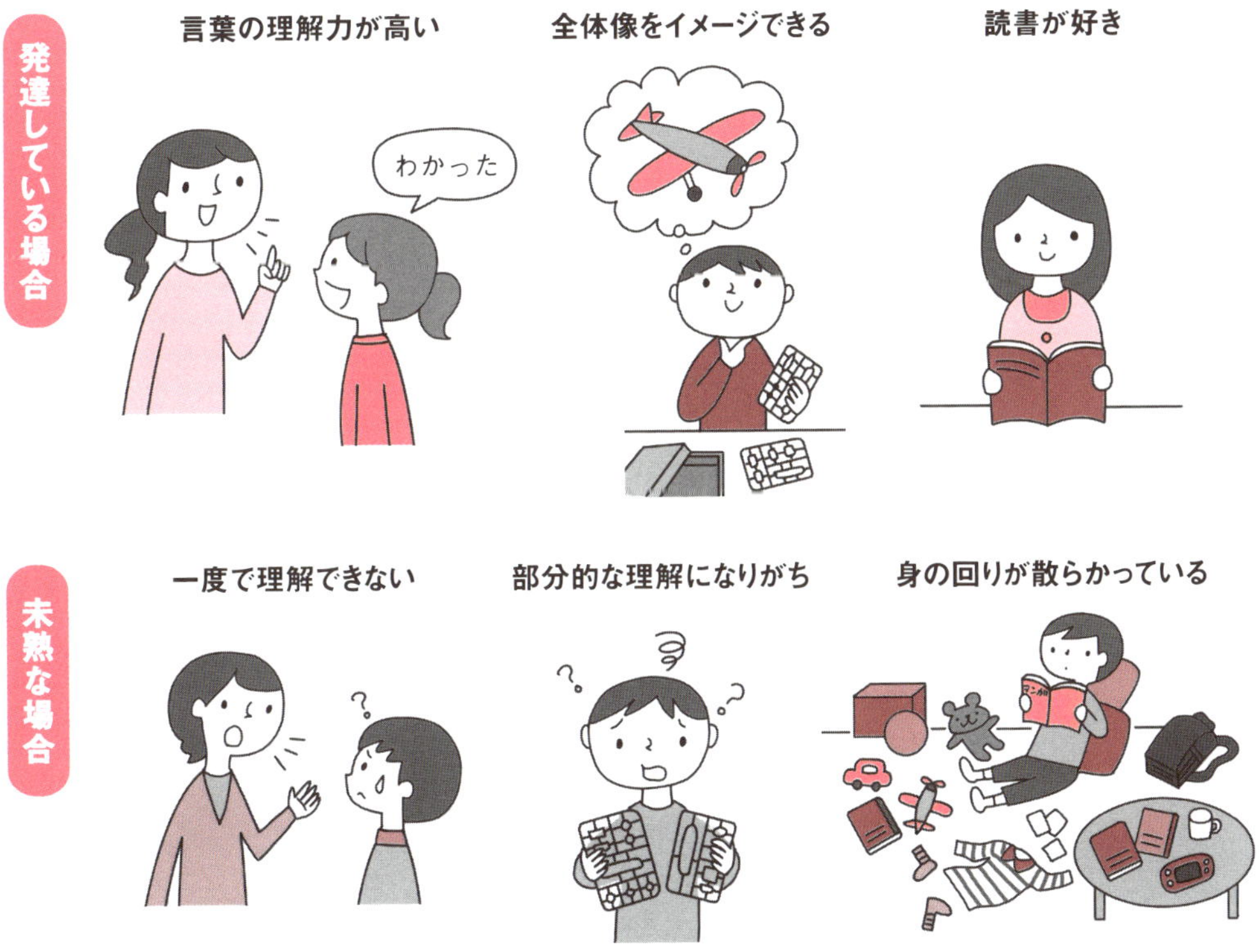
発達している場合
言葉の理解力が高い
わかった
全体像をイメージできる
読書が好き
未熟な場合
一度で理解できない
部分的な理解になりがち
身の回りが散らかっている

3-7

伝達系脳番地は、情報をアウトプットする出口

発達障害のカテゴリーによって、人の真似がしにくかったり、発語が出にくかったりなど、影響が出る場合と出ない場合があります。

基本

伝達系脳番地は、声を出したり、話したり、書いたり、主に言葉をアウトプットするための脳番地です。文法や構成力にも関係します。

伝達系脳番地は、言葉を理解する理解系脳番地と強いネットワークがあり、両者の発達の程度が、症状の違いを生み出します。

伝達系が苦手で口下手でも、理解系が長けている人は「わかっているけど、うまく喋れない」ということがあります。その反対で、伝達系をよく使っていても理解系の深みがない場合には、「よく喋る割には、あんまりわかってないよね」ということもあります。

特徴

伝達系脳番地は、声に出して喋ることだけでなく、生の声に出さない言葉を操作する機能も持っています。

これを内言（ないげん）と言って、自分の思考を整理したり、行動を制御したりするのに役立ちます。

たとえば、頭の中で「あれして、これして…」と自分に向かって喋ることができるようになると、行動が落ち着いてきます。

また短期記憶やワーキングメモリの一端を担っていて、情報を思い浮かべて整理することに関わっています。

左脳の伝達系では、文法の処理や、いくつかの言葉の情報を並べて保持することを行います。

右脳の伝達系では、場面や映像を思い浮かべることに関わっていると考えられています。

発達の旬

伝達系脳番地の発達の旬は比較的ゆっくり訪れ、理解系脳番地が発達し始めた後に、本格的に発達し始めます。

経験とともにゆっくりと育っていきますが、通常は10～20歳代でよく伸びる脳番地です。それ以降は、理解系脳番地の成長に応じて発達が進むと考えられます。

発達障害による影響

　伝達系脳番地は、発達障害の影響が目立つ場合と、影響が少ない場合に分かれます。

　発達障害の影響が目立つ場合は、**人の真似がしにくい特徴**があります。さらに重度障害では発語が出にくく、軽度障害の場合にはワーキングメモリや短期記憶が不得手になります。

　自閉性がある場合に発語がなかったり乏しかったりします。かん黙の場合でも、脳内言語を持っているかどうか、短期記憶が可能かどうかなどによって、伝達系脳番地の発達が左右されます。

伝達系脳番地が発達している場合／未熟な場合

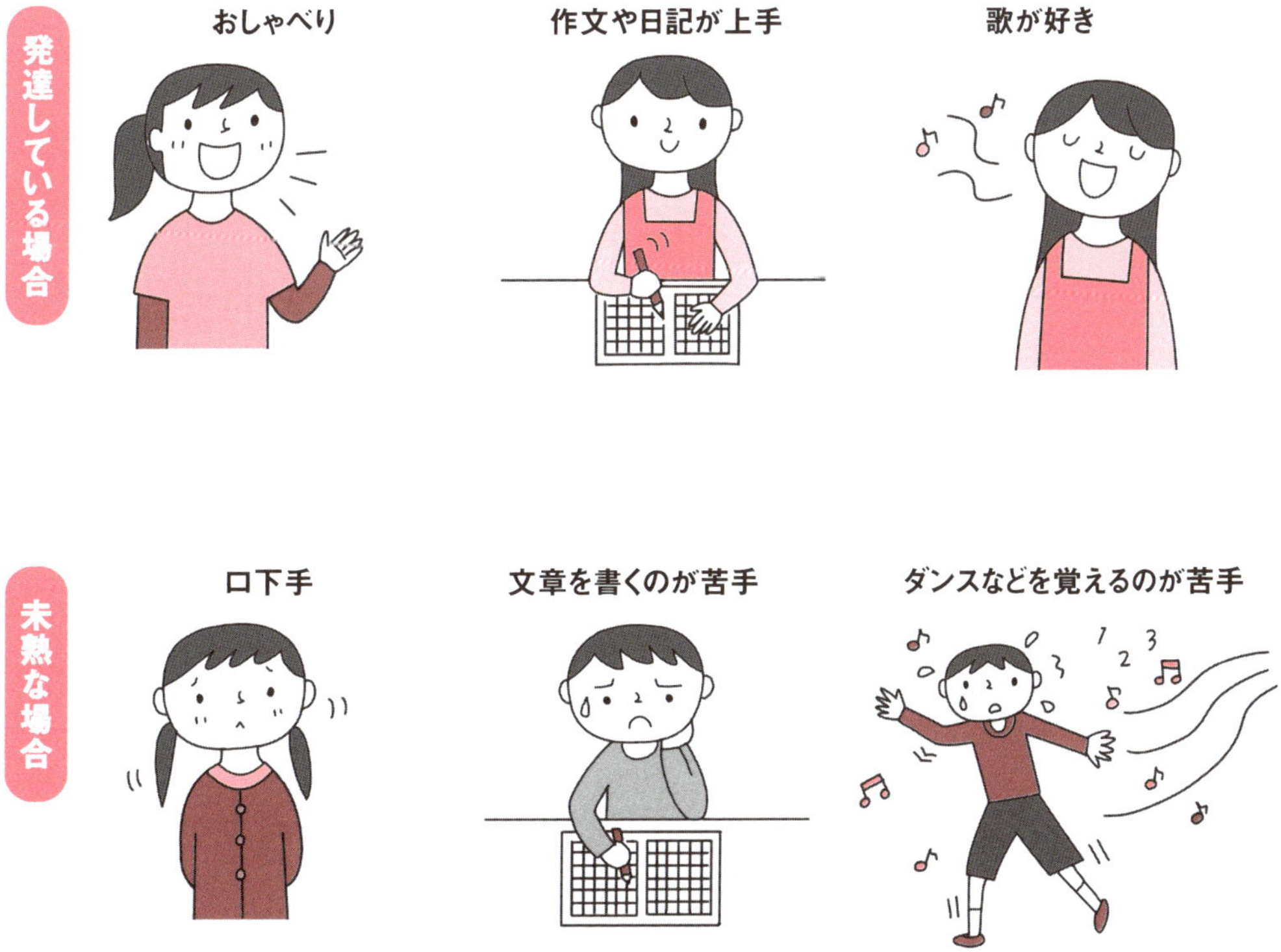
発達している場合
おしゃべり
作文や日記が上手
歌が好き
未熟な場合
口下手
文章を書くのが苦手
ダンスなどを覚えるのが苦手
1 2 3

3-8

感情系脳番地は、思考や行動を左右する風見鶏

左脳の感情系脳番地が弱いと自分の気持ちがわからなくなり、右脳の感情系脳番地が弱いと他人の気持ちが把握しにくくなります。

基本

感情系脳番地は、入力と出力の働きがあるため、知覚情報に対して感情が反応する働き（入力）や、情動の生成と表出（出力）を担当します。

第2章で触れた扁桃体の他に、前頭葉の社会性に関わる部位があり、扁桃体による個人的な**情動の変化**だけでなく、罪悪感などの**社会的な評価や価値観**とも関わっています。

情動の処理が無意識的に行われやすいのに比べ、社会的な価値観などは文化的な背景に影響されるので意図的な学習の要素が強いと言えます。

これらの感情や価値観は、思考や行動を左右する風見鶏の役割を果たしています（好きだから～する、イヤだから～しないなど）。

特徴

感情系脳番地の成長は、頭頂葉にある感覚系脳番地の発達とも関連しています。

皮膚感覚が快や不快を伴いやすいように、感情系に作用しやすく、情動発達には、感覚系脳番地の発達が不可欠です。

そのため、**皮膚感覚に過敏性があったり、心地よさを感じられない場合には、感情の発達も伸び悩む傾向にあります。**

脳が成熟すると、思考や行動の根拠は、感情系脳番地だけでなく、理解系脳番地に移行して、より高度な判断を下すようになります。

発達の旬

感情系脳番地の発達の旬は、2段階あります。

1段階目の旬は、生後から数年間の感覚系脳番地が旬にある時期。2段階目の旬は、より高次な感情系脳番地が発達する成人以降の時期です。

どちらの旬でも、葛藤を経験し、乗り越えることで、さらなる成長へとつながります。

発達障害による影響

感情系脳番地は、第2章で述べた通り、情動機能障害の責任部位であ

り、記憶系脳番地と並んで高頻度に発達が遅れる脳番地です。**共感すること、相手の気持ちを察すること**や**自分の気持ちに気づくこと**、**場の空気を読むこと**などが苦手です。

感情系脳番地は、感情を感じとるインプットがメインの受動的な脳番地のように思いますが、感情を表現する役割も担っています。

発達障害の場合には、感情のインプットだけでなくアウトプットも弱く、泣かなかったり、表情が乏しかったり、ガッツポーズなどの表現が控えめ、何に対しても興味が湧きにくいといった傾向があります。

そのため、**顔の表情に乏しい傾向**があります。自分と他人の感情のそれぞれが受け取りにくいという特徴が出やすくなります。

●●● 感情系脳番地が発達している場合／未熟な場合 ●●●

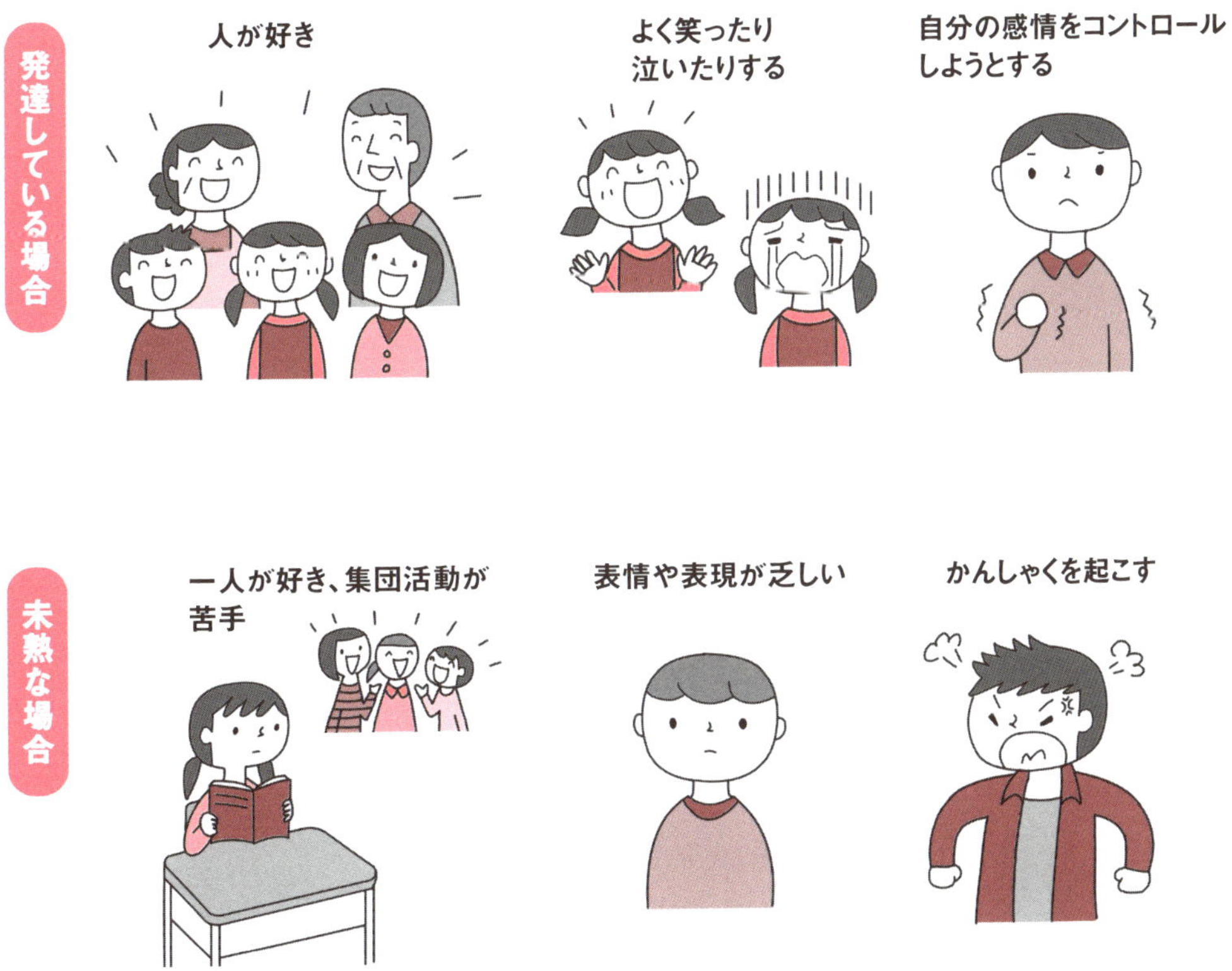
発達している場合
人が好き
よく笑ったり
泣いたりする
自分の感情をコントロール
しようとする
未熟な場合
一人が好き、集団活動が
苦手
表情や表現が乏しい
かんしゃくを起こす

3
9

思考系脳番地は、発達障害の希望の脳番地

軽度発達障害から重度心身障害まで、思考系脳番地は育ちやすいので、発達障害を克服するキーの脳番地です。

基本

思考系脳番地は、最も高次な働きをする脳番地で、考えたり判断をしたり、他の脳番地に指令を出したり、「あれをしたい、これをしたい」という意欲や、集中力や忍耐力とも関係し、多様な機能を担う脳番地です。

すべての脳番地とネットワークでやりとりをしており、司令塔の役割を果たします。

特徴

左脳が理論的思考、右脳が直感的思考だという知見が広まっていますが、脳画像診断をする限り、（第2章で説明した扁桃体と同様に）左脳の思考系が育っていると**言語情報の分析や処理が得意な傾向**があり、右脳の思考系が育っていると**外界の情報を取り込む操作が得意な傾向**があります。

言語を操り、思考の経過を明確にできるので、結果的に左脳は論理的に見えます。逆に、外界からもたらされた言葉にならない情報やニュアンスを取り込み、自分の経験と合わせて反応していく過程は直感的に見えます。

実際、左脳が育っている人は自己主張が強く、言葉による説得力があり、「これはこう、それはそう」という枠に沿って整理された思考を展開します。

右脳が育っている人は、周囲と同調したり他者の意見を受け入れ、柔軟性や包容力に富み、枠にとらわれず、全体像やニュアンスの展開を図ります。

発達の旬

思考系脳番地は、発達の旬が遅い脳番地です。考えたり判断するためには、その材料となる知覚や理解など情報処理の充実が必要であるため、それらの発達を追うように発達していきます。

通常は、中学生後半くらいから思考系が育ち、自分をモニターする力や、自己客観力が備わってきます。

発達障害による影響

思考系脳番地は、発達障害の影響を最も受けにくい脳番地であると考えられます。軽度発達障害から重度心身障害まで、学習や情動に関わる情報処理系の脳番地が伸び悩む一方で、思考系脳番地がよく育っている場合がほとんどです。まさに、思考系脳番地は、発達障害の希望の脳番地と言えます。

自分のやりたいことや嫌なことを自己主張するのも、**興味あることに没頭できる**のも思考系の働きです。

軽度発達障害で偉業を達成する人たちは、こうした力を社会的に適応する形で開花させているのでしょう。

しかし、知覚や理解の脳番地が未熟で、思考系が早熟な場合には、過度に自己主張が強くなります。理解系と思考系の乖離が大きくなると、反抗性のある**二次障害**になりやすいと考えられます。

思考系脳番地が発達している場合／未熟な場合

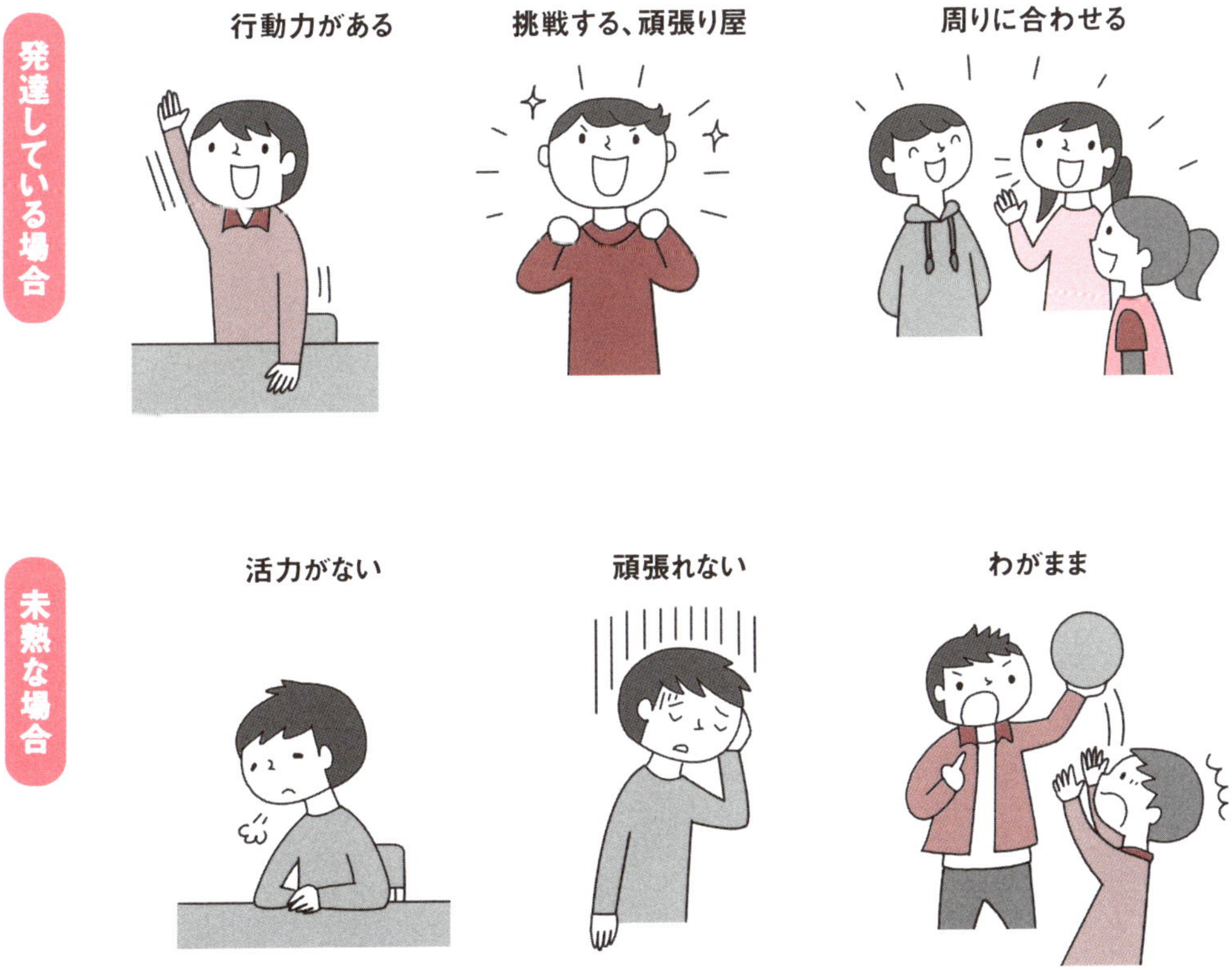
発達している場合
行動力がある
挑戦する、頑張り屋
周りに合わせる
未熟な場合
活力がない
頑張れない
わがまま

3

10 発達が遅い子どもの脳は「デコボコ」している

未熟な脳番地にこだわるよりも、強みの脳番地を伸ばせば、社会適応しやすくなります。

発達障害は、脳番地の発達がアンバランス

これまで見てきたように、それぞれの脳番地には特色があり、性格や能力と密接に関わっています。

発達障害の脳は、前章の**HA diagram**と、**脳番地diagram**でおおかた説明できます。

HA diagramは、大脳辺縁系という脳の中心部の発達を示しており、発達障害の本体とも言える部分を表しています。それに対して脳番地diagramは、大脳皮質という高度な脳番地の発達を示していて、発達障害の表現型と言えます。

すなわち、**HA diagramは器質的な発達遅滞の程度を表すのに対して、脳番地diagramは、8つの脳番地の発達水準を示しています**。外側に張り出した部分がよく育っている得意な脳番地、内側にへこんだ部分が未熟で不得意な脳番地を表します。脳画像診断の結果を、この脳番地diagramに落とし込んだとすれば、**発達が遅い子の脳は著しくデコボコしているのが特徴です**。

脳の〝いびつさ〟は、弱みにもなるが、強みにもなる

では、定型発達の子どもに脳番地のデコボコがないかと言えば、決してそんなことはありません。むしろ、何の障害もない大人にも、脳番地のデコボコはあるのです。

発達障害のデコボコと、通常のデコボコの何が違うかと言えば、大脳皮質のレベルではほとんど違いはありません。決定的な違いは、HA diagramで示す器質的な発達障害があるかどうかです。HA diagramの所見があると、脳番地のデコボコを解消するためには通常よりもかなり多くの労力と時間がかかります。遅れが著しい脳番地は、トレーニングをすれば改善することはありますが、未熟さが残る場合も多いです。

大切なことは、脳番地のデコボコを完全に解消することではありませ

ん。デコボコのない脳は、かえって強みがなく特徴のない脳であり、発達障害とは別の悩みを持つ場合もあります。

身体の筋肉にも、筋力が強い場所と弱い場所があるように、どんな人にも必ず強い脳番地と弱い脳番地があります。１人の子どもの脳の中に、中学生レベルの脳番地と、幼稚園レベルの脳番地が同居しているようなものなのです。

人が社会の中で活躍するときには、自分の強みの脳番地の力を発揮しています。実際に、ある脳番地が未熟なことによるアンバランスは、どこか発達した強い脳番地があることによるアンバランスよりも、不適応を起こしやすいです。**へこんでいる脳番地にこだわるよりも、出っ張れそうな脳番地を引き上げるほうが、脳の発達支援には有効です。**

脳番地ダイアグラム（diagram）

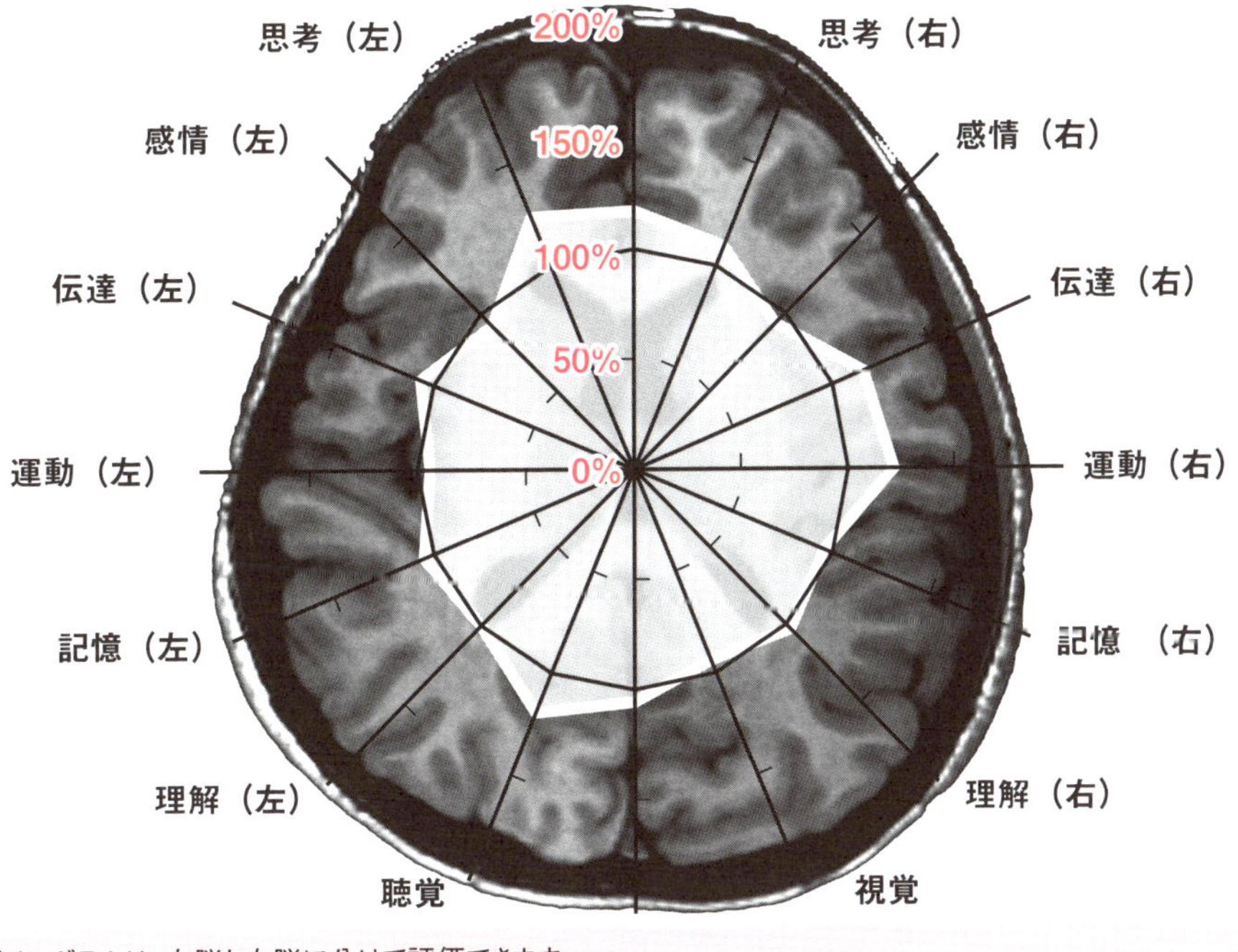

脳番地ダイアグラムは、左脳と右脳に分けて評価できます。

聴覚系と視覚系は左右をまとめて表示しています。

丸い輪から飛び出たところは発達していて得意な脳番地、輪よりも内側は、未熟な脳番地です。

MRIによってもこのような脳番地ダイアグラムが描けますが、問診を回答するだけでも、簡略化した脳番地ダイアグラムを得ることができます。

脳の学校サイト（https://www.nonogakko.com/indiv/sri.html）で申し込みが可能です。

3
11

発達障害の発見が難しい理由は、確実な情報の不足

発達障害は脳発達の問題であるのに、現在一般的に行われている発達障害の診断は行動の特徴で判断しているために、診断と治療があいまいになりやすいのです。

現在の発達障害の診断基準は「行動の特徴が当てはまること」であり、個人の脳画像上の特徴などの客観的な情報は必要としていません。しかし、確定診断のための情報不足は、主に3つの理由で不利益をもたらします。

理由①　医師によって、発達の見たてが違う場合がある

脳画像を根拠にして発達障害を診断している著者のようなやり方は、一般的ではありません。

通常の発達障害の診断は、**①現在の不適応を把握するための問診や行動観察**、**②生育歴の聞き取り**、**③各能力の発達の程度を評価するための心理検査（知能検査など）**をベースにして行われます。

3つすべてにおいて発達障害の特徴を示している場合には、診断はスムースに行われ支援へと進みやすいですが、特に軽度の場合には、そもそも定型発達との境界が不鮮明であるため、診断が難しい場合が多々あります。

また①と②の結果は、医師によって評価が異なることも多く、診断を難しくしています。このため適切な対処ができにくくなります。

理由②　心理検査だけでは、決め手に欠ける場合がある

発達障害の診断には、子どもの実年齢で期待されるレベルにまで能力が発達しているかどうかが重要な観点となります。同年齢集団から逸脱した行動が不適応的になるからです。

年齢相応の力があるかどうかを評価するのが、**③心理検査**（発達検査と呼ぶ種類もある）です。知能指数やある能力の達成度がその年齢の平均から大きく外れているかどうか、発達の遅れやアンバランスさを数値で把握するには、心理検査は診断のための有効なツールになります。

しかし心理検査では、たとえば、ボキャブラリの発達も十分で文法的な間違いもないけれども、言葉の使い方が独特、ものの言い方がストレートすぎるといったような、質的

な発達の遅れは数値化できません。

①行動観察や、②生育歴でも決め手に欠ける場合には診断が見送られ、問題がより顕在化してから、改めて診断が下されることも少なくありません。

理由③　明確な原因や根拠がなく、精神的に受け入れがたい

通常の病気は、熱が出たり、血液検査が異常値を示したりして、病気であることの確認ができるので、診断を受け入れ、治療へ向かう準備が整います。

しかし発達障害は、ある日突然起こるものではないため、両親にとっては、医学的な確証なしに「お宅のお子さん、発達障害です」と言われても、すぐに納得できない場合もあります。特に、第一子の場合、他の子と見比べる機会が少ないので、「年齢相応の発達かどうか」を両親が把握できるチャンスが少ないからです。

発達障害の発見が難しい３つの理由

理由①　人によって、発達の見たてが違う場合がある
理由②　心理検査だけでは、決め手に欠ける場合がある
理由③　明確な原因や根拠がなく、精神的に受け入れがたい

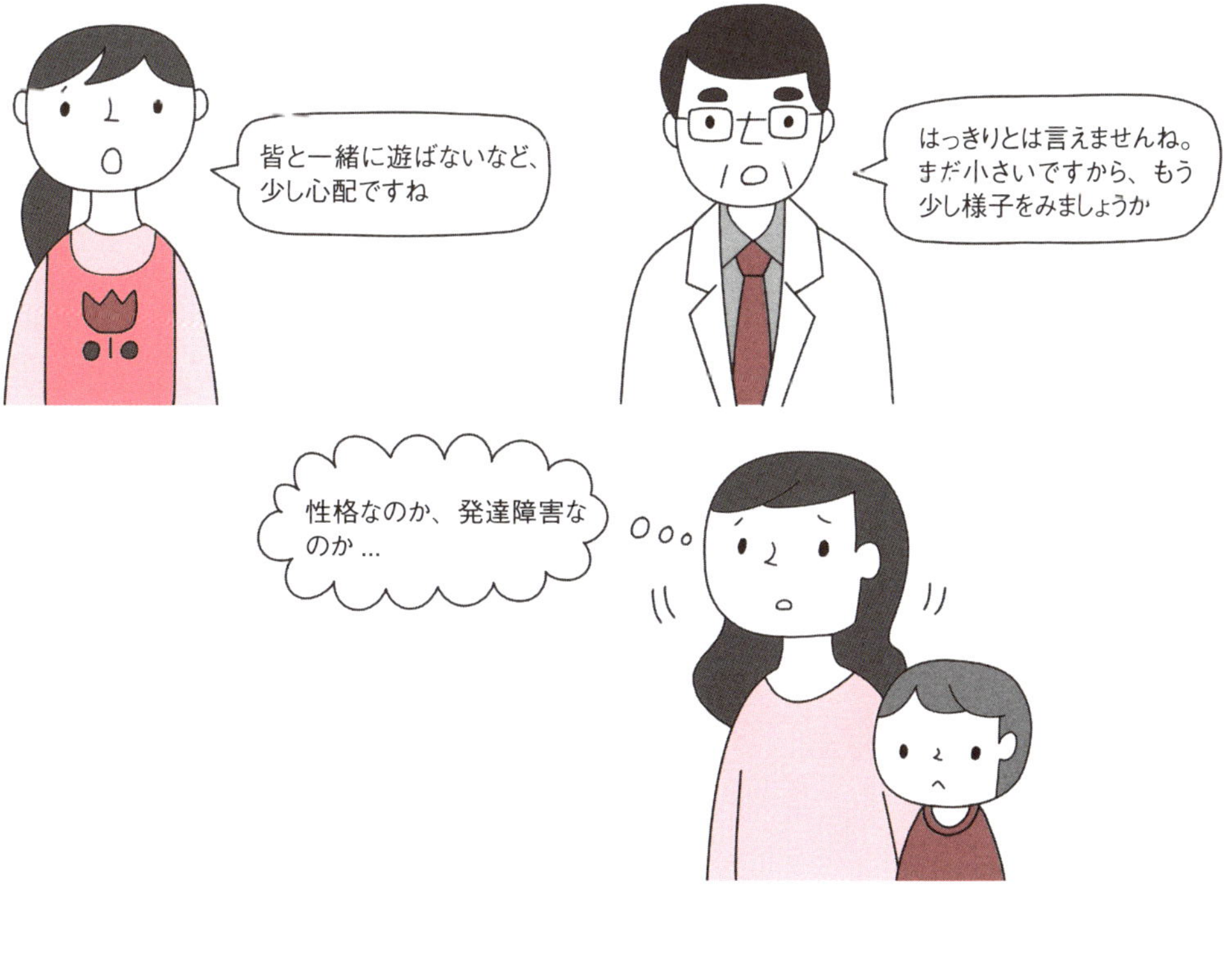
皆と一緒に遊ばないなど、少し心配ですね
はっきりとは言えませんね。まだ小さいですから、もう少し様子をみましょうか
性格なのか、発達障害なのか …

3 12

脳画像で発達を見極めるメリットがある

ＭＲＩ脳画像から得た事実を共有して、子どもが一貫した脳を伸ばす処方せんを実行できます。ＭＲＩ脳画像から「脳の発達の程度」を読み解く方法には、決定力があります。

メリット①　脳形成の遅れの有無を見抜く

脳の形態上の発達トラブルがあるかどうかを確認することによって、脳の中の問題を明確にした上で診断と治療を行うことができます。さらに一般的な手続きでは診断が難しい場合でも、発達障害の有無を判断する有用な情報が得られます。発達障害の診断が遅れ、対応が遅れることを防ぐ有効な手段の１つです。

たとえば、**くも膜のう胞**が合併していると発達障害を起こしやすくなります。

くも膜のう胞とは、脳を覆う膜の１つであるくも膜が袋状にふくらみ、脳を圧迫する病気です。

メリット②　子どもの行動の理由が理解できる

発達障害によって起こり得る最も辛いことの１つは、「親子でわかり合える実感がないこと」です。

子どもの行動や言動の１つひとつが不可解で驚かされる場合には、ついつい怒ってしまったり、親が疲れ切ってしまいます。**子どもの得意な脳番地と、不得意な脳番地がわかれば、「だからこんなふうに行動するのか！」と、子どもの行動や言動の理由が腑に落ちるようになります。**

そうすると、無用な叱責は減り、育児疲れもいくらか軽減され、脳が育ちやすい環境を整える治療につながっていきます。

メリット③　脳の発達を予測しながら対応を選択できる

脳画像から脳発達のための処方せんを作ることのメリットは、「**脳が伸びやすい順序で脳番地にアプローチできる**」ことです。教育指針を立てやすくなります。

脳画像の撮影法を工夫することで、教育効果の出やすい「伸びかけている」枝ぶりを可視化したり、臨床所見と突き合わせて脳の成長を予測し、支援の優先順位を立てられます。

脳番地の成長の順序から考えて、問題を引き起こしているターゲットの脳番地に直接アプローチするか、間接的に刺激を入れるか、発達の予測に基づいて有効な対応を選択することで、できるだけ問題の後追いにならないように教育セラピーを工夫できます。

メリット④　周囲が共通の認識を持ち、対応を合わせることができるので、脳が伸びるチャンスを得やすい

客観的な情報が不足していると、子どもに関わる人の様々な想いによって、一貫した教育方針に結びつかないことがあります。発達が遅れている脳は、通常の何倍もの繰り返しが必要なので、家ではこう、学校ではこう、病院ではこう、とバラバラに対応していては教育の効率が非常に悪くなってしまいます。

しかし脳画像から得た事実を共有して一致団結すると、子どもはどこへ行っても一貫した処方せんに基づく刺激を受けられ、脳が伸びるチャンスが増える可能性があります。

MRI 脳画像診断を受ける３つのメリット

メリット①　脳形成の遅れの有無を詳細に見分ける
メリット②　子どもの行動の理由が脳から理解できる
メリット③　脳の発達状態を診断しながら対応を選択できる

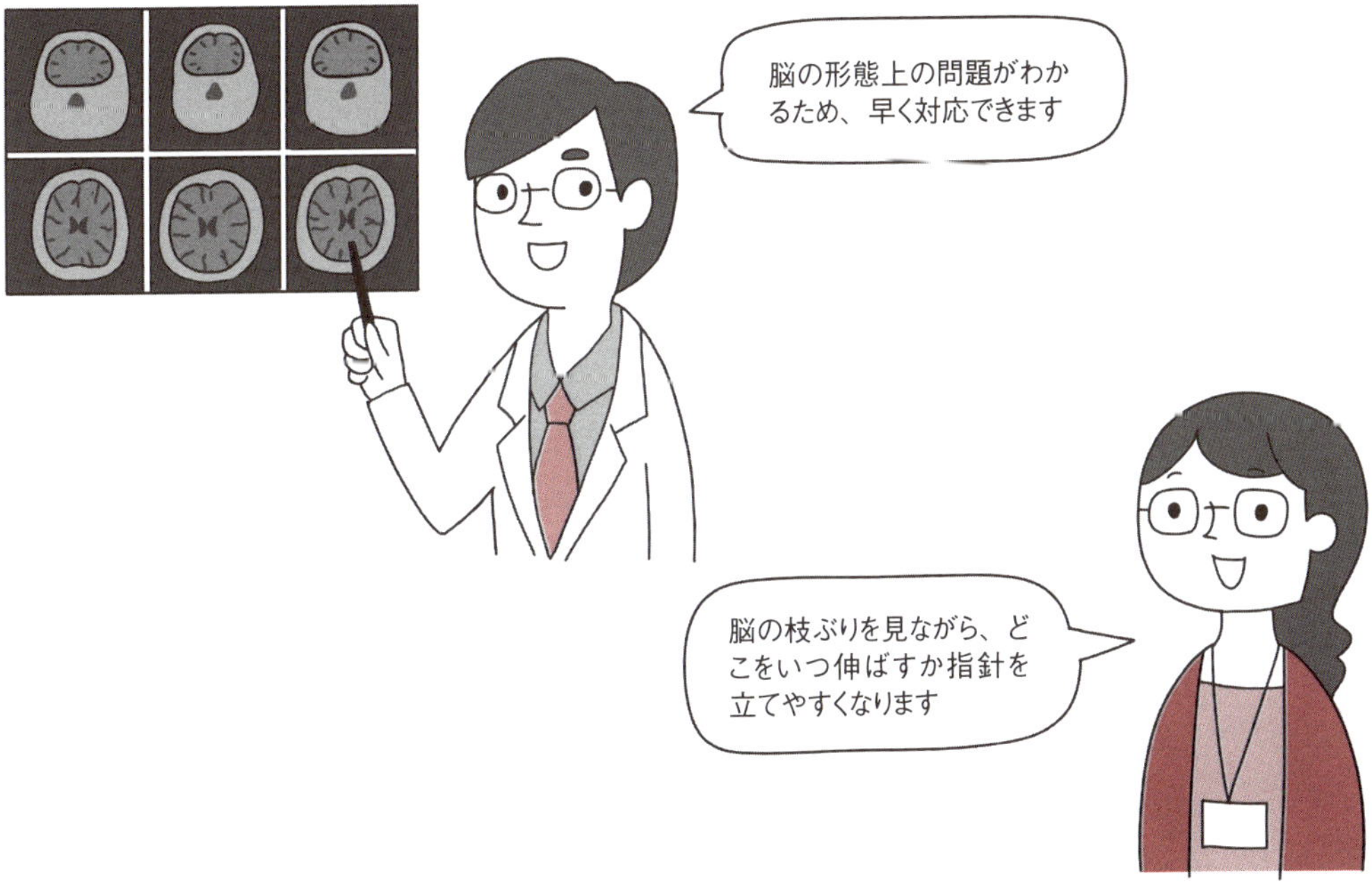
脳の形態上の問題がわかるため、早く対応できます
脳の枝ぶりを見ながら、どこをいつ伸ばすか指針を立てやすくなります

自覚症状のない脳の病気

著者が医学部を卒業した１９８７年頃から、ＭＲＩ脳画像が実際の臨床現場で応用される頻度が高くなってきました。この時代に育った医師たちは、精度の高いＭＲＩによって脳診断することが常識になっていきました。ＭＲＩが臨床現場で汎用されるようになると、被験者に症状がまったくないにもかかわらず、偶然に脳の病気が見つかるようになってきました。

医師は、その教育課程で、患者の症状をよく見て診断と治療をするように教育されます。しかし、脳の病気に関しては、この考え方は当てはまりません。

脳の病気は必ずしも、すべて外見や自覚症状として表れるわけではないからです。子どもの脳の成長も同じです。

赤ちゃんのときの脳を見て、メディアとは無関係の家庭の子どもに、「アナウンサーになる脳だよ」「サラリーマンが似合う脳だよ」とは言えません。

つまり、脳の成長が著しいだけでなく、その赤ちゃんが今後、どんな経験を積むかによって、脳の発達が変わってくるからです。

脳の未来は、経験の仕方で変えられるのです。

自覚症状のない脳の病気の代表的な脳疾患の１つが、くも膜のう胞です。

著者は次のような点に注目して、研究を進めてきました。

本当にくも膜のう胞は、自覚症状がないのか？

医師が診察しても、ＩＱ検査や認知力検査をしても、他覚症状がないのだろうか？

もしかして、教育的に見たら学習困難、学習障害を引き起こしていないのか？

大人になって、ＡＤＨＤや自閉症スペクトラムを呈していないのか？

職場で問題を起こしていないのか？

１つ、わかったことは、脳は順応性が高いということです。くも膜のう胞があると、本来、脳が伸びて大きくなれるのに、小さい器しかない状況が頭の中で起こります。脳はある程度まで、小さい器でも対応できます。しかし、脳が部分的に高い脳圧で圧迫されることで、その部分の活動が低下するだけでなく、脳の成長が慢性的に遅れる原因になっています。

脳番地の成長の遅れは、いずれ個性となって表れます。現在ではＭＲＩで脳を撮影することで、人の脳個性や長所、短所も診断できます。くも膜のう胞を放置する場合にも、多角的な脳検査が必要です。

第4章 発達が遅い脳の伸ばし方

　発達がゆっくりと進んでいる脳を育てるための、特別な方法があるのでしょうか？

　残念ながら、脳の発達をサポートする薬やコツはあっても、劇的に改善する魔法の薬はありません。しかし、脳を成長にみちびく「処方せん」はあります。

　第１章で解説した脳の成長の法則と、第２、３章で解説した発達障害の脳の特徴を踏まえて、第４章では発達障害の脳を伸ばすための基本的な考え方と、脳を伸ばすコツについてを解説します。

4-1

脳を伸ばす第一の処方せんは〝教育と環境〟

MRI脳画像による早期診断によって、「様子を見ましょう」と言わずに、教育指針と育成環境を整える早期対策が可能になります。

「様子を見ましょう」は脳に効かない処方せん

発達しにくい脳の発達を促す処方せんとは、どのようなものでしょうか。

脳の自然回復力に期待したい気持ちは誰もが持っています。しかし脳の成長の法則から考えると、本人や周りが何もしなければ、脳が遅れを取り戻すように急激に発達スピードがアップすることは、期待できません。

何も対策を打たずに、外来医の口ぐせである「様子を見ましょう」というアドバイスは、効かない処方せんと言えます。

また、**日常ついついやってしまいがちな過度な叱責は、子どもの脳をフリーズさせ、自信喪失に向かわせます。**「僕は何をやっても叱られる」という状態では、脳はうまく働けないのです。

では、医師が脳の発達を助けることができるかと言えば、答えは「Yes」です。特定の症状を緩和する薬の処方や、くも膜のう胞など脳の圧迫を取り除いて、脳が発達しやすくなる手術などに限定されます。

いつでも誰でもできる脳に効く処方せん

教育と環境の力こそ、まず最初にすべき第一の処方せんです。その理由は、第1章で述べた通り、脳が育つための栄養は〝経験〟であり、脳の枝ぶりを形成していく過程にかかる時間は、どんな科学技術を使っても端折ることができないからです。

脳がうまく働かないことへの対応は、人や環境との相互作用の中で支援していく他ないのです。**環境から刺激を受けて自ら行動し、人に認められる循環が、脳を伸ばしていきます。**

脳を伸ばす教育と環境の効果

MRIで海馬回旋遅滞が見つかり、幼少期は軽度の発達障害の傾向があったと考えられる人でも、多少の性格的な〝クセ〟は残っていても、それ以外はうまく社会に適応でき、むしろ周りから頼られる存在になっていくのを見てきました。

　今よりも家庭の躾や学校の規律に厳しさがあり、上手に叱っていた時代は、自然と発達していない脳番地を刺激して伸ばすような社会の仕組みがあったと考えられます。

　今は、人生に様々な選択肢があるため、本人や周りの支援者が〝脳を伸ばすような意図的な取り組み〟を行ったときに、ようやく教育と環境の力が発揮されて、脳が飛躍的に伸びるチャンスが訪れる可能性が高くなります。

　巷には、教育と環境の力によって発達障害を強みに変えてきた人たちは数多く存在します。これを偶然ではなく、必然に変えるのが、脳画像による早期脳診断の効果なのです。

脳に効くこと、まったく効かないこと

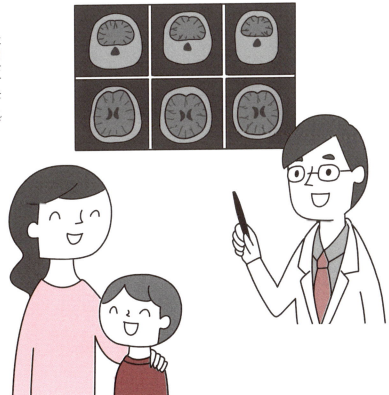

何も対策をせずに「様子を見ましょう」では効果はありません。脳の発達を促すための教育と環境を整えるためには、MRI 脳画像診断が有効です。

2

発達障害の発見が遅れるとさらなる負担が増える

詳細なＭＲＩ脳分析で早期診断して、適切な時期に子どもの発達障害の中味を自覚することで、二次障害を最小限に食い止めましょう。

デメリット① 脳が発達しやすい時期を逃す

脳は一生、成長を続けます。しかし、その成長のスピードは一定ではありません。

子どもが低年齢であるほど、脳が未熟だからこそ脳の発達スピードは速く、脳もみるみる変わります。脳の土台作りとも言える小学校低学年までのうちに、脳を伸ばす教育の処方せんを実践できれば、脳の発達を適切な方向へと導き、発達障害による影響をできるだけ小さくすることができるでしょう。

しかし、発見が遅れてしまえば、脳が発達しやすい時期を逃してしまい、**介入が遅れれば遅れるほど、子どもの脳を成長させるためにかかる時間は増えます。**

デメリット② 年を重ねるほど問題が大きくなる

発達障害の発見が遅れるということは、言い換えれば、未熟な脳番地の状態を放置しておくことを意味します。そのため、得意な脳番地との発達の差がどんどん大きくなり、脳のアンバランスさが増していきます。

年を重ねるほど、社会的な要求は高くなります。未熟な脳番地と社会的に要求される発達水準とのギャップが広がり、自分の「問題」が周囲にも与える「問題」となって、年々増大していきやすくなります。

デメリット③ 二次障害を起こしやすくなる

発達障害を放置しておくと、周りに適応しない行動が次第に問題視され、叱られたり孤立したりする経験が肥大していきます。**常に周りの人に白い目で自分の行動を見られ、叱られてばかりの失敗体験を積み重ねる日々は、当然、脳の成長に影響します。**

先にも述べた通り、脳の中でも自己主張に関わる思考系脳番地の枝ぶりの成長は、発達障害でも年齢相応に育ちやすいので、使い方を間違えれば、過度に反抗的になっていきます。精神症状を引き起こしたり、引きこもる場合もあります。これが脳から読み解く「二次障害」です。

発達障害を放置すると、こうした二次障害を起こすだけでなく、本質的には、本人が自分自身を受け入れ難い存在にしてしまう可能性もあります。

デメリット④　周囲の理解と支援を受けにくくなる

年齢が上になると、次第に周りの目は厳しくなり、許容されなくなります。しかし、自分が発達障害だと知らなければ、周りにそれを理解してもらうことができません。そうなれば、一番苦手な部分から出てしまう失敗を責められるだけの日々になっていきます。

周囲の理解を得るために、自分の特徴を知らせておくことが、長い目で見たときに大切なのです。

発達障害の判断が遅れた場合の４つのデメリット

デメリット①　脳が発達しやすい時期を逃す

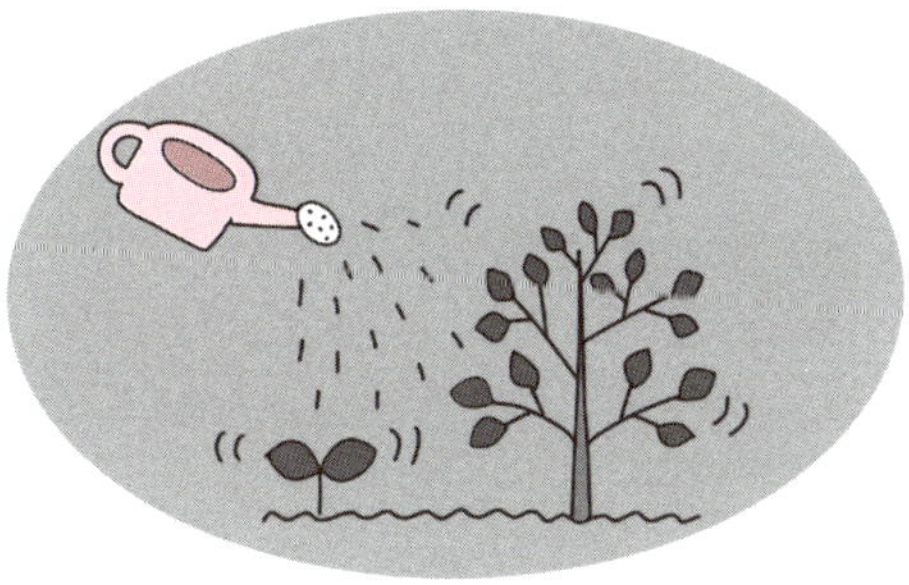

デメリット②　年を重ねるほど問題が大きくなる

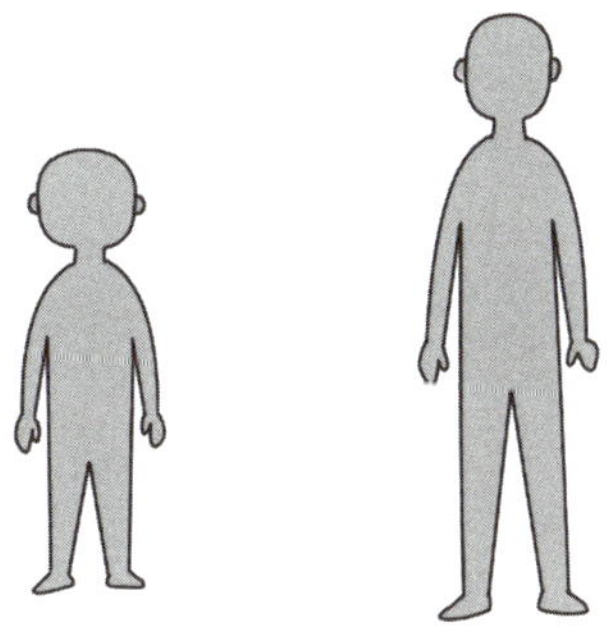

デメリット③　二次障害を起こしやすくなる

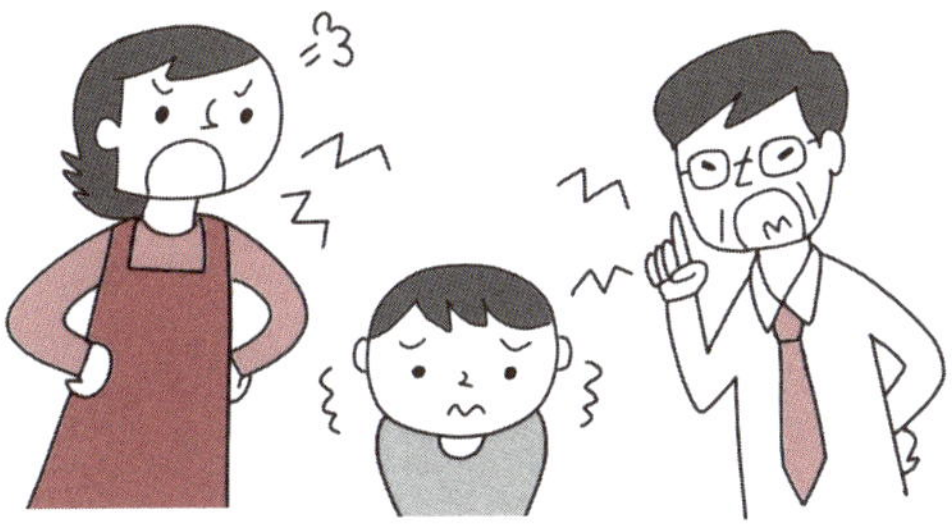

デメリット④　周囲の理解と支援を受けにくくなる

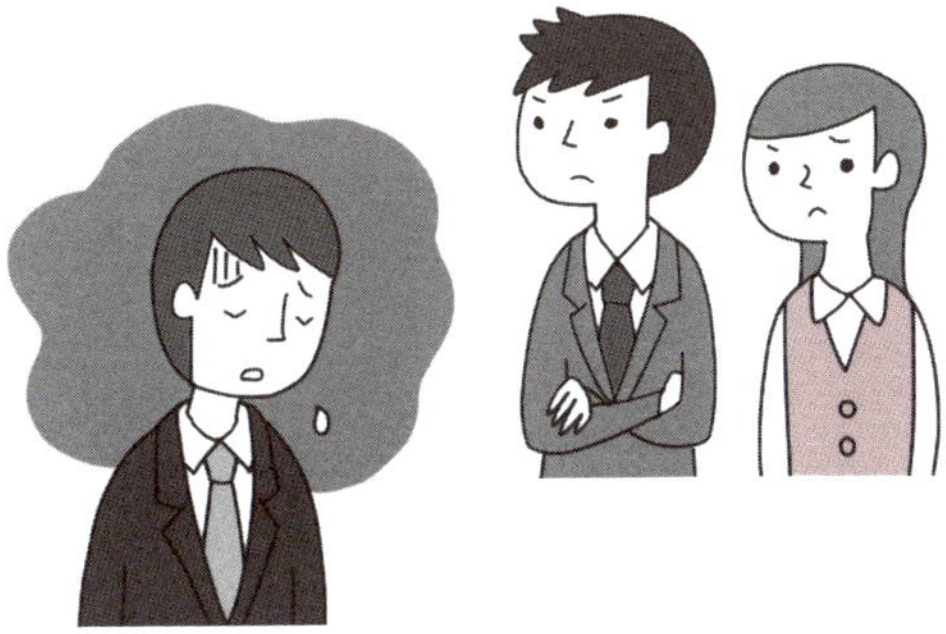

4

3

「発達障害かもしれない」という疑いを先送りしてはいけない

自分の脳の特徴を早期に知ることで、生きるための新しい武器(能力)を手にすることができ、自信につながっていきます。

幼少期からの見て見ぬふりは「大人の発達障害」を招く

昨今は「大人の発達障害」が急増しています。職場でうまく立ち回ることができず、困り果ててやってきます。親や家族に内緒で診察に来る方も珍しくありません。

自分が発達障害だとわかったとき、本人は決まって「ほっとした、なんだか楽になった」と言います。「小さい頃から自分は他の人と違っていると感じていた」「生きづらくて、何とかしたかった……」など、自分にしかわからない疎外感に耐えてきた人たちがほとんどです。

親御さんに会って聞いてみると、「実は、小さい頃は変わった行動が多くて本当に手がかかる子だった」「幼稚園の先生に発達障害を疑われたことがある」など、見過ごしを防ぐチャンスがあった人もいます。しかし言葉の遅れや学力不振がなく、学校での問題行動がない子どもなら、実際にコミュニケーションに質的な発達障害があっても見過ごされます。

大人になってから発達障害の診断を受けた場合、仕事をしながらトレーニングをして、何十年と使ってこなかった脳番地を開花させる努力は、並大抵のことではありません。周囲の理解が得られずに転職に追い込まれたり、引きこもりがちになるケースもあります。

だからこそ、「発達障害かもしれない」という疑いは先送りにしてはいけません。見て見ぬふりをしていた小さな問題が、どんどん増幅して、数十年後には、親の手の届かないところで、本人を苦しめてしまうかもしれないのです。

大人の発達障害を予防するコツ

大人になってからの発達障害の対応は、本人が「自分という人間の特徴を、どのくらい正確に把握しているか」が問題です。

たとえば、プロのスポーツ選手は、自分の過去の戦績やプレースタイルを熟知し、どの場面なら力を発揮しやすいか、ミスが出やすいかを知った上で、試合に臨んでいます。

人生も同じで、自分の特徴をよく知っていれば、問題を未然に防ぐことができます。

自分をよく知らなければ「なぜ一生懸命にやっているのに、周りに迷惑をかけてばかりいるのか」「どうして自分だけ叱られるのか」と感じ、対応策がないまま同じ失敗を繰り返して、叱られて……という悪循環に陥ってしまいます。

自分の脳の特徴を知るということは、生きるための新しい武器（能力）を得るようなものです。

発達障害の診断がつく／つかないにおびえることなく、脳の長所と未熟な部分をきちんと知って、どう対応すべきか一緒に考える機会を持つことで、大人になってから「自分自身を何とかする能力」を身につけさせることができるのです。

発達障害を大人になるまで持ち越さないよう、対策しよう

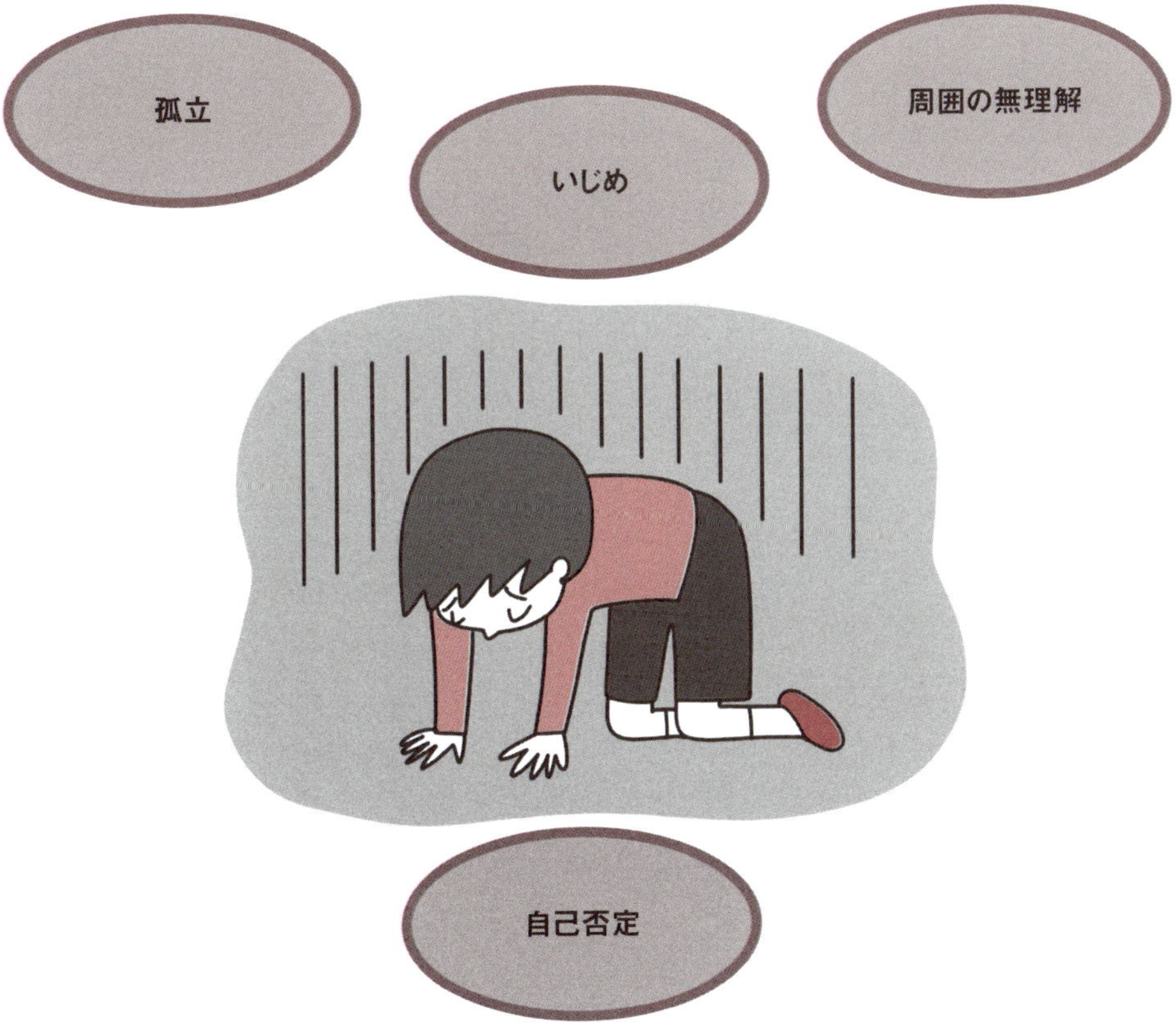
孤立
いじめ
周囲の無理解
自己否定

4 〝お利口な子〟ほど早期発見できるサインを見逃しやすい

発達障害は、3歳までに気づかれて診断されるケースから、お利口さんで思春期や成人期まで表面化しないケースまであります。

発達障害に気づける4段階のサイン

——3歳までの第1段階

3歳までに、言語発達や運動の遅れが目立ち、知的障害や自閉症などの発達障害と診断される場合は、比較的重い傾向があります。

脳の遅れが重いほど発見しやすく、親が気づかない場合でも、定期検診や保育園の先生が気づき、早期介入に結びつきやすいのです。

——小学校低学年までの第2段階

幼稚園や保育園、小学校低学年の比較的早い段階で、多動などクラスで目立つ存在になると、専門外来を受診するケースが増えます。

「家では問題ないから」と言って受診を先送りする家庭もありますが、集団での子どもの問題行動が目立つ場合には、脳の発達の遅れを疑ったほうが早期介入を実現しやすいです。

——小学校の学力で気づく第3段階

次に、小学校で学力が著しく伸び悩んで気づくケースです。

読み書きが定着しない、算数が身につかない、漢字が覚えられない、全般的に勉強についていけない、動作が遅くて時間内に終えられない、1人では宿題ができないなどの悩みを抱えるようになります。

ただ勉強が苦手なのか、発達障害なのかの見極めが難しい場合が多くあります。

——お利口さんタイプの第4段階

発達障害の中で最も遅くに見つかるのが**〝お利口さん〟の発達障害**です。

社会性が年齢相応には育っておらず、質的なコミュニケーションには何らかの問題があるにも関わらず、平均水準かそれ以上の学力があり、また集団活動を乱すような問題行動も表面化しないため、思春期や成人期まで問題を把握されないこともあります。

休憩時間でも本を読んでいたり、往々にして運動が苦手だったり、手先が不器用だったりしますが、〝典型的なガリ勉くん〟を連想させ、発達障害を疑うことがはばかられる場合もあります。

「少し変わっている」「実は打たれ弱い」「わりと自我が強い」「その辺の大人よりしっかりしている」という違和感があっても、取り立てて問題にするほどのエピソードがなく、発達の見たてが分かれやすく、性格か発達障害かの見極めが難しいことがほとんどです。

未熟な脳番地が温存された場合に、学生生活や社会生活で苦労しやすくなり、診断が必要な状況に至ります。

このような場合には、社会性だけでなく、がくんと落ち込んだ認知能力が隠れていることも珍しくありません。本質的には、対応が早ければ最も教育効果が出やすい軽度の発達障害です。

発達障害に気づく10のサイン

①生後約1～2年の発達は遅れたが、その後はむしろスムースに発達した。

②赤ちゃんの頃なかなか寝なかった、または途中で何度も目覚めた。

③わりと無表情で、マイペースな子どもだった。

④運動は比較的ずっと苦手だった。

⑤小さい頃から一人で遊んでいて、それが平気だった。

⑥小さい頃から減らず口をたたく子どもだった（ときには親が言い負かされたことがある）。

⑦○○博士と呼ばれるほど、特定分野の知識を持っていた。

⑧こだわりがあった。

⑨左利きだった、またはそれを右利きに矯正した。

⑩自由に（創造的に）遊べなかった。

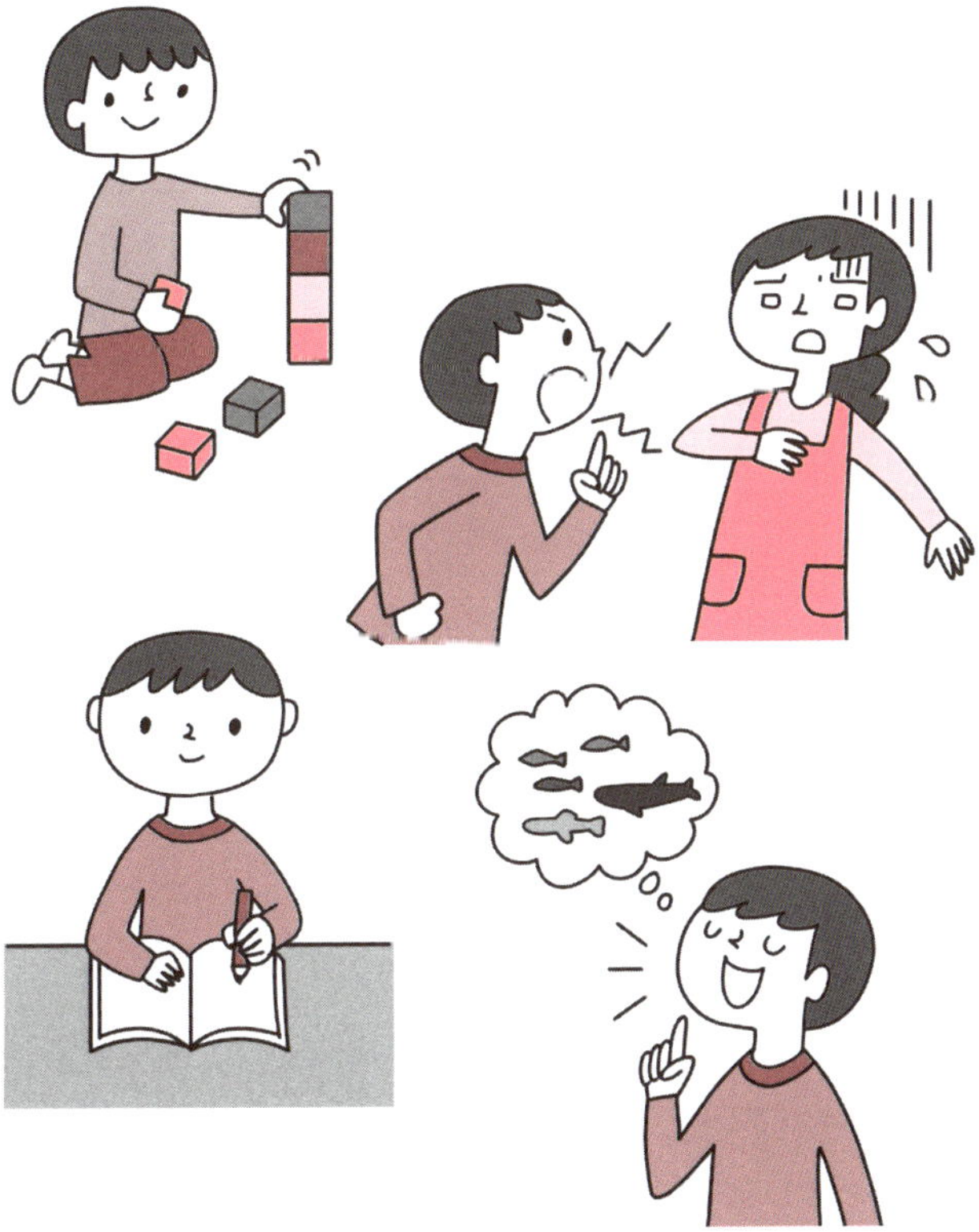

診断名に惑わされずに、医師選びを慎重にしよう

発達障害の場合、医師選びと、医師との関わり方はとても重要です。向精神薬の投与は第一選択ではありません。

診断名がつくことと、脳を育てることは別

これまで、発達障害は早く見つけて早く対応を開始することが重要であると繰り返し述べてきましたが、「何でもいいから早く診断をつけてもらいなさい」ということではありません。お母さんや担任の先生が1人で抱え込むのではなく、**できるだけ早く、発達の専門家に介入してもらい、我が子の脳が成長するための協力体制を作ることが大切**だということです。

病院によっては問診による診断をしただけで、その後の療育的なフォローはしてくれないところや、投薬のために月1回数分の外来へ通うだけのところもあると聞きます。診断のための検査によって、子どもの特徴を知ることができたならまだよいですが、最近はどこの療育施設も定員いっぱいの子どもが通っていて、担当医や療育スタッフに十分な説明を受ける時間がない現状もあります。

そのような状況で心配だけが膨らみ、具体的な対策がないまま医師と顔を合わせて時間が流れるくらいなら、**診断がついてもつかなくても、発達障害の疑いを持った時点で、限りなく〝クロ〟に近いと考えるべきです**。なぜなら、そう思って周りが協力的に動くほうが、子どもの脳にとってよい環境を作れる道が開けるからです。

極論を言えば、病院に行って医師と顔を合わせただけでは子どもの脳は成長しません。診断名は〝発達障害の中の組分け〟でしかありません。

問診と視診で、診断名が赤組と青組に分かれたところで、子どもに何のメリットがあるでしょうか？

おそらく、医療機関でも学校でも、結局は1つひとつの症状に合わせて支援を選択しているはずです。赤組か青組かということで自動的に支援策が決まるなどということはないのです。

脳画像から考えられる答えは、「みんな紫組です。赤紫に近いか、青紫に近いかの違いはありますが、脳の

育て方に大差はありません」ということです。脳画像上、多くは重複だと考えられるからです。画像上の所見に共通点があり、1つひとつの脳番地を育てていかなければならないという原理原則は揺らぎません。

発達障害の分類システムは、専門家同士が、あるいは専門家と支援者が、子どもの実態像を手早く把握したり伝え合ったりするために有効です。しかし、**診断名の分類にとらわれて、診断の典型症状以外に目を向けられなくなっては逆効果です**。

大切なのは、どの脳番地の問題がどのような症状を出していて、どの脳番地なら成長しやすく、うまくその子どもを引っ張って行けるかを見極めて、早期に必要なトレーニングや支援を開始することなのです。

子どもの脳にとってよい環境を作るチーム作りが大切

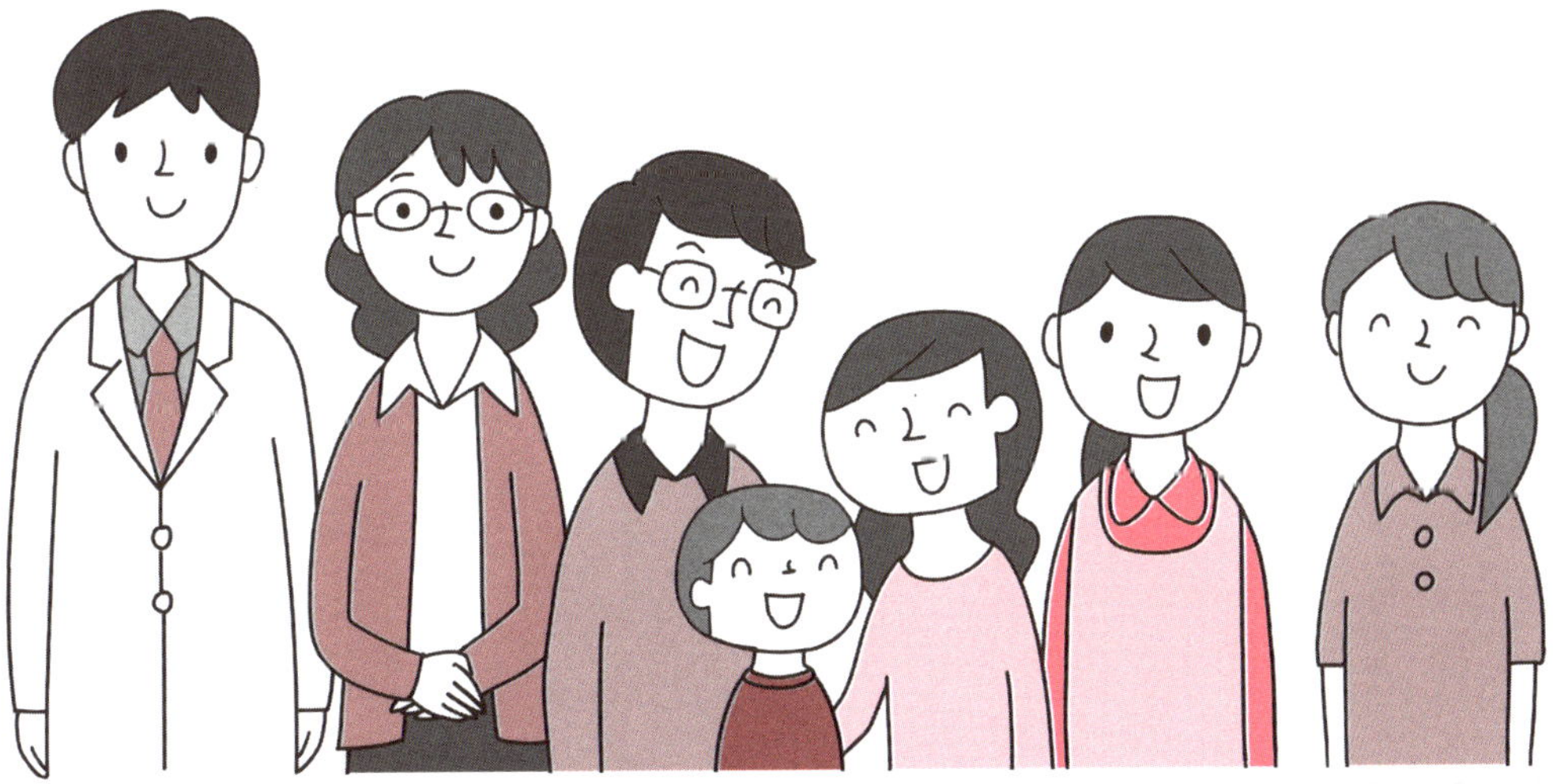

子どもの脳の発達のためには、なるべく早く、必要な支援やトレーニングを開始することが有効です。診断がついてもつかなくても、発達障害の疑いが持たれた時点で、子どもの脳を育てるために何ができるか考えましょう。

4-6

まずは、得意な脳番地をもっと伸ばす

脳番地は得意なことで育ちやすく、ネットワークも広がり、子どもの長所や個性になります。

「脳育」では、得意な脳番地をもっと伸ばすことが最優先

脳トレとは、「苦手な脳番地に対して行うもの」というイメージを持つ人が多いと思いますが、実は、**効率的に脳を成長させるためには、最初に得意な脳番地をさらに伸ばすことが大切です。**

得意な脳番地をもっと伸ばすことが必要な理由はいくつかあります。

1つ目には、脳には働く基点（中心）となる脳番地が必要です。すべての脳番地が平均的に育っているよりも、どこか強い脳番地があるほうが、脳全体が働きやすくなるのです。

2つ目には、脳番地はネットワークでつながっているため、お互いに影響し合っています。得意な脳番地とつながることで、未熟な脳番地も活性化しやすくなります。

3つ目には、よく育った脳番地は、子どもの長所や個性になります。社会に出るときの拠り所となる脳番地は、長い期間をかけて強く育てておいたほうが、将来役に立ちます。

4つ目には、自分の長所を認識することは自信につながり、精神的な安定にも欠かせません。得意なものを突き詰めていく過程で、努力する習慣が身につく利点もあります。

8つの脳番地が均等に育つことはほとんどないので、どんな子どもにも必ず得意な脳番地はあります。

得意な脳番地の見極め方

脳は報酬に敏感なため、ご褒美がもらえるという状況ではよく働き、またそれを繰り返したくなります。

この性質を巧みに利用しているのがゲームやギャンブルです。教育でも、褒めることやご褒美シールなどを通して学習を促進したりします。

一方、報酬や何の見返りもないのに、子どもが繰り返しやりたがる行動には、得意な脳番地が関わっていると考えていいでしょう。

得意な脳番地を使う活動は、楽しい、好き、時間があっという間に過ぎる、全然苦にならない、というような感覚になります。

発達した「得意な脳番地」を見極める５つのポイント

「得意な脳番地」を見極めるポイントは、次の5つです。お子さんをよく観察して、当てはまることがあれば、その脳番地を伸ばすよう働きかけてみましょう。

①報酬や見返りがなくても、好きなこと

②報酬や見返りがなくても、繰り返しできること

③報酬や見返りがなくても、楽しい・おもしろいと感じられること

④あまり練習していないのに、上手にできること

⑤やれると思うだけで（まだやってないことでも）ワクワクすること

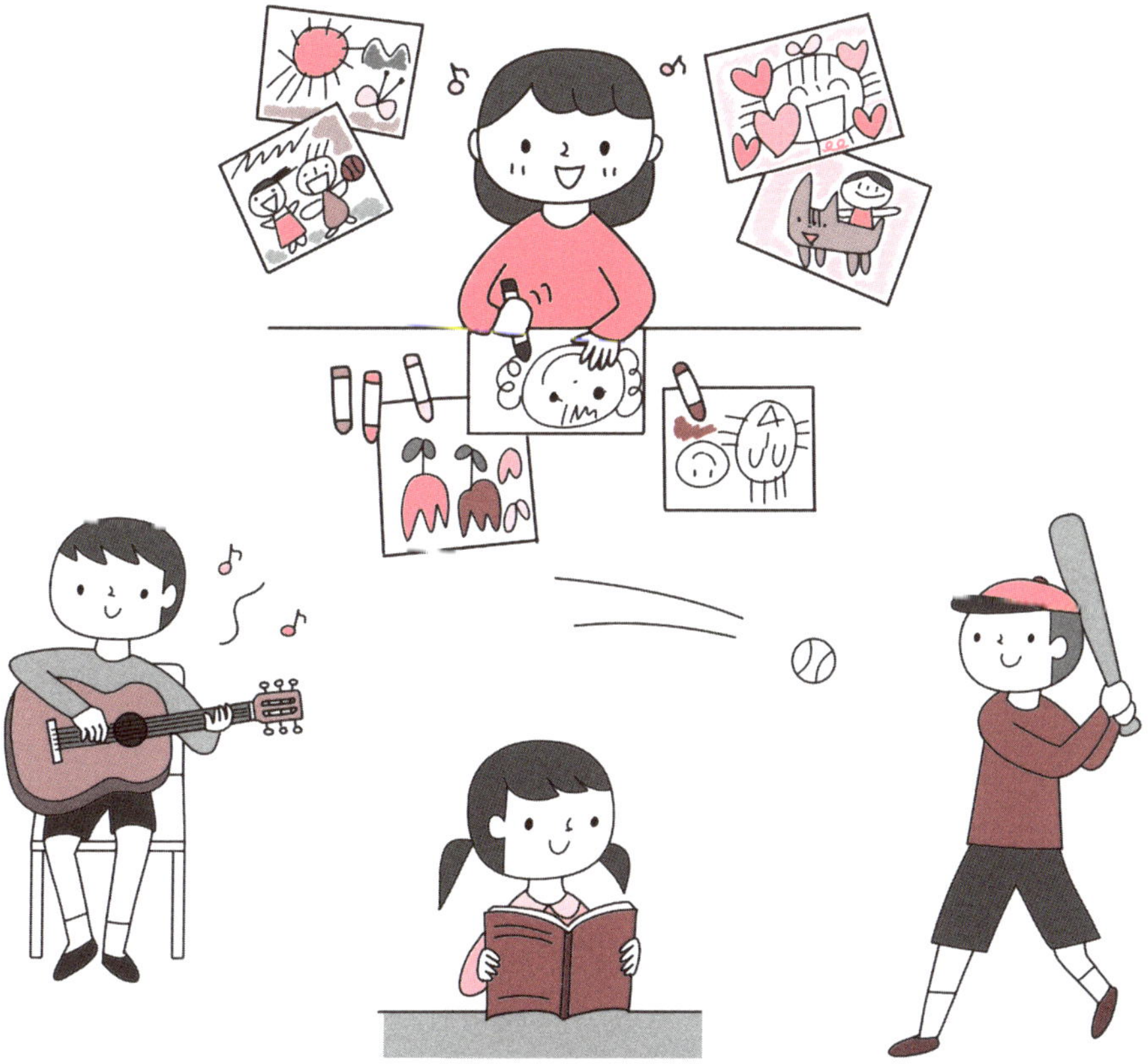

4
7
育ちやすい旬を活かして脳番地を伸ばす

脳はいくつになっても成長しますが、育ちの旬が訪れている脳番地は、もっとどんどん伸びます。

脳番地が育つ順序を利用する

得意な脳番地以外にも、優先的に育てたい脳番地があります。それは、**「育ちの旬が来ている脳番地」**です。

脳番地には、育つ順序があります。大まかに言えば、見聞きするなどの五感に関わる基本的な脳番地ほど低年齢のうちからよく育ち、思考や感情といった高次な脳番地ほど後で育ちます。

たとえば、言葉を理解する脳番地が育っていないのに、言葉を使って表現する脳番地は十分に育ちません。

脳の中では、「今がまさに伸び盛り」という育ちの旬が、脳番地を移動しながら脳を成熟させていきます。**旬を迎えると、子どもはその脳番地を重点的に使うようになります。**それによって脳番地に栄養（経験）を十分に与えています。そうして旬の脳番地が育つと、旬は次の脳番地に移っていきます。

脳はいくつになっても成長します。脳にはもはやこれ以上成長しないというような臨界期はありません。身長の成長と脳の成長はまったく違うのです。

子どもの〝ブーム〟に脳番地の旬が隠されている

子どもには遊びのブームが訪れます。ブームは多くの場合、脳番地の旬が関わっています。**子どものブームを見つけたら、周囲の迷惑になる行為でない限り、できるだけブームを満喫させてあげることが大切です。**

たとえば、毎晩のように同じ本を読んでほしいとせがむなら、理解系脳番地の旬が訪れているでしょう。ペットボトルのラベルを片っ端から剥がしたがるのは、手先の運動系脳番地の旬の訪れかもしれません。

旬が訪れている脳番地は、栄養の吸収率が高いため、脳番地が効率よく伸びます。同じ1時間の活動をしたとしても、旬の脳番地は、他の脳番地に比べて身になりやすいのです。

親にとって理解しがたい行動であっても、**子どものブームの遊びこそ、旬の脳番地を育てる絶好の機会**

です。情報や行動を制限せず、見守ってあげましょう。

発達が遅い子どもの脳番地の旬は長くゆっくり経過する

脳番地の旬は、たった数週間で過ぎ去る場合もあれば、何か月も同じ脳番地に留まる場合があります。

発達がゆっくりとしている脳番地の旬は長引く傾向があるため、周囲は、何度も何度も同じ遊びにつき合わされることになります。ここは寛容になり、子どもが脳番地の旬を全うできるように協力しましょう。

やめさせてしまえば、旬を打ち切り、せっかくの脳の成長を中断させてしまうことになるのです。

反対に、旬をうまく活かせば、その脳番地を、得意な脳番地にまで育て上げることができるかもしれません。同じことの繰り返しは、脳が成長するためには欠かせないステップなのです。

旬の脳番地を伸ばそう

「脳番地」には、よく育つ時期＝「旬」があります。旬は、子どもの遊びや行動のブームとなって現れることが少なくありません。子どもが同じことをしたがったら、できるだけさせてあげることが、脳番地を育てることにつながります。

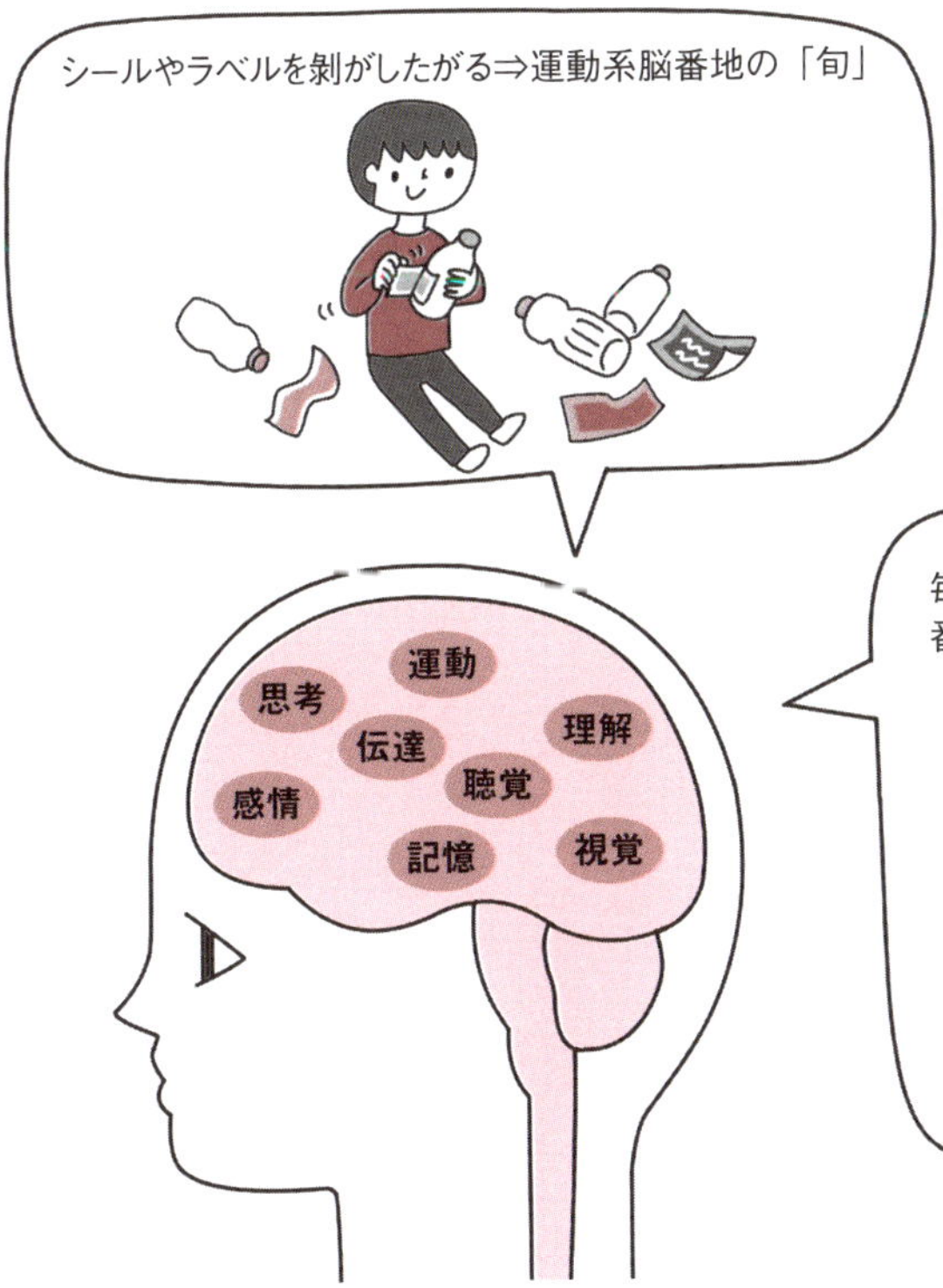
シールやラベルを剝がしたがる⇒運動系脳番地の「旬」
運動
思考
伝達
理解
聴覚
感情
記憶
視覚

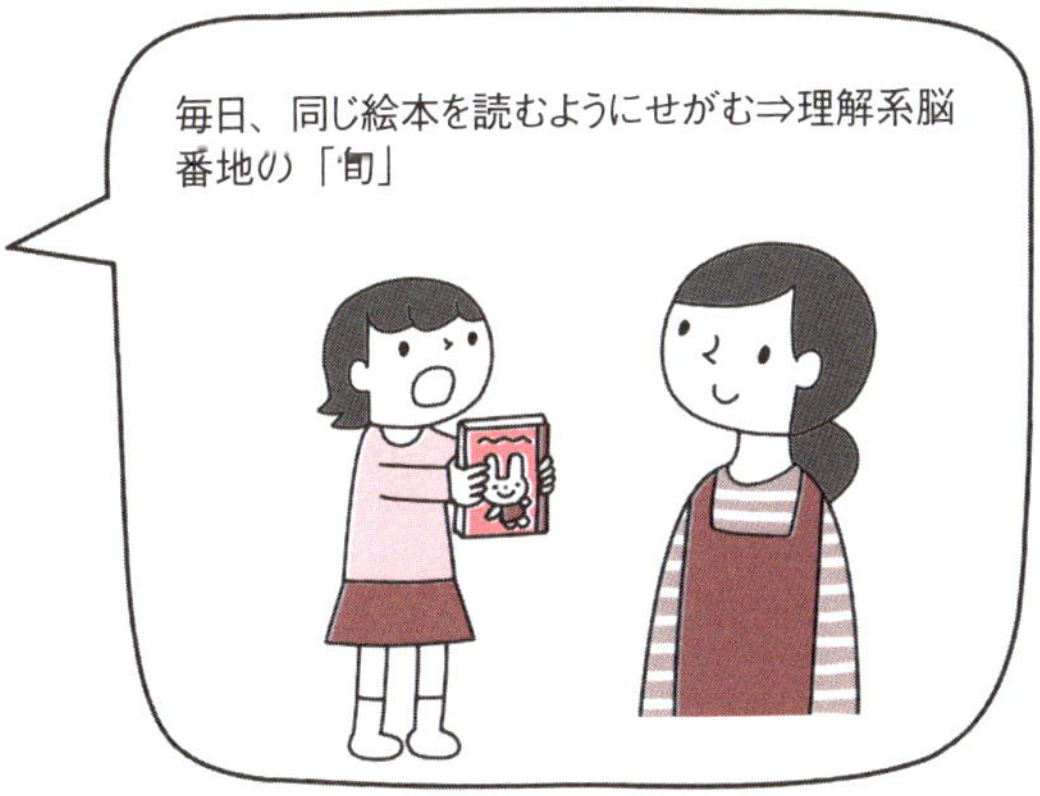
毎日、同じ絵本を読むようにせがむ⇒理解系脳番地の「旬」

4 8

さらに、未熟な脳番地を伸ばす

早期に子どもの未熟な脳番地を見極めて、得意な脳番地を使って苦手をカバーできる準備をしましょう。

未熟な脳番地を育てるには、習慣化がポイント

未熟な脳番地は、得意な脳番地に比べて、成長するために多くの栄養（経験）と時間が必要です。目に見える成果がなかなか得られない場合もあり、続ける根気が必要になります。

未熟な脳番地はいつもお休みしているような状態です。最初から筋トレのようなハードなトレーニングをするよりも、基礎代謝を上げるウォーキングのような意識で、**毎日の習慣として位置づけるほうが効果的です。**

未熟な脳番地を育てるコツは、週に1度の集中的なトレーニング時間を設けるより、毎日の習慣として絶えず脳番地が刺激される状態にしておくことが大切です。

未熟な脳番地の見極め方

未熟な脳番地を見極めるには、あれもこれもではなく、〝大きな困りごと〟に絞って考えましょう。

左図のポイント①〜③のように、たとえご褒美がもらえる状況であってもやりたがらないことは、未熟な脳番地を刺激することだと考えられます。未熟な脳番地を刺激される活動は、楽しくないですし、苦手意識を持ちやすいのです。

たとえば、運動系が苦手な子どもは、身体を動かすことを極力避けようとします。伝達系が苦手な子は、作文や日記の宿題をやろうとしません。

ポイント④と⑤は、①〜③のさらに上を行く脳番地の未熟さを示しています。

極度に苦手な脳番地は、本人の自覚も乏しくなります。たとえば、「空気を読むのが苦手だ」と自分で言える人は、社会性に関わる感情系脳番地が未熟ですが、まったく育ってないというほどでもありません。ところが、「空気を読むって何？」と聞き返す人の感情系は著しく育っていません。

極度に脳番地が育っていないと、

「そんな働きがあることを知らない」状態なのです。悪気がないのに失敗する理由はここにあります。

未熟な脳番地と「つき合う」

発達障害の場合、未熟さがある程度残ってしまう可能性もあります。

完全に苦手をなくそうという目標は、かえって子どもを褒める機会を減らし、自信を持てず、社会参加に消極的になる要因となります。

そこで「自分の脳とうまくつき合う」という観点が必要になります。

子どもが10代のうちに、「僕は人の話を聞くのが苦手だからメモをしよう」と、自分の特徴を受け入れて、得意な脳番地を使って苦手をカバーできるように準備していくことが大切です。

「未熟な脳番地」を見極める５つのポイント

「未熟な脳番地」を見極めるポイントは、次の5つです。お子さんをよく観察して、当てはまることがあれば、絶えずその脳番地が刺激されるように心がけてあげましょう。

①報酬や見返りがあっても、やりたがらないこと、拒否すること

②報酬や見返りがあっても、苦手意識が強く、眠くなること

③やろうと思っただけで面倒くさく、おっくうに感じられること

④トラブルが何度か起こっていること

⑤子ども自身が、上手とも下手とも、まったくどちらとも感じられないこと

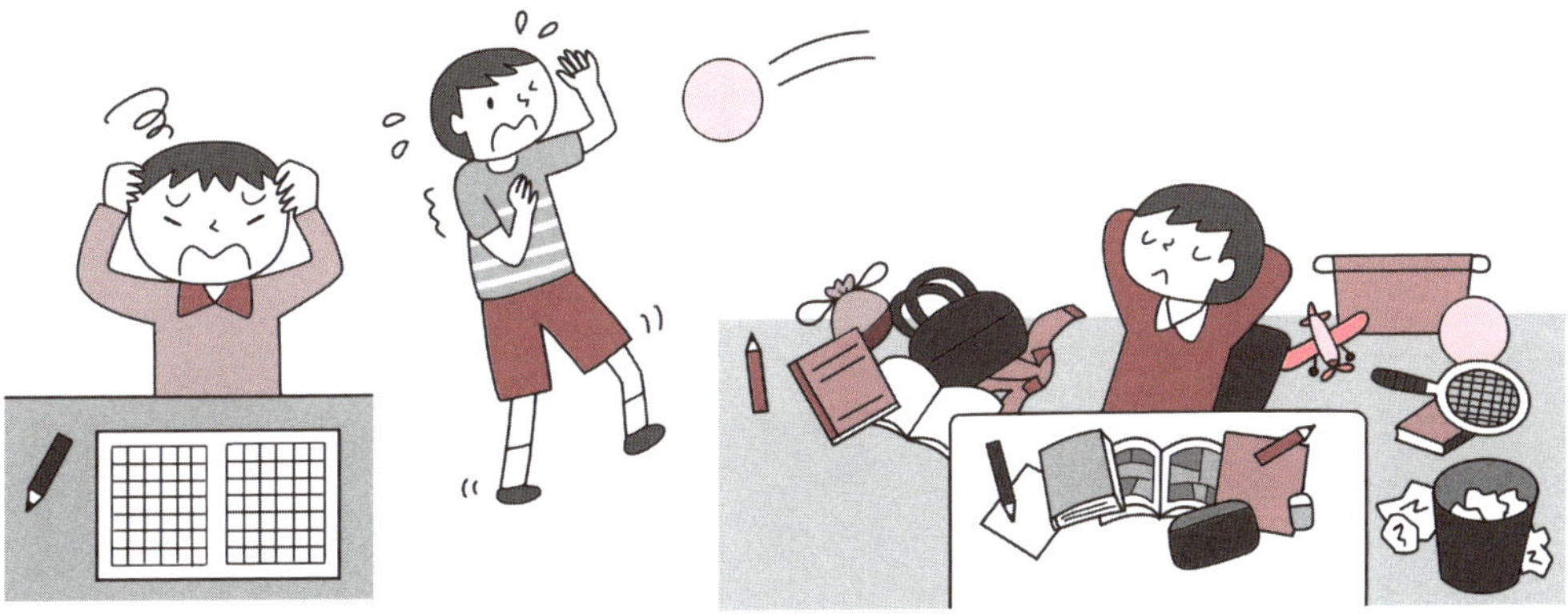

4
9

2種類の支援方法を使い分けよう

脳番地を直接的に発達させる直球トレーニング（支援）と、周囲の協力によって成り立つ変化球トレーニング（支援）があります。

支援には2種類ある

脳番地の観点から考える支援には2種類あります。

1つ目は、脳番地を直接的に発達させるための支援で、「直球トレーニング」と言い換えられます。脳番地に経験を与え、使える脳番地として育て上げていく支援の意味合いがあります。

たとえば、聴覚系脳番地が苦手なら、聴覚系脳番地をトレーニングして、働きを強化していく支援です。

2つ目は、未熟な脳番地の働きを他の方法で補う支援で、「肩代わりする支援（変化球トレーニング）」と言い換えてもよいでしょう。たとえば、聴覚系脳番地が苦手なら、視覚系脳番地から情報が入るように、口頭の指示だけでなく視覚的に提示するような支援です。

支援の使い分けがポイント

注意しなければならないことは、**2種類の支援が、どちらか一方に偏ってはならない**という点です。

1つ目の「直球トレーニング」は、即時的な対応というよりも、将来に向けた支援の意味合いが強いのが特徴です。そのため、トレーニングだけに偏ると、現状の生活での困難が解決されない、精神的に過度な負担がかかるなどの問題があります。

たとえば、聴覚系脳番地が苦手な場合、もっと聞く力を高めようと、そのトレーニングをするのはよいのですが、トレーニング成果が現れるまで、話の聞き漏らしはそのまま放置することになります。現実問題として、翌日の持ち物を口頭で指示するだけでなく板書（視覚提示）するなど、話の聞き漏らしを防ぐための「肩代わりの支援」は不可欠です。

2つ目の「変化球トレーニング」は、即時的な対応としての意味合いが強いのが特徴です。

周囲の協力によって成立する肩代わりの支援は、いつでも得られるとは限らないので、ずっとその方法でいいのか考えなければならないときがきます。肩代わりの支援に偏ると、苦手な脳番地をいつも避けて行動することになり、発達障害の症状を温存していることになるのです。

　そこで、直球トレーニングや、他者の協力が必要だったものを自分でやれる別の方法を考えたりすることが必要になります。

支援のバランス

　２種類のトレーニングの割合は、脳番地の未熟度や発達障害の重度によって変わります。

　子どもが最も苦手で一生つき合うことになるだろうという事柄や、発達障害が中等度以上の場合、変化球トレーニングを多めにしましょう。子どもの無力感や劣等感を必要以上に膨らませないためです。

　逆に、少し苦手という事柄や、軽度の症状の場合には、直球トレーニングを多めにして、将来に備えるのが理想的です。

２種類の支援方法

●直球トレーニング

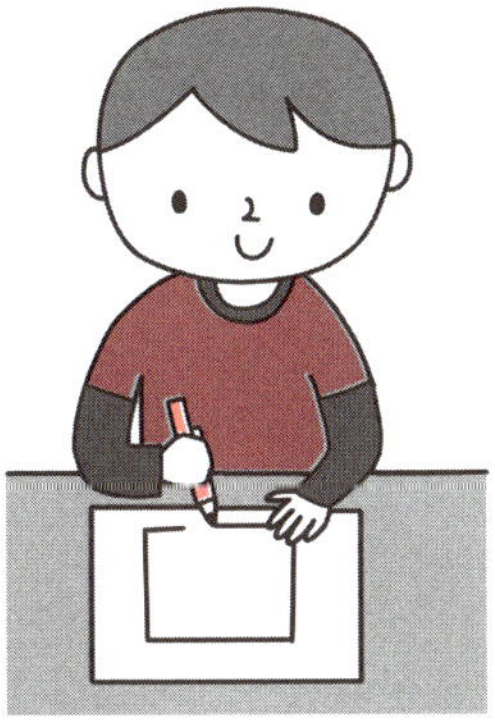

「直球トレーニング」は、各脳番地を強化するためのトレーニングです。具体的には、第6章で紹介します。

●変化球トレーニング（肩代わりの支援）

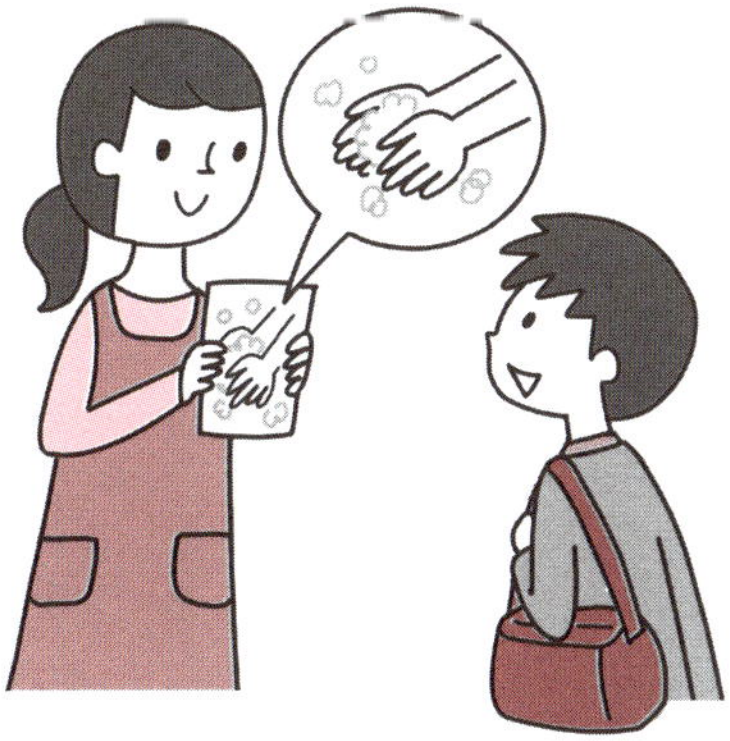

「変化球トレーニング」は、未熟な脳番地の働きを他の方法で補助する支援です。たとえば言葉での指示が入りにくい子に対して、視覚系脳番地から情報が入るように、絵カードなどを使ってコミュニケーションすることです。

4
10
教育と学習を進めるために薬と食事療法を活用する方法もある

投薬を開始するときこそ、脳を育てる教育の処方せんの効果が発揮されやすくなります。

薬で発達障害は治らないが、教育の手助けになる場合もある

繰り返しになりますが、発達障害そのものを治す薬はありません。本人が経験を脳に取り込んで、脳の枝ぶりを育成しなければ、脳には実質的な変化がもたらされないからです。

では、何のために薬を飲むかと言うと、**「脳をきちんと使える時間を確保する」というのが、著者が考える投薬の目的です。**

症状に合った薬を飲んだ場合、多動性や衝動性が落ち着いたり、適切な覚醒状態をキープすることができるようになります。

普通の風邪薬なら、症状が和らいでいけば、薬を飲むのをやめても、症状がぶり返したりはしません。しかし発達障害の薬は、飲まなくなれば症状が容易にぶり返します。しかし、一生、薬を飲み続けるのは好ましくありません。

「脳をきちんと使える時間を確保する」ことの意味は、薬が効いて、ルールに則った行動をしたり、指示が入ったり、落ち着いて判断ができる状態のときに、できるだけ学習を進ませて脳を伸ばしておくことにあります。脳の学習が進み、前は未熟だった脳番地が働くようになれば、後に薬を止めても、適応しやすくなるからです。その結果、投薬量を減らすことも可能になります。

ＡＤＨＤに効果的な薬と食事療法がある

認知症の予防に関係する食事療法は、原則、発達障害にも有効であると著者は考えています（5−12参照）。

投薬で改善しやすいのは、行動制御や覚醒に関する症状であり、ＡＤＨＤ周辺の特徴を持つ場合です。情動や学習に関わる発達障害の症状の改善は、投薬だけではなかなか難しい現状があります。

投薬によって行動の不適応がおさまったからと言って、自分本位の判断に走ったり、空気が読めなかったり、あるいは記憶や学習が進みにくいといった内面的な不適応は、依然

として継続しやすいことに注意しなければなりません。薬は根本的に脳を成長させるわけではないのです。

さらに言えば、ADHDの幼少期に見られる行動の不適応は、多くの場合、大人になるほど自然と目立たなくなり、違った症状として顕在化しやすい傾向があります。つまり、投薬によって、その年齢での不適応行動が落ち着いたからと言って、脳の教育を怠ると、年齢を重ねるとまた別の不適応に悩ませられる状態に陥る場合もあるのです。

激しい多動や衝動性があったり、指示がきちんと聞き入れられないような状態で、いくら教育の処方せんを実施しようとしても、すぐにはうまくいかないことがあります。そんなとき、教育の処方せんをうまく脳に届けるために、必要であれば、一時的に薬を活用するという考え方が、脳の発達のメカニズムに一番合っているのではないかと思います。

薬で症状を抑えて脳を育てる時間を確保する

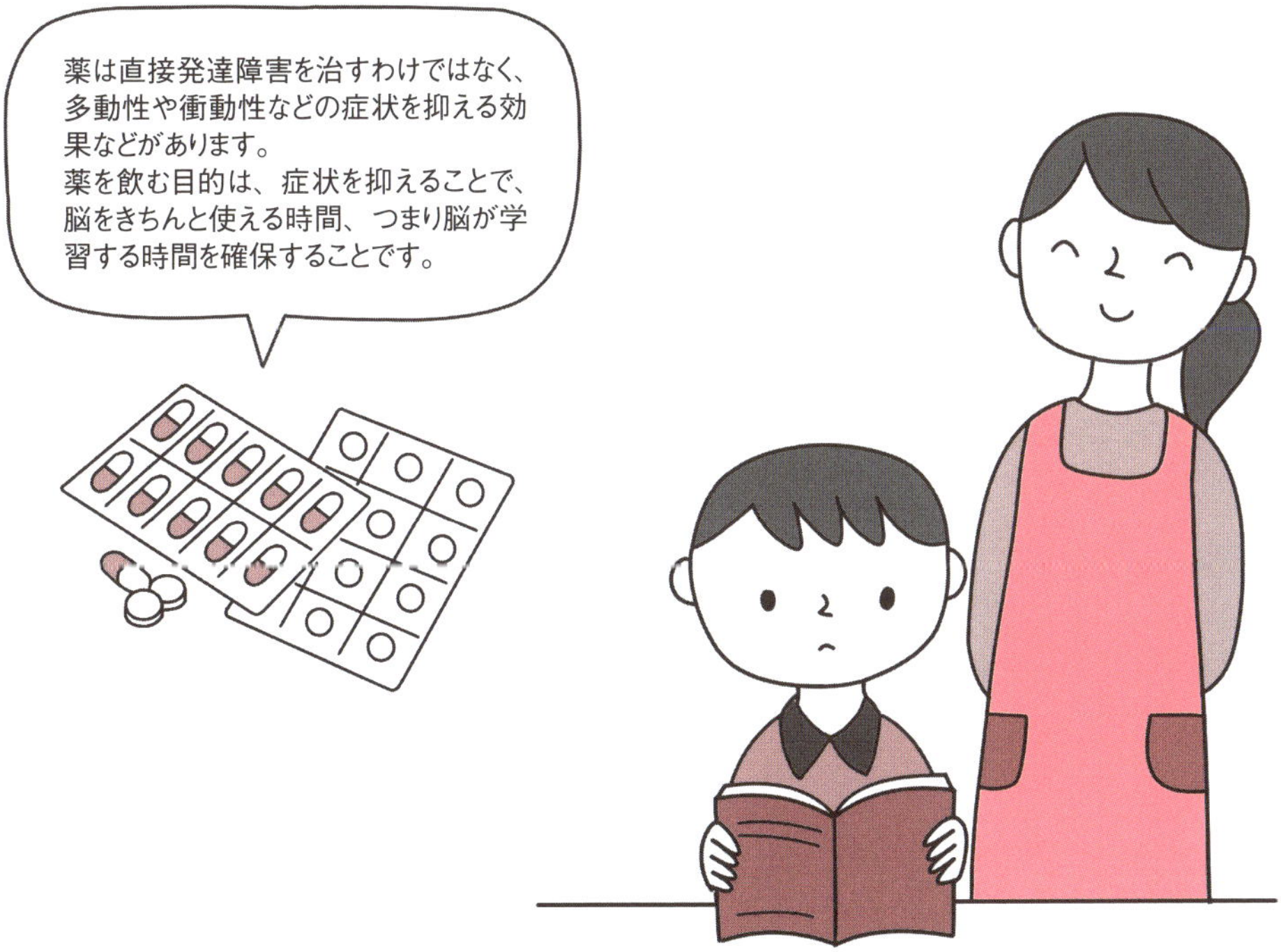
薬は直接発達障害を治すわけではなく、多動性や衝動性などの症状を抑える効果などがあります。
薬を飲む目的は、症状を抑えることで、脳をきちんと使える時間、つまり脳が学習する時間を確保することです。

11 発達障害の処方せんは、まず環境作り9割、トレーニング1割からスタート！

発達障害の子どもを持った親ができることはたくさんあります。生活習慣や接し方を見直し、子どもの脳が育つ環境作りを始めましょう。

脳は環境に左右される

環境は、脳番地を刺激して成長を促す作用があります。ここで言う環境とは、学校環境や家庭環境、周りの人の態度や生活習慣なども含みます。

たとえば、家から学校が遠ければ、通学するために運動系脳番地の活動が引き起こされます。両親が適度にお喋りで、子どもとの会話を楽しむ家庭なら、聴覚系脳番地や伝達系脳番地が使われる機会が増えます。

逆に、親が何でも手伝ってしまう家庭では、子どもが自分の脳を使う機会が減り、脳が伸びにくい環境となってしまいます。

脳がまだ完成していない低年齢ほど、環境が子どもの脳の成長に作用する割合が大きい特徴があります。乳児や幼児では本人の意思で行動を決定できる場面はまだ少なく、周りの人の影響を受けながら脳を使います。大人になるほど、自分の生活を自ら組み立てて、環境との適度な相互作用の中で過ごすようになるので、子どものときほど環境が重要です。

トレーニングは1時間、環境は24時間できる

まだまだ環境の影響が大きい子どもの生活では、常に脳を刺激する環境の力は絶大です。

たとえば、体力をつけたい人が頑張って1時間の筋トレをしたとします。しかし残りの23時間（睡眠8時間を除けば15時間）をだらだらと寝て過ごしても体力はつきません。それよりも、起きている16時間で外出をしたり家事をしたりして動き続けていたほうが、効果があるはずです。

脳も同じです。**環境は常に脳を刺激するので、時々やるトレーニングよりも、毎日のように習慣化した行動のほうが、脳を育てる威力が発揮されるのです。**

だからこそ、子どもの脳を育てるためには、「**環境作りが9割、トレーニングが1割**」からスタートすると考えてください。

どんなに有名な先生に子どもを預

けても、家庭や学校が脳を育てる環境として整っていなければ、トレーニング効果は半減してしまうのです。

環境作りのほうがやりやすい

環境作りをおすすめするのには、実はもう１つ理由があります。

それは、「環境作りは、他者が介入しやすい」ということ。家庭で子どもにトレーニングをさせるのは、簡単なことではありません。先生役を買って出ても、親子ゲンカに発展する家庭は少なくありません。トレーニングの時間をとるのも大変です。

生活習慣や子どもとの接し方を見直し、子どもの脳が育つ環境作りを最初に行ってから、次にトレーニングを開始すると、効果的に脳の成長が進んでいくでしょう。

脳の発達は環境作りが重要

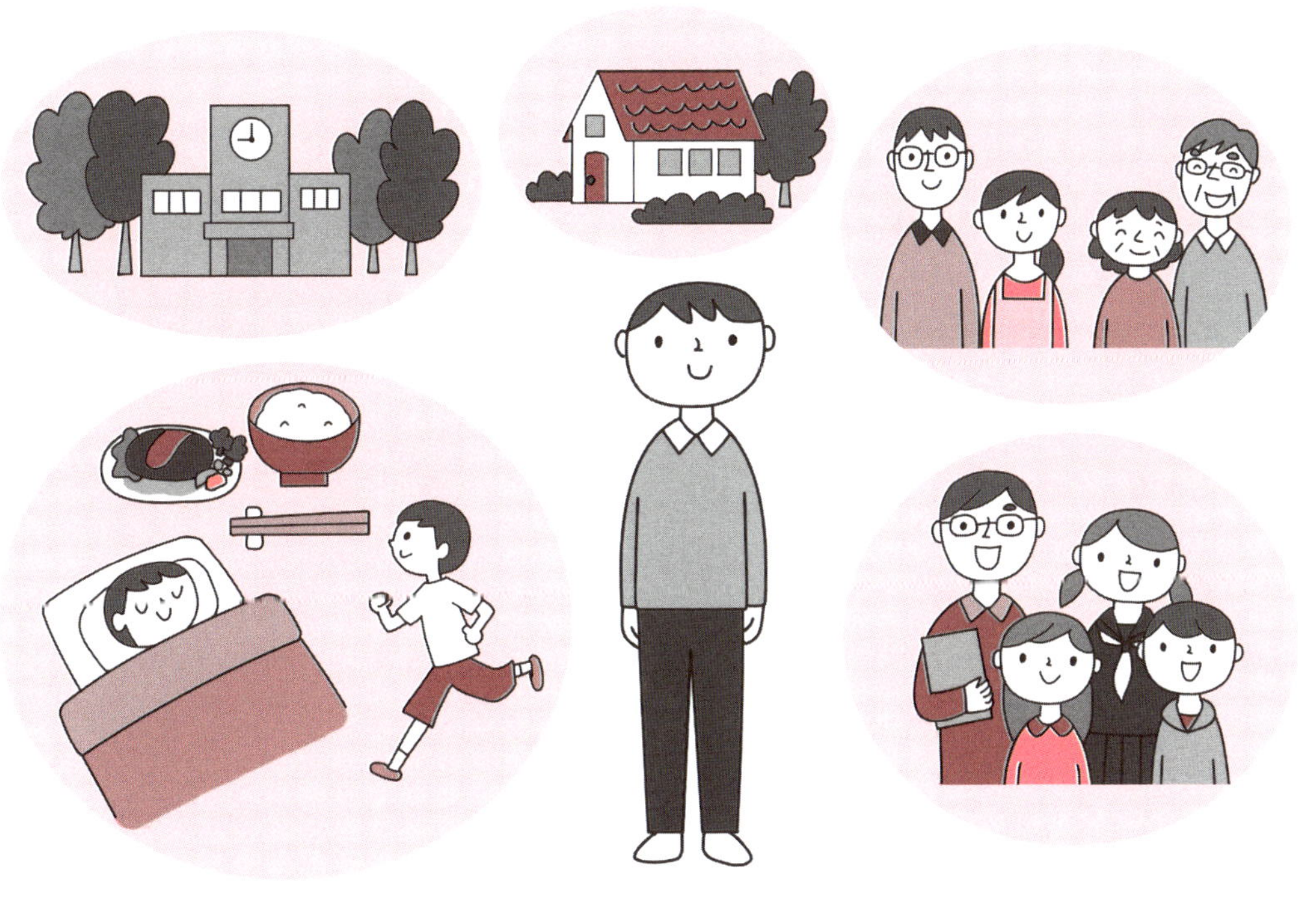

脳番地の発達には、子どもを取り巻く環境（住環境などの他、生活習慣なども含む）が大きく影響します。生活習慣や子どもへの接し方を見直し、子どもの脳が育つ環境づくりを始めましょう。

発達障害を引き起こすくも膜のう胞

脳実質の表面は、外側から、硬膜、くも膜、軟膜と３層の膜に包まれています。

くも膜は、3層の膜の真ん中で、「くも膜下出血」という言葉でも、よく知られています。しかし、「くも膜のう胞」は、それほど一般に知られてはいません。脳のＭＲＩが脳ドックでも撮影され、子どもの脳画像撮影もＭＲＩによって非侵襲になったことから、「くも膜のう胞」の発見率が上昇してきました。

一般的には、１０００人に１人ぐらいと言われているようですが、著者の経験では、２００～３００人に１人ぐらいではないかと思います。

くも膜のう胞は、脳表面の凹凸が急に変わる部位にできやすく、くも膜が二重になって袋状になったところに髄液が貯留したものと考えられています。脳室には、もともと髄液が流れていますが、くも膜のう胞は、多くの場合、脳室と交通性がなく、外側に向かって液体内部の力が働くことになり、なかなか自然に小さくなりません。

このくも膜のう胞は、発達障害を引き起こすことが、一番問題だと考えてきました。

もちろん、まったく影響があるように思われないくも膜のう胞もあります。

言語の発達が遅れた子どもの中には、左脳の言語中枢に接して、くも膜のう胞ができていたことがありました

くも膜のう胞は、側頭葉の先端にできやすいので、海馬とその周囲が圧迫され、変形しやすくなります。大きさも2～3ミリのものから10センチほどのものまで大小あります。

くも膜のう胞は胎児期からできている場合が多く、この場合には、回転して発育する海馬の成長を阻害する可能性が高くなります。

言葉の遅れはわかりやすいだけで、右海馬の圧迫症状は、別な症状を呈します。

たとえば、怒りやすいとか、罪悪の分別、ルールを守る意識など社会生活では重要な機能を持っているようです。怖いのは、「症状がない」と思い込むことです。特に、海馬や扁桃体を圧迫している場合は、海馬回旋遅滞症を引き起こしているので、二次的な合併症が発生しやすいと考えられます。

右脳であっても左脳であっても、手術のリスクに十分配慮しながら、脳の枝を外に向かって広げたい脳番地のために、脳への重石を取り除いてあげたいものです。

第5章

発達障害の脳を伸ばす環境作り

脳は、置かれている環境によって、どんどん成長したり、逆に伸びにくくなったりします。

長所・短所があって凸凹のある脳でも、植物の成長を助ける太陽のように、脳が育ちやすい環境をよく理解し、温かく子どもを育む環境を整える秘訣を解説します。

5

1 環境作りの基本① 脳の成長によい環境・悪い環境の条件

脳が育つためのよい環境三原則に従って、親子のコミュニケーションを築きましょう。

脳の成長によい環境とは

脳がまだ十分に発達していない子どもほど、環境の力は絶大です。自分で脳に入れる情報を選ぶ力がまだ十分に育っていないので、環境によって脳が動かされている割合が大きいからです。

なかでも、親子のコミュニケーションは、環境の大きな要素を占める最も重要なポイントです。環境のよし悪しは、周りの大人の接し方次第と言っても過言ではありません。

脳が育つためのよい環境の三原則は、①**「子どもが健全なことをまねしやすい環境であること」**、②**「子どもが状況を理解できること」**、③**「子どもが行動すること」が徹底されていること**です。

「理解する力」は脳の後ろ側にあるインプット系の脳活動、「行動する力」は脳の前側にあるアウトプット系の脳活動によって成立します。

理解して行動することとは、脳全体をきちんと使うことを意味し、子どもがぐんぐん成長する秘訣となります。

子どもの脳は真似が大好き

子どもの理解や行動を引き出せるかどうかは、子どもとの接し方で決まります。

子どもは物真似を無意識にしています。ですから、親子のコミュニケーションは、言葉を介さなくても物真似で成立しています。

子どもが理解できたかどうかを確かめながら1つひとつ会話を進め、時間がかかっても励ましながら最後まで子ども自身に行動させることが「習慣化」されていること。それが、よい環境の条件となるのです。

脳が伸びにくい悪い環境とは

理解が進まない状況や、行動を活発に行わない環境に長年いることは、発達障害があろうとなかろうと、脳の成長力を低下させます。

その原因の1つはコミュニケーションの質にあります。子どもが理解していないのに周りの場面がどんどん展開していたり、子どもを過度に叱りつけて自信を失わせ、投げやりな態度や消極的な態度をとらせていたり、親子で口論を繰り返して子どもを過度に反抗的にさせるコミュニケーションは、脳の成長にふさわしくない環境を作っていきます。

　また、ついつい陥りがちなのは、親がやりすぎてしまうこと。子どもがすべき行動を親がしていたら、親の脳は働きますが、子どもの脳は働かず、成長するチャンスを1つ逃すことになります。

　子どもにスムースに行動を促すためにも、普段から良好な親子のコミュニケーションを築いておくことが大切です。

　さらに、何事も急がずにゆったりと構えて接することです。子どもの脳の処理速度は大人よりゆっくりなので、それに合わせることができる親こそ、うまいコミュニケーションができると言っていいでしょう。

脳の成長によい環境・悪い環境

●脳の成長によい環境

①子どもの話をじっくり聞く人がいる。
②子どもがわかるように話す人がいる。
③褒められ、成功体験を積んでいる。
④失敗を落ち着いて諭す人がいる。
⑤せかされずに最後まで自分で行動している。

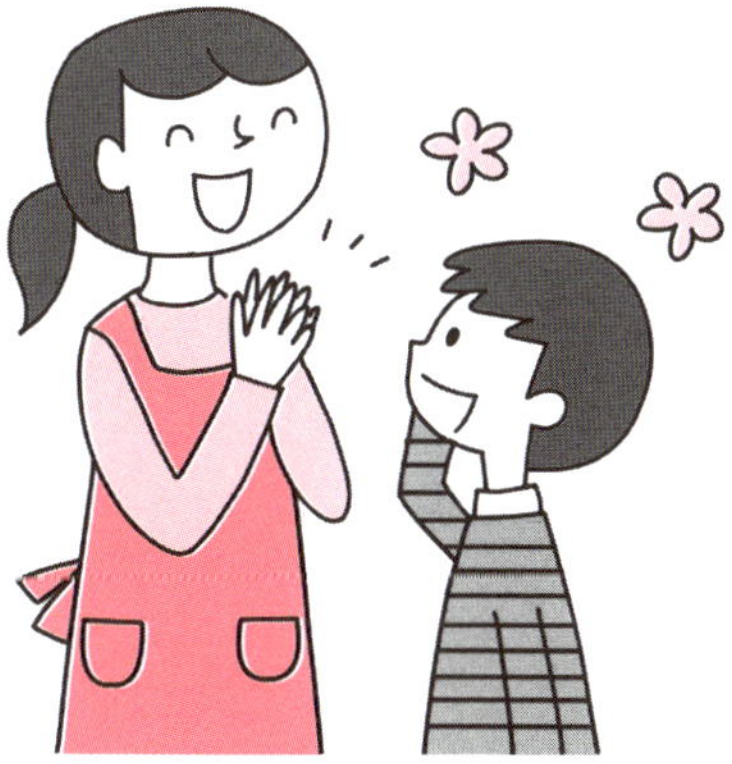

●脳の成長に悪い環境

①いつも怒られている。
②いつもせかされている。
③言ったことをいつも否定されている。
④最後まで自分で行動していない。
⑤子どもがよく怒ったり、親と言い合いをしている。

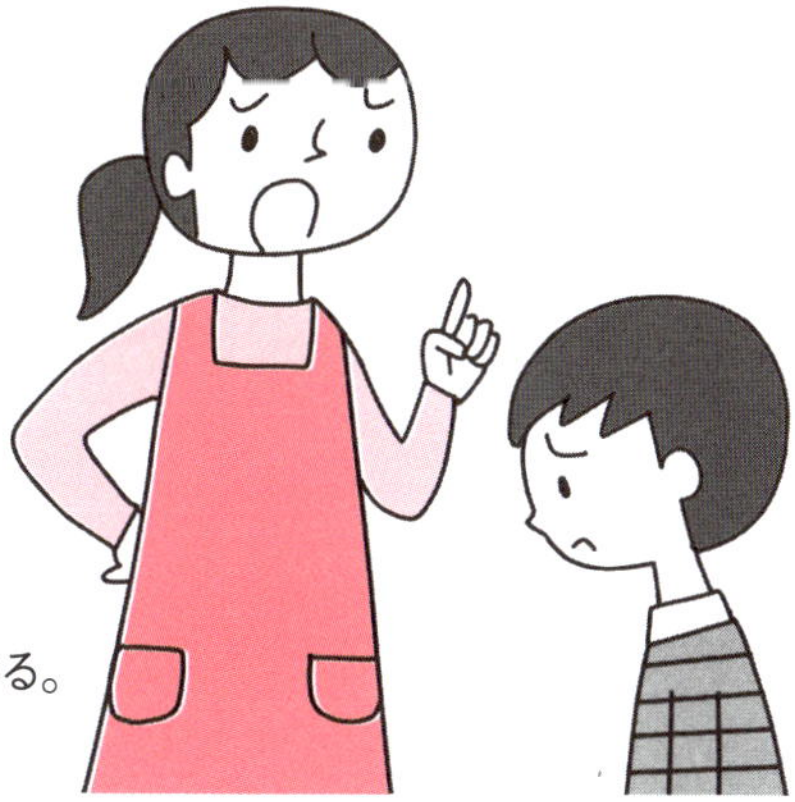

2 環境作りの基本② 脳が働きやすいものを生活環境に揃える

子どもの脳が活発になるものを選んで揃えたら、2人以上で遊ぶものも意図的に用意しましょう。

子どもの脳を働かせるもの

脳は、環境にあるものに刺激されて働くため、生活環境にどんなものが揃えてあるのかによって、脳の働きの質が左右されます。

脳を働かせるものは、**子どもそれぞれに違います。そのため、子どもの脳が喜ぶものを集めていくことが、子どもの脳の発達を助ける環境を作ります。**

子どもの脳が適切に働いているシグナルは、子どもが楽しんで行動する場面や集中している場面に隠されています。**脳が働いているシグナルが現れるようなものがある環境にいれば、子どもは退屈せず、ずっと脳を使い続けることになります。**

発達障害の場合、片づけや記憶が苦手な場合も多いため、自分で物がどこにあるかを把握していない限り、収納して見えないところに置いてしまうと、脳を働かせるチャンスが減る場合もあります。

そういう意味では、片づけすぎにも注意が必要で、「**見える収納**」をうまく活用することも有効です。

子どもが喜ぶからと言って、おもちゃを山のように与えなさい、という意味ではありません。愛着が湧かないものはすぐに飽きてしまうものです。体操着入れや習い事用の手提げなどは、一緒に好きな生地を選んでデザインしてお母さんが手作りすれば、使うたびに感情系や記憶系が刺激されます。

適当に物を買い与えるのではなく、子どもが大事に使いたくなるテンションが上がるものを揃えていくといいでしょう。

子どもの脳を働かせないものも、少し置いておく

子どもの好きなものばかり集めると、未熟な脳番地への刺激が少なくなるため、**子どもが未体験のものをそっと目につくところに置いておくことも有効です。**

このとき、押しつけがましく「〜が苦手なんだから、やりなさいよ」などと言わないことがポイント。読

書嫌いでも、楽しそうな本が準備されていたり、両親が読書をしている姿を見て、なんとなく手に触れてみることから始めてみましょう。

1人で活動するものに偏らないようにする

人づきあいが苦手なお子さんは、1人で活動するものばかり集まる傾向があります。

そのため、**家族で一緒に活動できるものを混ぜ込んでおくことも忘れずに**。オセロやトランプなどは1人では遊びにくいのでよいでしょう。

自室にテレビを買い与えたり、スマホ、ポータブルのゲーム機などは1人の世界に没頭することを助長するので、よく考えてから購入しましょう。

子どもの脳を刺激する生活環境作り

●子どもの脳が働いているシグナル

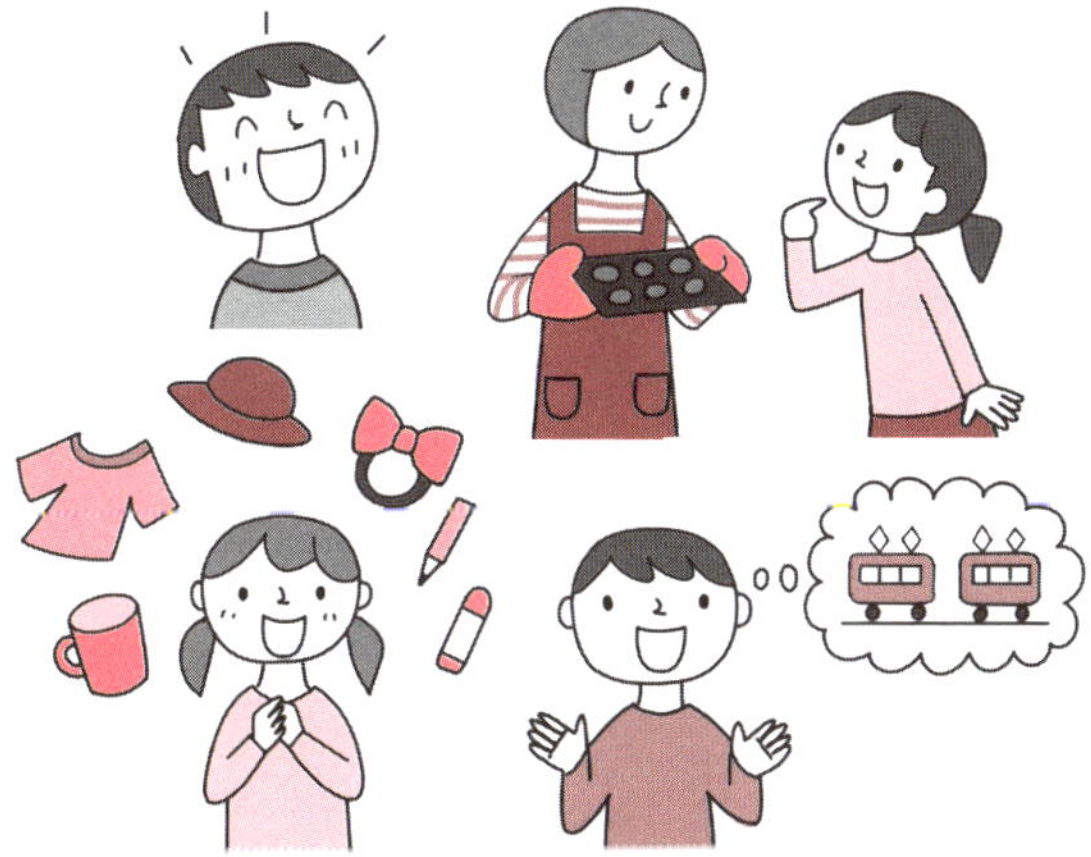

- 笑っている
- 好きだと言うもの
- 適度に緊張するもの
- 沈黙
- 予定を入れたがるもの
- 会話が続くもの
- 自分でやってみたがること
- 集めるもの
- こだわるもの
- 大事にするもの
- テンションが上がるもの

●子どもの脳を刺激する生活環境

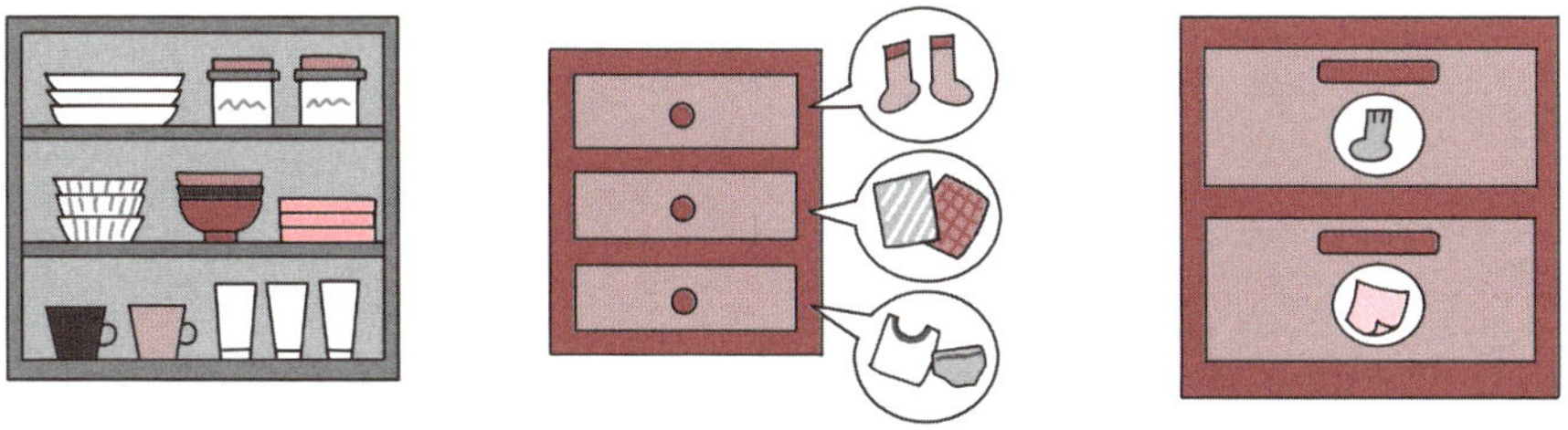

「見える収納」や「1対1の収納」にします。収納先を忘れない工夫として、何が入っているかを書いたシールや、入っていないものの写真を貼るとよいでしょう。

3 環境作りの基本③ 子どもの脳の特徴を大人が共有する

子どもの脳の得意・不得意を、家庭でも学校でも共有して接すると、脳が伸びやすくなります。

子どもの特徴を知らせる

発達障害の子どもの脳を育てるために最も大切なのは、第4章で触れた通り、得意な脳のルートを強化することです。いつも使える、頼れる処理ルートが脳にあれば、そこを基点にして脳の活動が広がっていきやすいからです。

得意な処理ルートを効率よく育てるためには、子どもがどこへ行っても一貫して、育てたい脳番地を刺激される環境が用意されていることが重要です。

たとえば、視覚認知が苦手なお子さんは、脳に情報を入れるために聴覚系脳番地を強いルートとして育てておくことが必要です。

家庭では、見ても十分に認知できないことをあえて言語化して、耳からの情報に変え、本人の理解を促す方針をとっていても、学校に知らせていなければ対応ができません。それでは聴覚系が十分に刺激されず、理解系の活動まで弱くなります。**子どもと接する人たち皆が同じ情報を共有した上でなら、脳の教育は効率的に進みます。**

教育の分担制は効率が悪い

「家では視覚系を刺激するので、学校では聴覚系を……」という分担制の教育方針はあまりおすすめしません。確かに、「家では運動をさせられないので運動は学校で」というアクションに関するものなら分担制でも問題ありません。しかし、五感、理解、言語、記憶などの認知に関わるものは分担制では効率が悪くなり、中途半端に脳番地が育つだけです。

苦手な脳番地をあきらめるのではなく、「少しだけ後に回す」という考え方を持つと、集中的な脳の教育方針によって、頼りになるルートを早いうちに育てることができます。

情報共有の進め方

まず第一に情報共有をしなければならないのは両親です。お父さんとお母さんが違う教育方針で接していたら、発達の遅い脳を支援する場合には、とても非効率になります。専門家の細かな情報を共有するため、病院の受診などもできるだけ両親で行きましょう。

学校との情報共有は、普通級にも発達障害圏の子どもが増えたとはいえ、まだまだ協力を得にくい現実があります。反対に、学校が協力的でも、いじめなどを心配して学校に協力を求めない家庭もあります。

そういった場合には、できるだけ早期に、専門家に間に入ってもらうことをおすすめします。医師や心理士などの療育スタッフに、なるべく具体的に学校でできそうなことを書いてもらってください。

学校側でも、担任だけでなく、特別支援コーディネーターの先生や学校心理士などにも情報を共有してもらうことが大切です。担任の先生が発達障害について詳しくない場合に、担任の先生を手助けする存在が必要だからです。

子どもの情報共有が大切

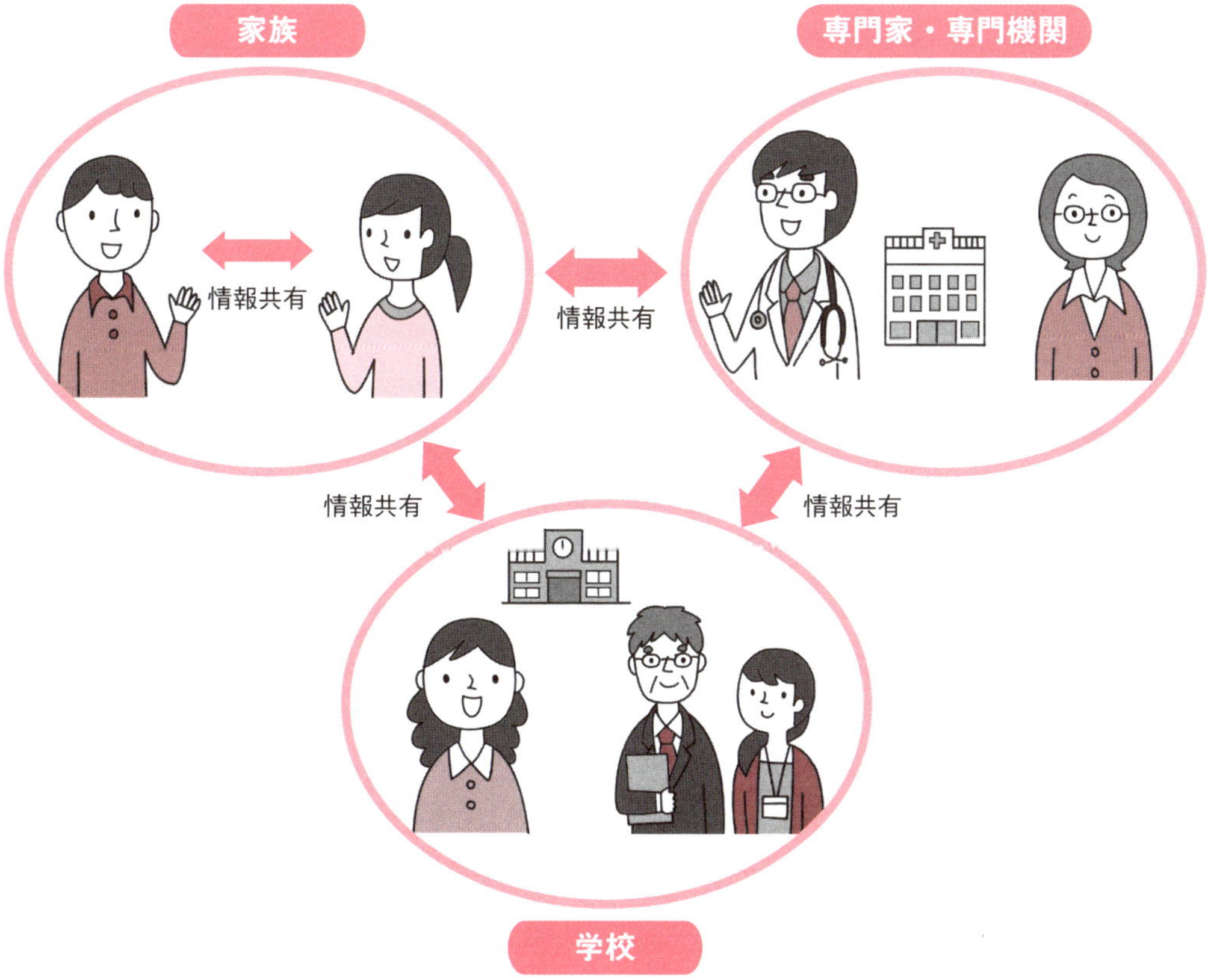

4 環境作りの基本④ 脳が伸びる教育環境の作り方

小学校入学の前年にＩＱ70～85の場合、学校選びに苦労するので、早期にＭＲＩ脳画像診断を受けると役立ちます。

学校の選び方

子どもの脳を伸ばす最強の処方せんは教育、つまり人との関わりです。子どもが多くの人と出会い、接することが豊かな教育環境です。今まで孤立していたとしても、ちょうどいい場所へ行けば、必ず人との関わりが少しずつ出てきます。

欠かせないのは、発達障害に詳しく、子どもの特徴を理解して教育的支援ができる先生の存在です。特別支援校や支援級には、そういった先生が多いので、普通級より手厚い支援が受けられるのが特徴です。

子どもの友達関係も大切です。友達が多い必要はありませんが、会話が成立し、徐々に発展的に深くつき合える人間関係は欠かせません。話が合う相手は、同学年の子とも限りません。しっくりくる環境では、子どもに友達や話し相手ができて明るく朗らかになり、思春期の情緒面にもいい影響が見込めます。

ＩＱ70～85の教育の場

難しいのは、普通級と支援級のボーダー域の子どもの教育の場の選択です。行動の特異性はないけれども、普通級の学習についていけない境界域の知能（ＩＱ70～85程度）に相当する場合に判断がつきにくいことがあります。

同じくらいの知的能力の子どもが小学校6年間の支援を受けた場合と、普通級で大人しく座っていたがほとんど学習が入らなかった場合とでＭＲＩを比較すると、支援を受けてきた子どものほうが、脳が伸びていきます。普通級で頑張った子どものＭＲＩは、忍耐や振る舞い方の決定に関わる思考系が伸びていますが、多くの場合に認知能力に関わる脳番地が取り残されています。

第5章冒頭で述べた通り、**理解して行動することが何より大切なので、「意味のわからない時間」をできるだけ少なくできる学校を選択することがポイントです。**

最近では、軽度発達障害や不登校の子どものための学校も増えています。親の固定的な先入観が、子どもの心地よい場所を遠ざけていることも多々あります。幅広い視点を持って学校を選びましょう。

子どもの教育チームを作る

教育の場は、学校だけではありません。家庭や習い事や住んでいる地域なども教育の場になります。

お母さんが1人で子どもの教育を引き受けている状態をよく見かけます。学校では支援が得られず、お父さんの協力も少なく、お母さんが家庭で丹念に宿題や自主学習を見ているようなケースです。しかし、これではお母さんが疲弊し、親子関係が行き詰まります。

そこで、**他の人の力を得て、子どもの教育チームを作りましょう**。その中に必ずチームの核となる専門家を含めましょう。お母さんが信頼して相談できる先生を核として据えるのが理想的です。

脳が伸びる教育環境を作ろう

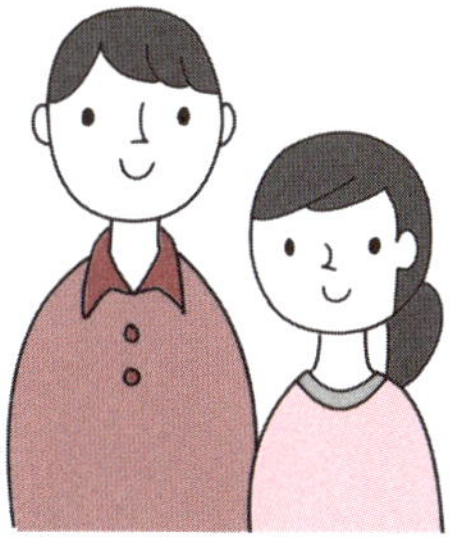

親

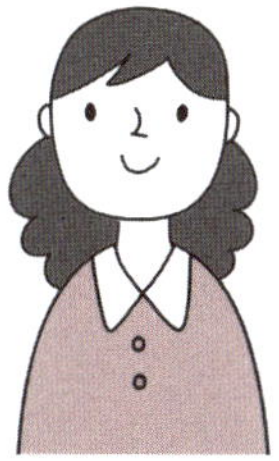

学校の先生

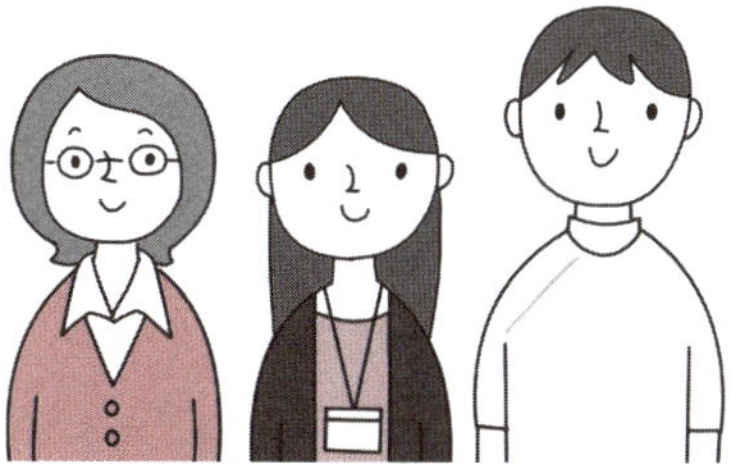

心理士、言語聴覚士、作業療法士などの専門家

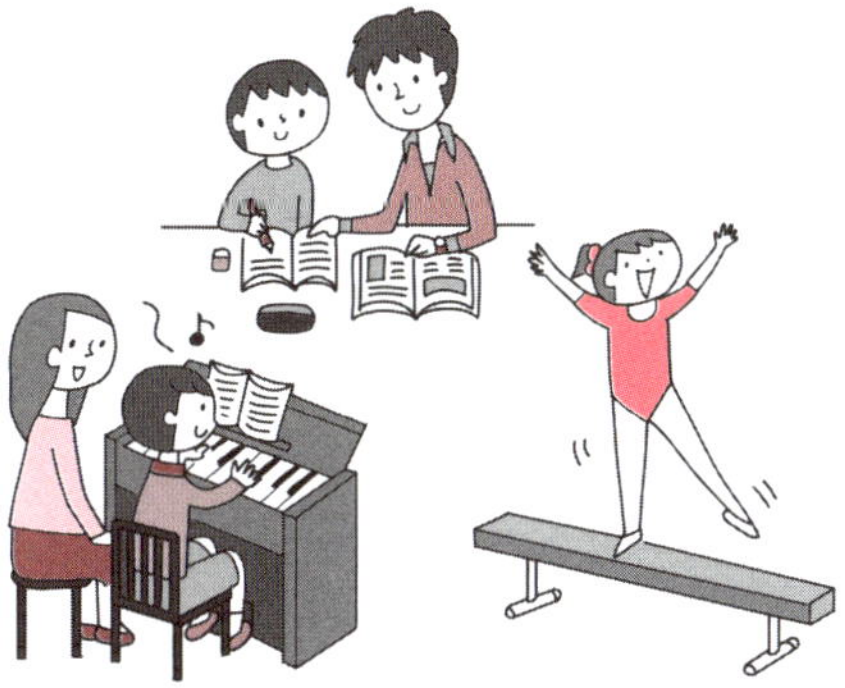

体操教室、習い事、家庭教師など

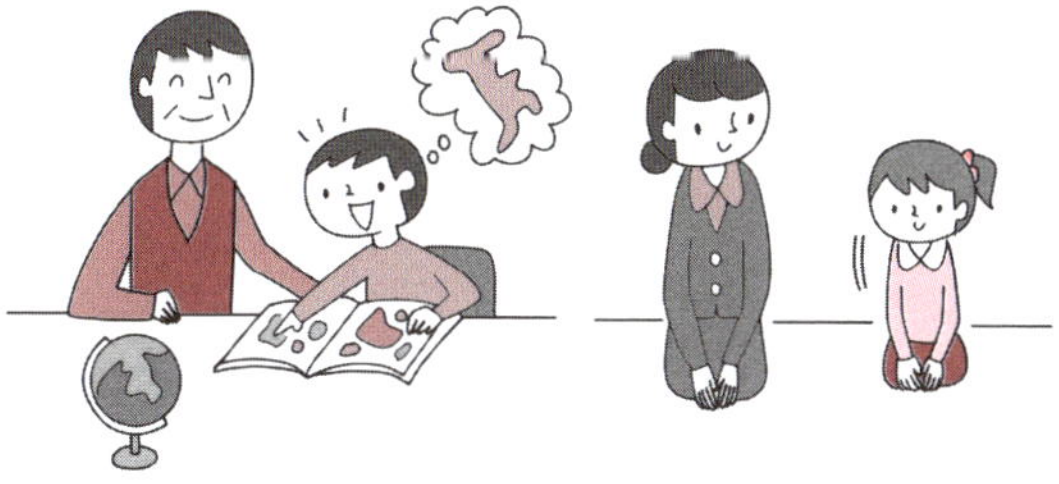

子どもが意欲を見せることについて詳しい大人、礼儀を教えてくれる大人

5 環境作りの基本⑤ 発達障害に本当に対応できる病院の選び方

発達障害は、1年や2年では解決しないので、病院の選び方が大事です。親も支援を受ける必要があります。

病院の選び方

学校選びと同じくらい難しいのが病院選びです。病院は、専門家のアドバイスを得られる場所として重要です。ところが現状は、診断だけして終わりで、フォローがない病院がほとんどです。病院は、脳の教育の場ではないからです。

特に、子どもの年齢が上がるほど、介入の効果が出るまでに時間がかかるため支援が手薄になりがちで、思春期以降は主に投薬のみ管理されるケースが多いようです。

「様子を見ましょう」と言って必要な検査もせずに放置したり、診断だけ言い放つ医者は論外で、通院すべきところではありません。

専門病院や施設では、言語療法、作業療法、理学療法、心理、集団活動、ソーシャルスキルトレーニングなど、症状に合わせてフォローが受けられます。ただ近年では定員いっぱいである施設も多く、専門スタッフが揃った病院で診断や治療方針をもらって、地域の病院に紹介してもらうことも有効です。

第4章にも書いた通り、発達障害は即効性のある根本的な治療法がないため、投薬だけの医療では不十分です。社会的なスキルや、認知・言語・運動スキルなどを学習させていく専門的な対応が欠かせません。**医師だけでなく療育スタッフがいる施設を探すと、力になってもらいやすくなります。**

親も支援を受ける必要がある

もう1つ、大切な病院の機能として**発達障害の子どもを持つ親への支援があります。**

発達障害は決して親のせいではありませんが、親の接し方次第で、症状が大きくなったり小さくなったりすることも事実です。そのため、親を対象とした支援も盛んです。

親への支援は、親を「支援者」として育て、子どもが家庭でも支援を受けられるようにすることが目的です。

「ペアレントトレーニング」など

が有名ですが、各施設でそれぞれに工夫して親の活動が企画されています。多くの場合は親だけを集めて、家庭での対応を学んだり、他の家庭の状況を聞いて参考にしたり、あるいは子どもたちだけの活動を別の部屋からモニタリングして客観的に子どもの様子を知ることができます。

小学校低学年までであれば、このような基本的な親としての対応を学ぶ機会が多く準備されていて、発達障害に共通した家庭での困りごとの対処方法を学びます。

また、親も参加できる活動がときどき企画される場合もあります。集団の中で子どもを見たり、他の子どもと触れ合うことで視野が広がります。

子どもが思春期に入ると、問題行動の個人差が大きくなるため、個別の相談で対応する場合も増えていきます。

病院の選び方

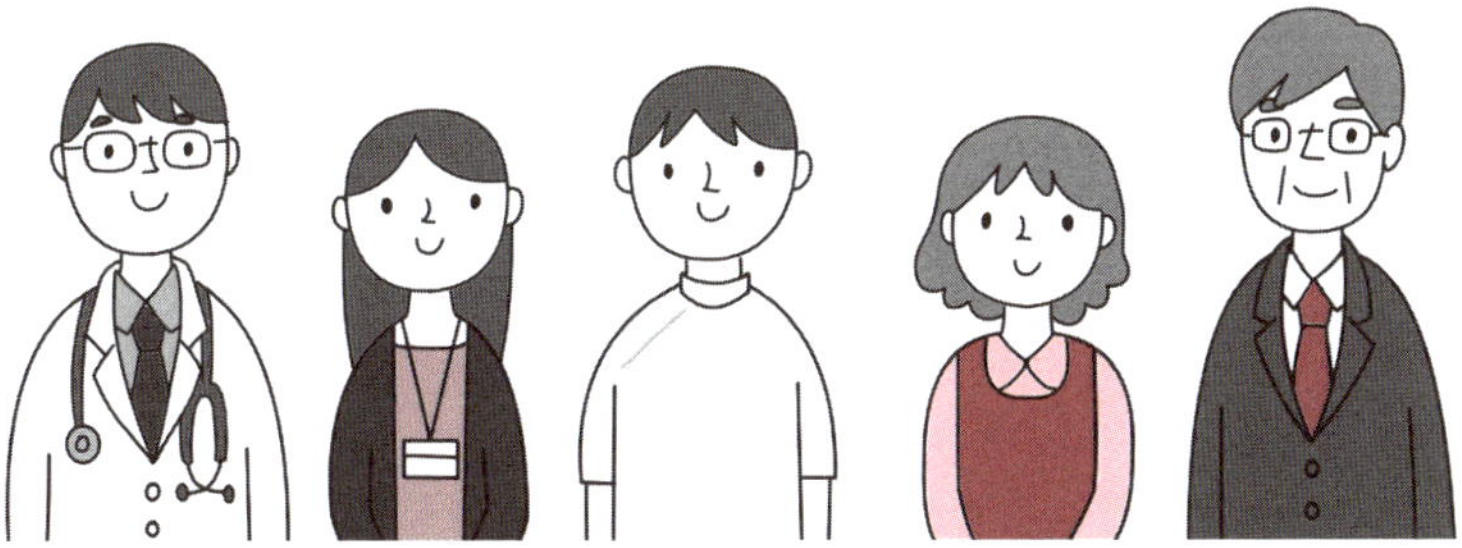

発達障害は、投薬だけの医療では不十分です。社会的なスキルや、認知・言語・運動スキルなどを学習させていく専門的な対応が欠かせないため、医師だけでなく医療スタッフがいる施設を探すとよいでしょう。

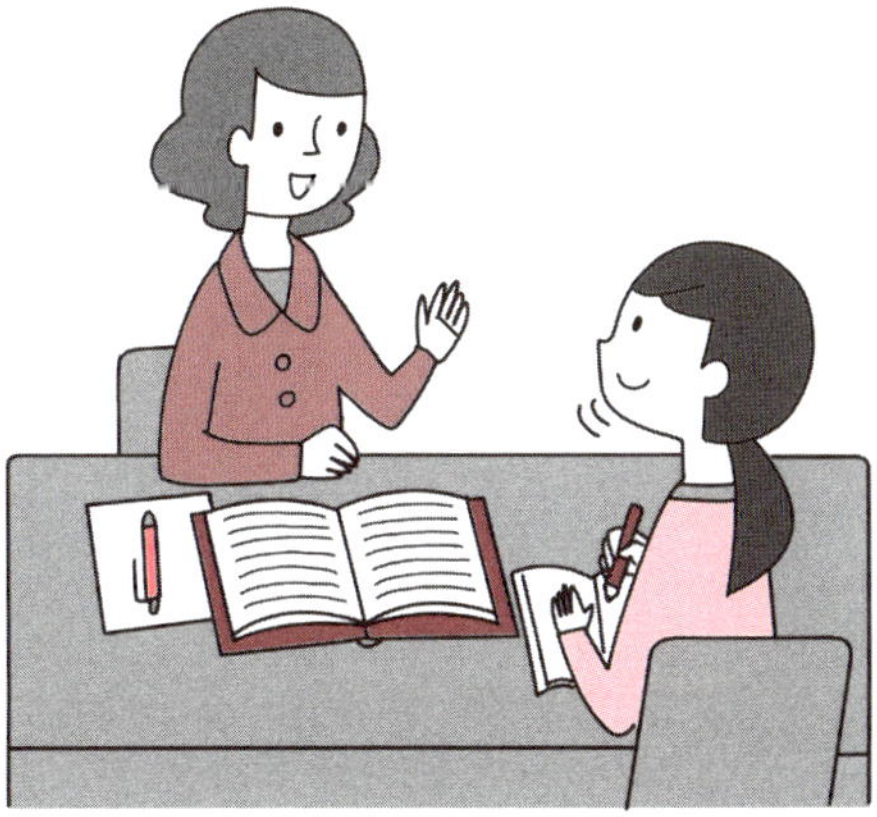

「ペアレントトレーニング」など、発達障害の子を持つ親への支援も必要です。

接し方① 子どもの脳に届く話し方3か条

「十分な"間"をとって話す」「短い言葉で話す」「穏やかに話す」3か条を実践しましょう。

第1条　十分な「間」をとって話す

脳が発達すると、処理スピードが速くなります。大人に比べて、子どもの脳の処理はゆっくりと進むため、親にとっては子どもの返事や行動が「遅い」と感じてしまいます。

脳を発達させるためには、まず、正確な処理をゆっくり行うことが必要です。正しい脳のルート（脳の枝ぶり）さえできれば、繰り返すことで必ずスピードアップするからです。

しかし、きちんと脳のルートができていなければ、いくら行動をせかしても情報が脳で処理されず、発達は進みません。処理のルートが定まっていない段階で子どもの行動をせかすことは、脳の発育には逆効果なのです。

1つの単語を聞いて理解するまでの時間さえ、子どもの脳ではゆっくり処理が進みます。そのため、**子どもと話すときは、必ず十分な「間」が必要ですし、心持ちゆっくりと話すようにしてください。**

脳番地が働くときは酸素を消費します。慣れていないことには、より多くの酸素を使うため、じっくり酸素を消費する時間をとってあげることがポイントです。

第2条　短い言葉で話す

脳は「わかった」ときに酸素を使います。わからなかったときには脳の細胞が働かないので酸素を使いません。

酸素を使わなければ脳は伸びないので、「子どもがわかるように話す」ことが脳を伸ばす秘訣です。

子どもは記憶の容量が少ないため、長い話を聞いていると、話の一部しか覚えていないことがよくあります。だからこそ、子どもには短く、端的に話すことが大切です。

聴覚系が苦手なお子さんには特に、結論を先に伝え、その後で理由を手短に添えるようにしてください。指示をするときにも、その指示を実行するとどんなメリットがあるのかを話すと、指示の意味が理解でき、ただ指示に従うよりも脳を広く使うことができます。

第3条　穏やかに話す

何よりも大切なのは穏やかな声で話すこと。発達障害ではほとんど感情系脳番地が苦手なので、話者の真意を読み取ることが苦手で、強く言いすぎると萎縮や反発を招いて、子どもの理解を妨げてしまいます。

さらに、感情系脳番地が高ぶっていては、理解系脳番地の活動が思うように進まず、素直に受け入れることができないからです。

大事なことを伝えるときこそ、穏やかな声で、そっと短く話すようにしてみてください。子どもの理解系脳番地が言葉を受け取って、次の思考や行動へと脳の活動が進みやすくなります。

子どもの脳に届く話し方3か条

第1条　十分に「間」をとって話す

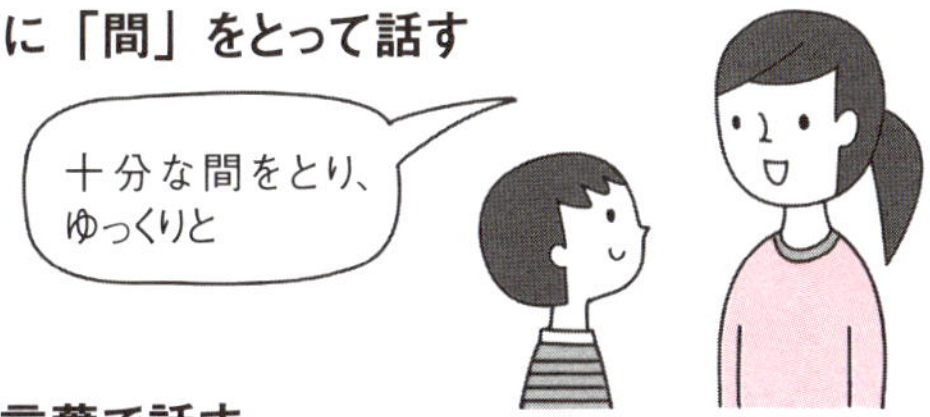
十分な間をとり、
ゆっくりと

第2条　短い言葉で話す

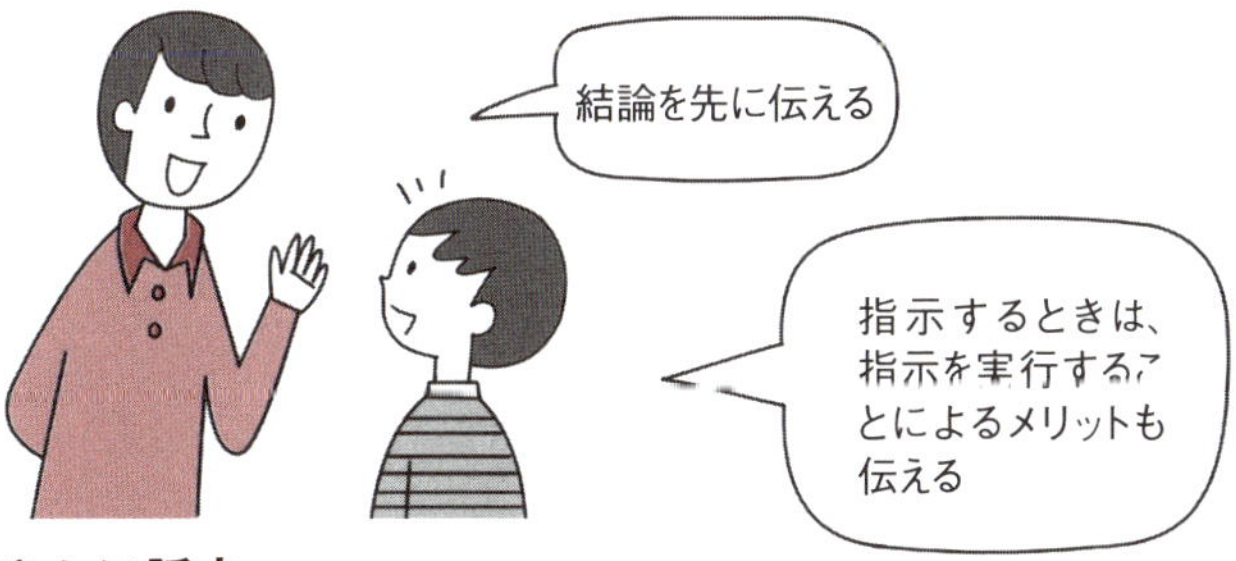
結論を先に伝える
指示するときは、
指示を実行するこ
とによるメリットも
伝える

第3条　穏やかに話す

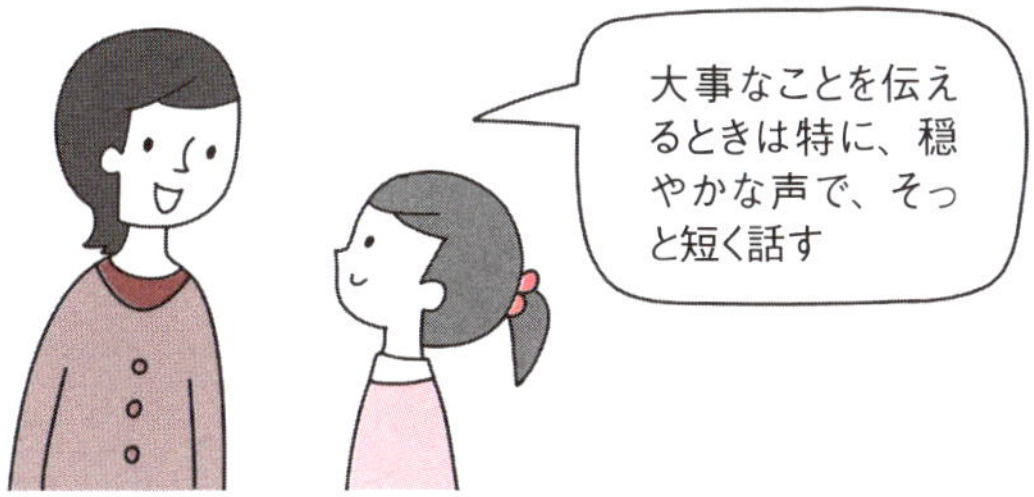
大事なことを伝え
るときは特に、穏
やかな声で、そっ
と短く話す

接し方② 子どもが動きたくなる指示の出し方3か条

「できそうなことを指示」「期待が持てる結果を指示」「とにかく笑顔で待つ！」3か条を実践しましょう。

相手の脳を働かせるか、フリーズさせるかは指示を出す方の態度次第。「難しそうなことを、頭ごなしに責められながら、不機嫌な顔で」指示されたら、誰も行動したいとは思いません。

子どもの行動を引き出したいなら、「簡単そうなこと」を、「君ならきっとできる」と「笑顔」で伝えることで、よりよい結果を引き寄せます。

第1条　できそうなことを指示

親が子どもに「やってほしいこと」は、子どもにとっては「難しいことの連続技」であることがほとんどです。たとえば、「片づけなさい」のたった一言でさえ、子どもにとってはまるで山登りをするような途方もない作業なのです。

子どもは、行動を分解して手順を組み立てることが苦手なので、何でも難しく感じるのです。そこで親が「**簡単そうなことに噛み砕いて指示を出す**」ことが有効です。

片づけの例で言えば、「脱いだ服を集めよう。アレとアレだね！」「もうできたの！　じゃあ集めた服を洗濯機に入れよう。ヨーイドン！」「ゴール！　次はおもちゃをこの箱に集めようか」というように、子どもが簡単にできそうな段階まで分解して指示を出しましょう。

そのために日頃から行動の要素を意識すると、自然と「子どもが動きたくなる指示」を出せるようになります。

第2条　期待が持てる結果を指示

子どもは「その行動をすると、どんなよいこと・悪いことが起こるか」をあらかじめ判断して動くことが苦手です。褒められる機会が少ない子は、悪い結果を予期したり、行動が招くメリットやデメリットを体験する機会が少ないために見通す力が弱くなります。

次第に行動することに臆病になった場合には、子どもが行動を起こすための判断基準を、声をかけて知らせることが重要です。

その行動をするとどんなよいことが起こるかを楽しそうに知らせます。たとえば、「全部食べちゃえば、8時からのテレビに間に合うね」という言い方。「早く食べなさい」よりも何倍も食べる行動を引き出せます。

逆に「大きな声で喋ると、赤ちゃんが起きて泣くかもよ」とデメリットを伝えた上で、「もう少し小さい声にしたら、赤ちゃんが泣かなくてうるさくないね」と好ましい行動に変えるメリットを伝えます。

自分の行動次第で結末が変わることを体験させていきましょう。

第3条　とにかく笑顔で待つ!

あとは子どもが行動し終わるまで（脳の活動が完結するまで）笑顔で待つのみ。親の笑顔は子どもの脳のガソリンです。笑顔で待ちつつ子どもにしっかり脳を使わせる「笑顔のスパルタ」をマスターすると、子どもの脳がぐんぐん成長します。

子どもが動きたくなる指示の出し方3か条

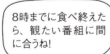

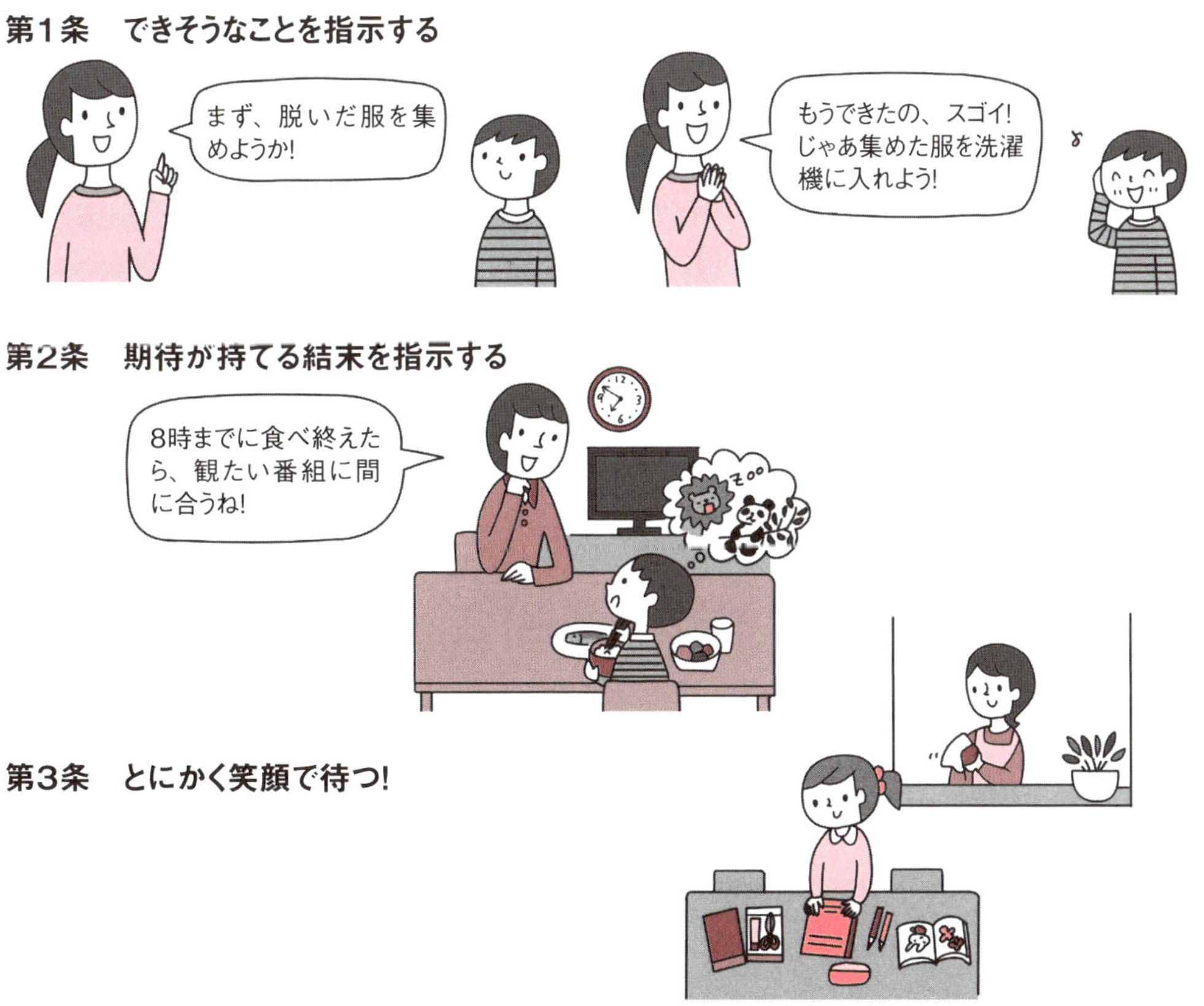

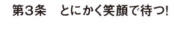

8 接し方③ 子どもの脳を伸ばす褒め方3か条

「途中で褒める」「事実を褒める」「語尾に☆をつけて褒める」3か条を実践しましょう。

第1条　途中で褒める

脳を伸ばすには、子どもが最後まで実行して、脳ルートを開通させていかなければなりません。

大人にとっては一連の行動でも、子どもには難しい行動の積み重ね。「すべてできてから褒める」というスタンスでは、褒める場面はなかなか訪れません。

そこで、「**途中で褒める**」ことを意識してどんどん取り入れましょう。そうすれば途中までしかできない子でも行動を起こすことで褒められ、「最後までやり遂げよう」と思えるようになります。

褒め方は「タイミング」が重要。たとえば、嫌いな宿題をやろうとプリントを開いたら、「もう取りかかってるんだね」と序盤の褒めを入れます。そしてプリントを半分くらい終えたところで「半分まで行ったね」と中盤の褒めを入れます。

①行動の「序盤と中盤で褒める」ことと、②当たり前のことでも好ましい行動が出たら「その場で即座に褒める」ことがポイントです。褒めることで、子どもの脳のエンジンが加速します。

第2条　事実を褒める

2つ目に大切なのが、褒める「内容」です。「えらいね、すごいね」という抽象的な褒め方も決して悪くありませんが、褒める側のネタが尽きてしまって、「すごい」を連発すると子どもの反応も冷めていきます。

そこで、**褒める内容として「子どもが行動した（考えた）事実」にフォーカスするようにしましょう。**

褒めることは、自己客観力が未熟な子どもにとっては自分の「脳の鏡」のようなもの。褒められたことで、「そっか、僕はもう半分まで来てるんだ！」という前向きな認識が芽生え、次の脳の働きをスムーズに引き起こすきっかけになるのです。

第3条　語尾に☆をつけて褒める

最後のポイントは「**言い方**」。ど

んなによいタイミングでよい内容を褒めていても、言い方次第で台無しにもなります。

褒めるときは、まるで語尾に星印（☆）がついているかのように、言葉の終わりをキラキラさせるのが重要です。そのためには、**「語尾を明るめの声」にすることを意識してみましょう。**

たとえば、「宿題、半分終わったね↙」と語尾のトーンを下げて言ってしまうと、「まだあと半分もあるのか」とかえって落胆してしまうかもしれません。しかし、「宿題、半分終わったね↗」と語尾に向かってトーンを上げていくと、直接言葉にしなくても「すごいね」というニュアンスが伝わるのです。

子どもの脳を伸ばす褒め方３か条

第1条　途中で褒める

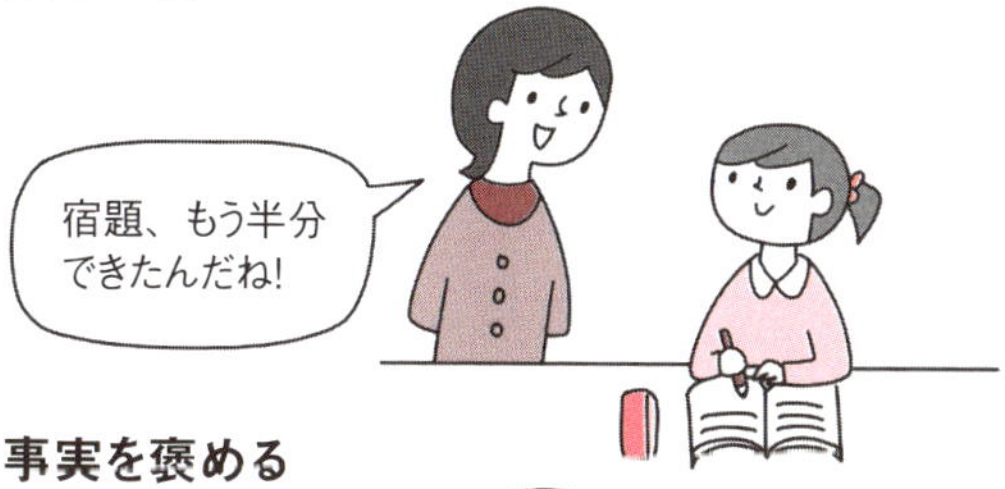
宿題、もう半分できたんだね!

褒めるタイミング
①行動の序盤と中盤で褒める。
②当たり前のことでも好ましい行動が出たら、その場で即座に褒める。

第2条　事実を褒める

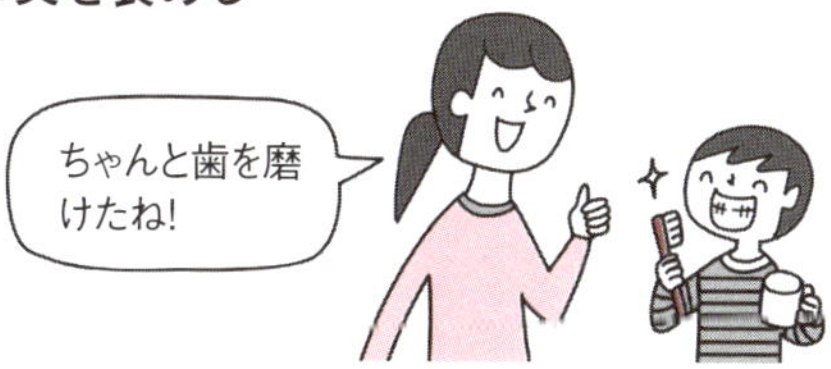
ちゃんと歯を磨けたね!

「すごい」「えらい」などの抽象的な言葉より、具体的な行動や考えなどの「事実」を褒めましょう。

第3条　語尾に☆を付けて褒める

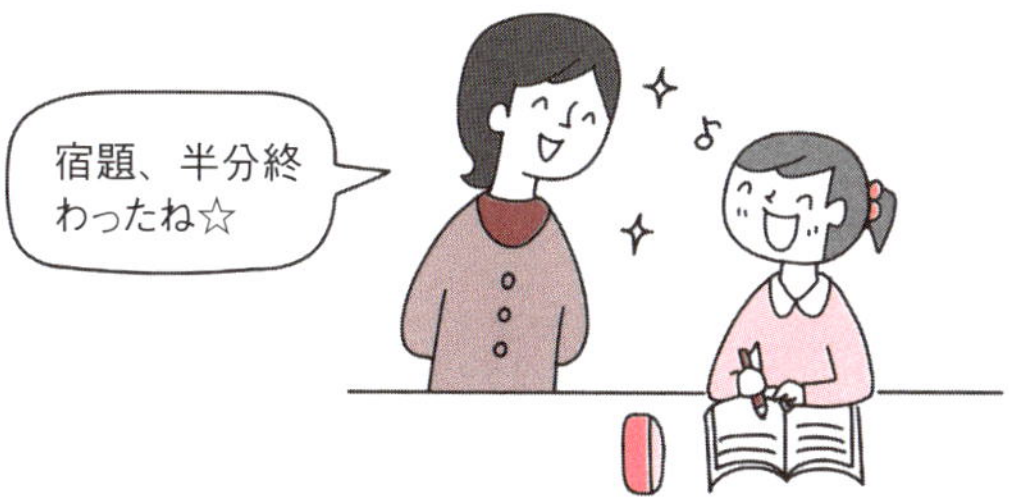
宿題、半分終わったね☆

褒めていることが伝わりやすいよう、言葉の終わりに☆を付ける気持ちで、声のトーンを上げ、語尾を上げましょう。

5

9

接し方④ 脳にしみる叱り方3か条

「状況をゆっくり見せる」「結末を本人に言わせる」「次の行動を考えさせる」3か条を実践しましょう。

第1条　状況をゆっくり見せる

子どもを叱る場面ではまず、今の状況がどうなっているのかを子どもの目で確認させることが何より重要です。その際に、大人はできるだけ子どもを責め立てるような荒げた声を使わないのが鉄則です。

その声を聴いただけで子どもの感情系が興奮して、脳のインプット系（視覚、聴覚、記憶、理解系）に情報が入りにくくなり、何を叱られているのか理解できません。大きな声を使うのは、子どもの注意をこちらに向ける必要があるときなど、最小限に留めます。

褒めるのと同様、叱ることもタイミングが重要。子どもの記憶系は未熟なので、「あのときのことだけど」と後で蒸し返しても通用しません。「その場で即座に」状況を把握させることが記憶に残すやり方です。

第2条　結末を本人に言わせる

今の状況を子どもに気づかせたら、それを言葉で言わせます。このときに、大人が「ほら、○○ちゃんが泣いてるでしょ！」と言いたい気持ちをこらえて、子ども自身に言わせるのがポイントです。

「ほら、言ってみなさい！」と責めるように詰め寄らず、「どうなっちゃった？」→（子どもが答える）→「なんでだろうね？」→（子どもが考えて答える）というやりとりが理想です。

これは自分で見たことを言葉にする高度な脳の働きが必要な行為。低年齢のお子さんには難しいでしょうし、悪いことをした自覚がある子には少し酷な場面でもあります。しかし、ここで泣き出してしまったら、状況をわかっている証拠。無理強いせずに「～しちゃったからだよね」とフォローしてあげましょう。

第3条　次の行動を考えさせる

最後の仕上げは、「じゃあ、どうしようか？」と次の行動を子どもに問いかけることです。適切な行動を答えられたら、それを実行できるように大人が背中を押してあげます。

もし適切な行動が思いつかないようなら、2～3つの選択肢から選ばせてもよいし、「～したらどう?」と提案してもいいでしょう。年齢が高ければ、事態を収拾するための「作戦会議をしようか」と声をかけるのも効果的です。

大切なのは、不適切な行動をとったことを理解し、それをどうすれば挽回できるかを学ぶこと。大人が一方的に言って聞かせて子どもが受け身になる叱り方よりも、子どもに考えさせる能動的な脳番地（思考系、伝達系）の使い方のほうが、脳に物事が定着しやすくなるのです。

何度言っても効果がないお子さんなら特に、この方法を試してみてください。

脳にしみる叱り方３か条

第１条　状況をゆっくり見せる

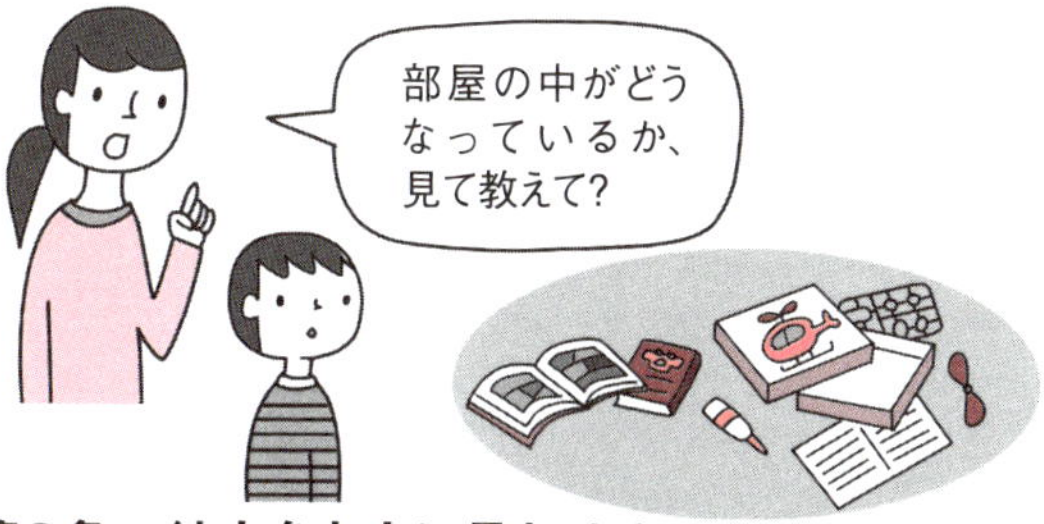
部屋の中がどうなっているか、見て教えて?

叱る前に、今の状況がどうなっているかを子どもに自分自身の目で確認させます。穏やかに、ゆっくり話します。

第２条　結末を本人に言わせる

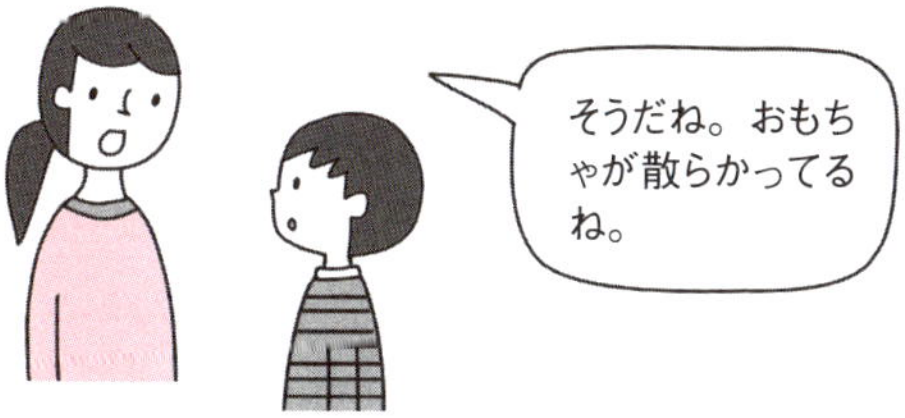
そうだね。おもちゃが散らかってるね。

第３条　次の行動を考えさせる

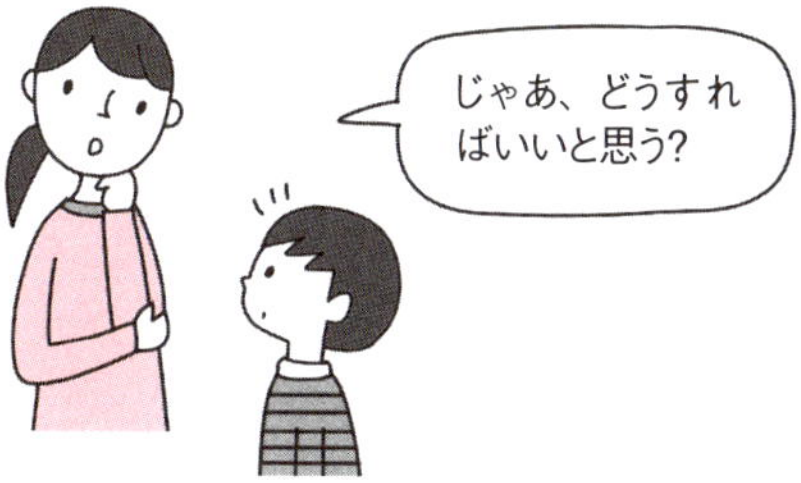
じゃあ、どうすればいいと思う?

叱り方のポイント

①叱ることは、子どもが正しい行動をして終わること。
②叱ることは、対話を通して成功する。
③短くコンパクトに話す。
④集中できる環境で叱る。
⑤心を叱らず、行動を叱る。

10 接し方⑤ やってはいけない接し方3か条

「気分で言うことが変わる」「イライラ声で小言や暴言を繰り返す」「脳番地にブレーキをかける接し方はしない」の3か条を実践しましょう。

やってはいけない接し方とは、「脳番地の発達を阻害してしまう」接し方。知らず知らずのうちに、子どもの脳に悪影響のある接し方をしていないか振り返ってみましょう。

第1条 気分で言うことが変わる

第2章で述べたように、発達障害圏の子どもの多くは海馬という記憶系脳番地が発達の遅れがあります。そのため、学習が定着せず、何度同じことを言ってもなかなか身につかないという特徴があります。

そんな記憶系の発達を阻害する接し方の最たるものが「**親の気分でコロコロと言うことが変わる**」こと。「あのときは怒られなかったのに、今日は怒られた」というような一貫しない指示や声かけは、記憶の定着を妨げてしまうからです。

ルールが一定しない場面は、もともと臨機応変な対応を苦手とする発達障害の子どもにとって、とてもわかりづらい環境です。それに輪をかけて言うことをコロコロと変えては、余計に記憶系脳番地にルールを定着させることを阻んでしまうのです。

第2条 イライラ声で小言や暴言を繰り返す

発達障害では、記憶系脳番地の次に未熟な脳番地は、感情系脳番地。相手の気持ちに共感したり、相手の考えを察知したり、自分の感情をコントロールすることが苦手です。

実際に、感情系が苦手な子にイライラをぶつけるように話すと、荒々しい語気が子どもの感情系を過度に刺激して、「怖い！」「逃げろ！」と防御する姿勢をとらせたり、「何をそんなにイライラしてんだよ」「お父さんは今日も機嫌が悪くて困るよ」とケロッとされてしまったりと、真意が伝わりません。

つまり、**声を荒げれば荒げるほど、子どもの理解系脳番地には届かず、いくら怒っても反省できない子どもになってしまうのです。**

第3条　脳番地にブレーキをかける接し方はしない

感情系以外の脳番地にもそれぞれ、その脳番地の発育にブレーキがかかってしまう接し方があります。

たとえば、子どもの言ったことに、ピンポン球を打ち返すようにすぐに言い返す接し方は、子どもの理解系脳番地が育つチャンスを奪っています。なぜなら、子どもの脳の活動にかかる時間は大人よりも長いので、**すぐに言い返すことで、子どもが理解するために必要な時間を奪っているのと同じだからです。**

それぞれの脳番地が育つような接し方を心がければ、子どもの脳が伸びやすくなるだけでなく、大人の側も必要以上に力まなくなり、楽になります。

やってはいけない接し方３か条

第1条　気分で言うことが変わる

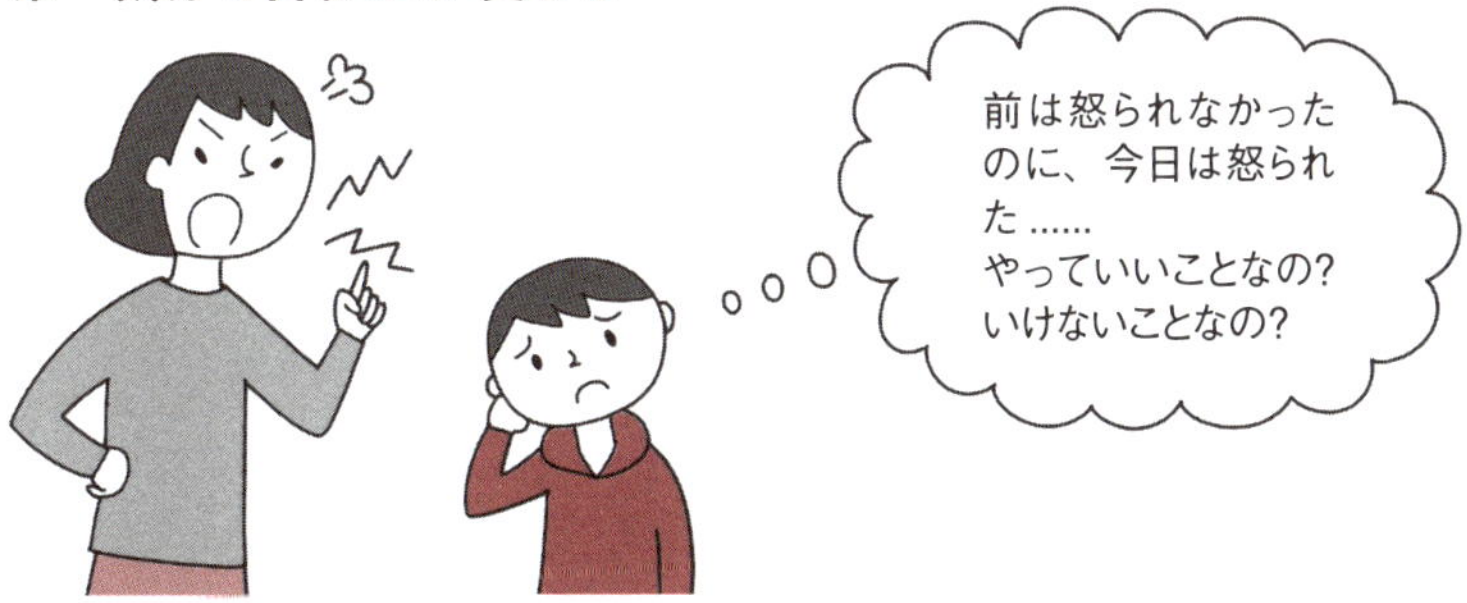
前は怒られなかったのに、今日は怒られた……
やっていいことなの？
いけないことなの？

第2条　イライラ声で小言や暴言を繰り返す

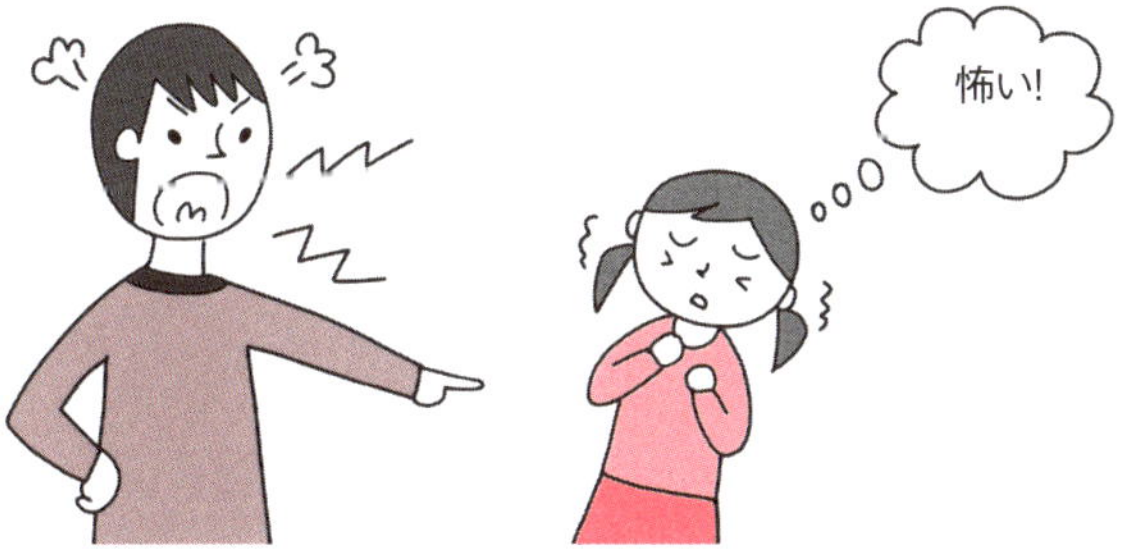
怖い！

第3条　脳番地にブレーキをかける接し方はしない

各脳番地の発育を妨げる接し方

聴覚系脳番地：ガミガミ声
視覚系脳番地：面倒くさがる
理解系脳番地：すぐ言い返す
運動系脳番地：手をあげる
思考系脳番地：頭ごなしに叱る
伝達系脳番地：無視する
記憶系脳番地：気分で言うことが変わる
感情系脳番地：小言や暴言を繰り返す

11 衣食住① 時間を守る生活を送る

発達障害では、海馬の発達が未熟なために、時間を管理する能力を高める必要があります。

記憶力≒時間を管理する能力

時間を決めて活動したり、約束の時刻に遅れないように行動する、といった時間管理に関するスキルは、社会で生活する上でとても大切です。

しかし、発達障害のお子さんは時間に対する認識が乏しく、いつもお母さんにせかされながら、押せ押せの生活になっていることが実際のようです。

時間の扱い方がうまくいかない背景には、海馬という記憶系脳番地の一部に、脳の発達の遅れがあることと関連していると考えています。時間管理は海馬とその近くで行われているため、発達障害があると時間管理もうまくできないことが高頻度になるのです。

海馬では物事の手順の処理も行いますから、「継時処理」と呼ばれる、プロセスを経るような事柄も苦手になります。

そのため物事の見通しが持てず、これから先何が起こるのか、順序やプロセスをうまく処理できないので不安が募りやすくなります。

時間を守ることで見通しが立つ

時間を意識して行動できるようになると、次第に自分の行動に対するプロセスが把握できるようになります。**時間管理能力を高めることは、記憶力のアップにもつながります。**

まずは、簡単な予定表を作って、その通りに行動することから始めてみましょう。詳細は、記憶系脳番地のトレーニング（6−9）を参考にしてください。

また日々簡単にできることは、**毎日の日程を時間通りに進める**こと。起床や就寝、食事、お風呂などの時間を一定にして、日々の変動が少ないように心がけてください。

たとえば、「8時になったからお風呂に入って」という指示だけではなく、**必ず予告の声かけをしましょう。**

「あと10分で8時。お風呂の時間だね」と見通しを持たせておくことで、行動しやすくなります。

復習よりも、予習が大切

記憶を強化しようとすると、ついつい復習に力を入れがちですが、**記憶系の刺激には「準備」が大切です。生活でも学習でも、まずは復習より予習を意識して生活しましょう。**

たとえば、翌日の服とカバンの中身を前日の夜に準備すれば「明日の予習」になります。準備したことをあらかじめ記憶に入れておいて、本番が復習になるようにするのです。

初めての場面では誰しも緊張したり、状況を把握するのに時間がかかり、効率よく脳を働かせることができません。しかし準備をしておけば、本番に「初めての情報ばかりで混乱する」ということが減り、予習で得た記憶を頼りに、落ち着いて行動できるので、学習が定着しやすくなります。

時間を守る生活

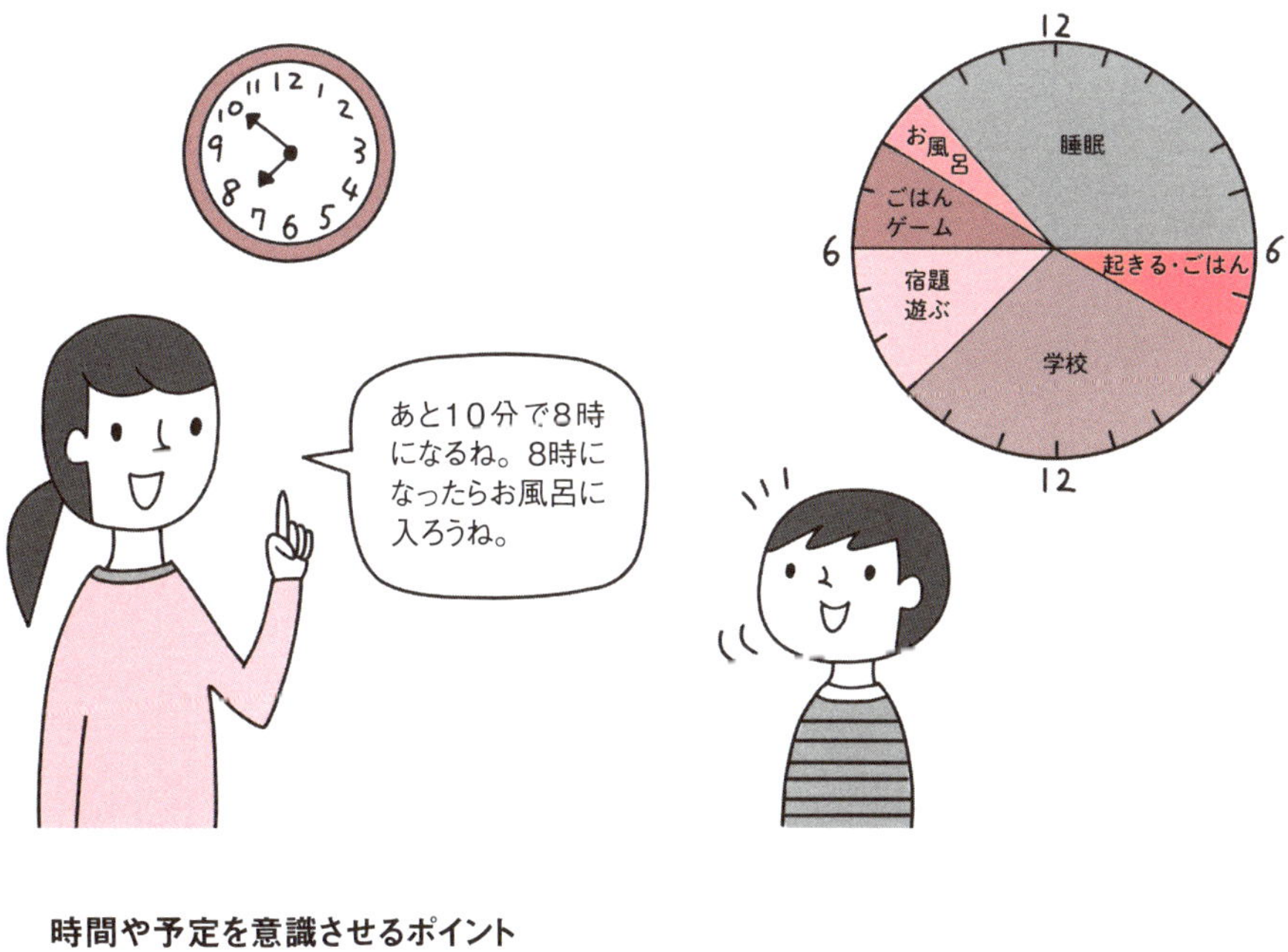

時間や予定を意識させるポイント

- 簡単な予定表を作って、その通りに行動する。
- 必ず行動の予告の声かけをして、先の見通しを持たせておく。
- 翌日着る服やカバンの中身を前日の夜に準備して、「予習」させる。

12 衣食住② 脳にいい食生活を心がける

発達障害には、認知症予防に効果的な食事と同様、魚・野菜・豆類を主とした食事が効果的です。時間を決めて食事を家族団らんの場にしましょう。

食事は、脳にも影響する

疲れたときに甘いものが欲しくなったり、ハーブティーで気分が落ち着いたり、食べ物と脳は無関係ではありません。

認知症の予防にも食生活は大切ですが、東洋医学には、「医食同源（病気を治す薬と食べ物は、本来同じ役目を果たすもので、日頃の食生活が医療にも通じる）」という考え方があります。子どもの食生活は、脳に直接影響するのです。

子どもに食べさせたくないもの

食べ物に応じた脳の活性化を調べた著者らの実験では、思考系脳番地の血流が落ち着いて酸素が効率よく使われる状態（＝集中してよく働く状態）になる食べ物と、反対に、思考系脳番地に血流増加が起き、気分が緩む（＝気が散りやすい状態）になる食べ物がありました。

思考系脳番地の血流を上げて気分を緩ませた物質の代表はシュガー、つまり砂糖類です。疲れているときに甘いものを食べて癒されるという気分の変化は、一時的に思考系脳番地の働きが低下して集中力がなくなり、ぼーっとするのでしょう。

大人にとっては、仕事で酷使した思考系脳番地に一息入れる効果があっても、多動傾向のある子どもに、**糖質を多量に含んでいる清涼飲料水**や、**糖質と脂質が組み合わさったスナック菓子**などを頻繁に与えていると、多動傾向がおさまりにくく、さらにエスカレートしてイライラしたり、カッとなって怒り、暴言を吐いたりします。

発達障害では匂いや味、口腔感覚に関わる脳番地も未熟な場合は偏食になりやすいです。子どもが好むからといって、お菓子類を与えすぎると、脳に悪影響を及ぼす可能性があります。要注意です。

子どもの食生活　4か条

――①腹八分目

肥満などの生活習慣病は認知症のリスクになるなど、脳にも悪影響を及ぼします。子どもにも生活習慣病があり、満腹の状態では脳がすっきり働きません。勉強前などは腹八分目を意識して、肥満を防ぎましょう。

——②時間を決めて1日3食

食事を抜くと、脳が働くための栄養が不足してしまいます。特に朝食を抜くのはご法度。睡眠が安定しない子どもは夕方眠り込むため、夕食を抜いて夜食しか食べないケースもありますが、3食を規則正しく食べることは、体内リズム(つまり脳の深部の働き)を整えるのに大切です。

——③和食

「自然からとれる、日本人が昔から食べてきたもの」は脳の発育にも有効です。和食は、よく噛んで食べ、固食*にならず、脳をよく刺激します。

——④楽しく食べる

何より大切なのは、一緒に食べる人と楽しく食事をすること。食卓が、子どものコミュニケーション力の基礎と心得てください。

●●● 脳によい食品 ●●●

●トリプトファンが多く含まれる食品

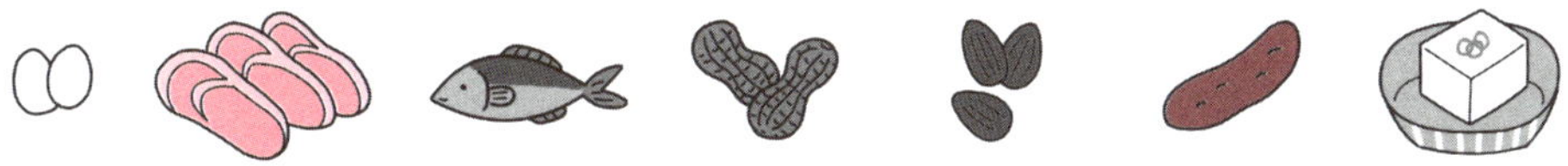

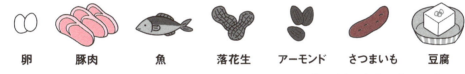

卵　豚肉　魚　落花生　アーモンド　さつまいも　豆腐

その他、鶏肉、牛乳、バナナ、大豆など

●ビタミンB6が多く含まれる食品

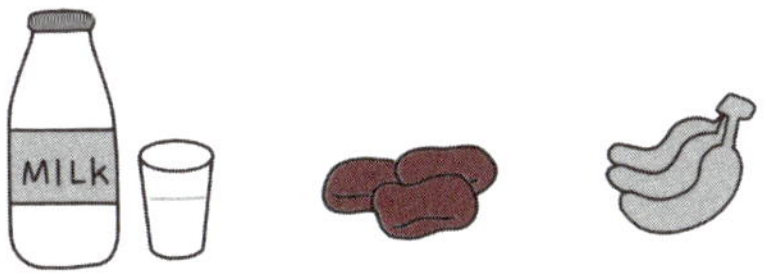

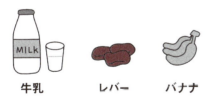

牛乳　レバー　バナナ

●カルシウムが多く含まれる食品

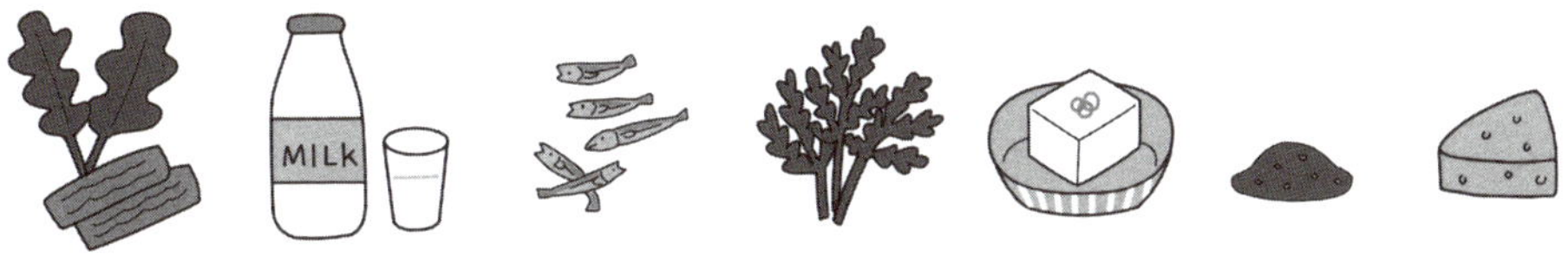

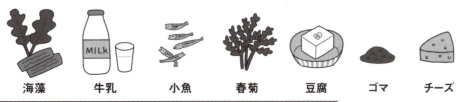

海藻　牛乳　小魚　春菊　豆腐　ゴマ　チーズ

＊固食…自分の好きなものしか食べないなど、食事内容が固定化していること。

13

衣食住③ 掃除・整理整頓をさせる

掃除、整理整頓の5ステップをマスターして、非言語の脳の使い方を鍛えましょう。

日常の生活行動が脳を刺激する！

脳番地にはおおよその発達の順序があり、非言語の脳番地から、言葉を処理する脳番地へと発達が進みます。この順序が崩れると、「勉強したことはパターンで対応できても、臨機応変には対応できない」など、大人になって苦労する脳になります。

非言語の脳の使い方の代表は、掃除や整理整頓などの「見ながら行動する」こと。視覚系、理解系、記憶系、思考系、運動系など、インプット→分析→アウトプットという脳の経路を形成します。発達障害に限らず、片づかない人はこのルートが未熟な特徴があります。

片づけを親がやってしまうと、子どもはこの脳のルートを発達させる機会が少なくなります。掃除をさせても汚れが残っているのは、視覚系脳番地が十分に使えていない証拠。以下の5ステップで子どもと一緒に掃除や片づけの習慣を作りましょう。

掃除・整理整頓の5ステップ

――ステップ① 箱に入れる

視覚系と運動系を連係させる箱に入れる動作から始めます。脱いだ服を洗濯機に入れる、散らばっている積木を「ここに全部入れてね！」など。「入れる」という片づけの基本の脳の働きをマスターさせます。

――ステップ② 分類する

次に「分類して入れる」という理解系を含めた脳の働きにステップアップします。視覚系脳番地では、色→形→奥行（3Dで見たときの大きさ）の順で見たものを分析するため、色の分類が一番簡単です。

――ステップ③ 元の場所に戻す

さらに**「元の場所」という記憶系の働きを加えて片づけを行います。**記憶系が苦手な子はこのステップで挫折しやすいので、収納箱に入れるべきものを写真に撮って貼っておく工夫が有効です。

――ステップ④ 平面（2D）をきれいに

今度は**思考系を加えて、自分で考**

えて掃除したり物を整理することにトライします。まずは「机の上を整頓する、拭く」など、平面で考えられる場所に区切って行いましょう。

――ステップ⑤　空間（３Ｄ）をきれいに

最終的には、立体的な空間を処理できるようにします。お風呂掃除などの狭い場所から、自室などの広い空間へ広げるとよいでしょう。

　どのステップでも、終わった後に褒めてフィードバックしましょう。

収納の「やりすぎ」に注意

　記憶系脳番地が極端に弱い子は、目の前に見えていないと、持っているものを思い出せないことがあります。その場合には5－2でも述べたように「見せる収納」を工夫して、自分の持ち物を「見て」把握できるようにしてあげましょう。

整理整頓の５ステップ

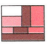

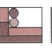

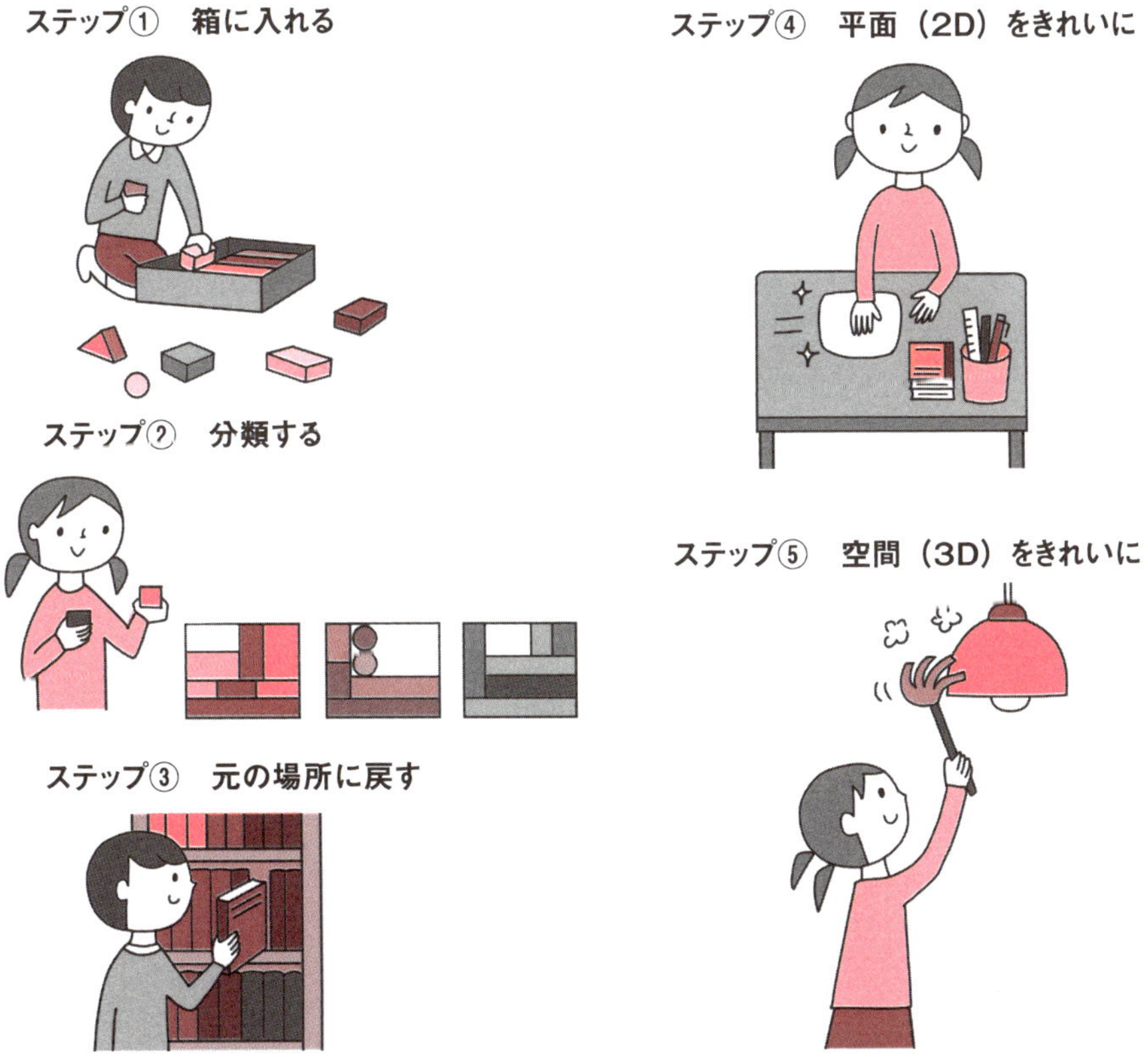

14 衣食住④ 姿勢を保ち、集中しやすい空間を保つ

発達障害では、場に応じた姿勢を保つ習慣と、無用な刺激を減らすことで、脳が働きやすくなります。

脳が働くために大切な「姿勢」

ペットを観察すると、緊張しているときは身をかがめて前傾姿勢をとる一方、リラックスしているときは腹を見せるような無防備な姿になります。

人も同じで、テストのように脳をしっかり働かせなければならない緊張した場面では、自然とやや前傾気味にしっかりと座ります。一方、休憩時間など脳を休めたいときには、背もたれにもたれるなど後傾姿勢になります。

まず、**場面に合った姿勢がとれるように教えると、子どもの脳が働きやすくなります。**

勉強したり食事をする場所では、姿勢を保ちやすいサイズの合った椅子を使用したり、背もたれがなく座面が硬めの椅子にしてもよいかもしれません。机の高さを子どもの身体に合わせて調整することも有効です。

姿勢を保つのは運動系脳番地の役目ですが、発達障害のある子どもは運動系脳番地が弱いことが多く、筋力もつきにくくなります。

いつも何かに寄りかかっていたり、いつもフラフラゆらゆらしてじっと座れない子は、机と腹の間にクッションを入れたり、骨盤を補強するクッションなどを利用することも視野に入れておくといいでしょう。

集中しやすい空間環境の作り方

集中力を脳から説明すると、「脳番地を継続して使える力」と考えています。つまり、集中力は脳番地ごとにあるということです。

たとえば、聴覚系脳番地が得意なら人の話を集中して聞ける時間が長くなります。思考系が得意ならパズルや遊びや勉強で長時間集中ができるでしょう。

しかし、記憶系が苦手なら、覚えることに対して集中力が発揮できないので、記憶することを求められる勉強時間はまったく集中できなくなります。

このように、集中力は脳に入る刺

激の種類や内容に影響されます。子どもの脳の個性を把握して、集中しやすい刺激とそうでない刺激を把握して、集中しやすい環境を作ることが大切です。

――①無用な刺激を減らす

発達障害の場合、聴覚系より視覚系が得意な場合が多く、親や先生の話を聞かずに、目についたものに反応し、離席したり、手を伸ばしたり、話をしたりします。そこで**無用な視覚刺激を隠しましょう**。

掲示物を一時的に外したり、カーテンなどで目隠ししたりします。聴覚系が未熟な子どもは、騒がしい場所が苦手な場合もありますので、静かな空間を整えるのも効果的な場合があります。

――②〝わからないこと〟を減らす

わからないことがあると脳は集中力を欠きます。**複雑なことは後回しにして、できることから始める**と、集中モードに入りやすくなります。

姿勢を直すだけで、脳の働きがよくなる

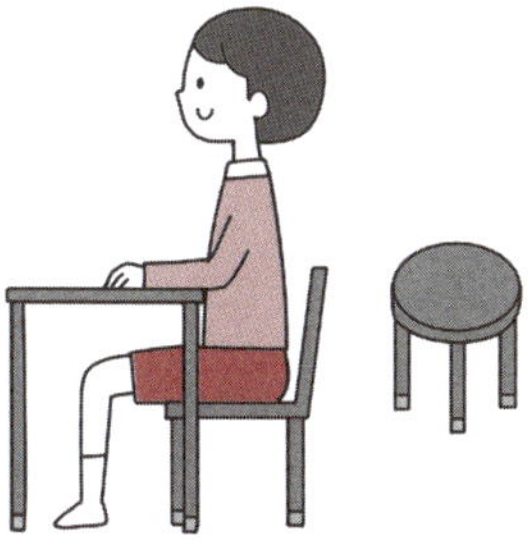

机の高さを子どもの身体に合わせて調整します。姿勢を保ちやすい、サイズの合った椅子を使用します。背もたれがなく座面が硬めの椅子にしてもよいでしょう。

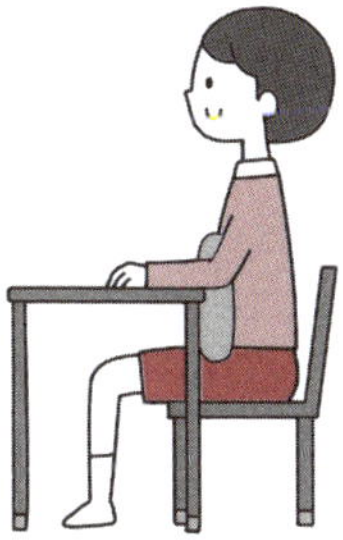

姿勢を保つのが困難な場合は、机とお腹の間にクッションを入れるなどして、身体を支えられるようにしましょう。

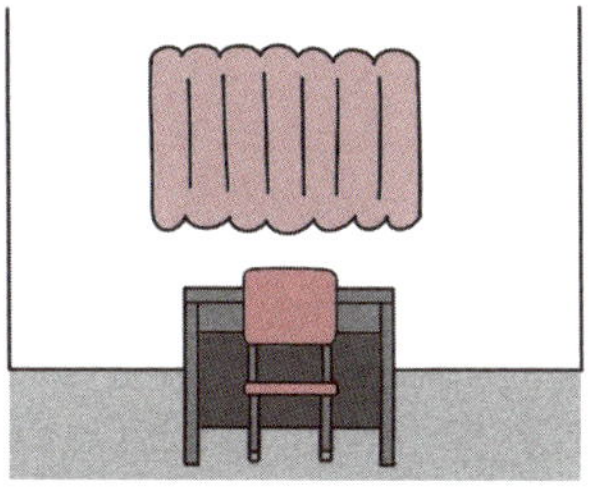

無用な刺激を減らすためには、壁にかかっているものを外したり、カーテンなどで目隠しするとよいでしょう。

15 衣食住⑤ 規則正しく寝かせて起こす

発達障害では睡眠障害が起こりやすいので、幼少期より定時に寝かせて定時に起こし、しっかりした就寝と起床を身につけさせましょう。

睡眠の効果

睡眠は、疲れた身体を休めるためだけでなく、起きている間に脳に収集した情報を取捨選択して整理し、記憶（学習）を定着させるために必要です。つまり**睡眠時間は、脳のメンテナンスの時間**なのです。

ずっと眠らないでいると、脳のメンテナンス時間が不足して、脳番地、特に思考系とともに記憶系の海馬の活動が低下します。

注意力や集中力、判断力、記憶力などが低下するだけでなく、怒りっぽくなったりして、感情系にも影響が出てきます。

眠れない子どもたち

発達障害の原因となる脳の発達遅滞は、記憶系と感情系に起こります。そのためか、**発達障害の子どもには、睡眠のトラブルを抱えているケースが少なくありません**。

夜になってもなかなか眠れない、やっと寝たと思っても1時間ほどで目が覚める、夜中に何度も目が覚める、何度起こしても朝起きられない、やっと起きたと思ってもしばらくぼーっとして覚醒が上がらない、逆に朝まったく目覚めないなどです。

発達障害に関わらず、脳の病気になると睡眠のトラブルを引き起こしやすくなります。昼夜が逆転している子どもは認知能力の発達が停滞してくるので、すぐに改善が必要です。

子どもを眠らせるサポート

脳の発育のためには子どもの夜更かしは禁物です。小学生までは夜9時、遅くても10時までには寝かせるようにします。なかなか眠れないお子さんなら、眠る3～4時間前から徐々に身体と脳番地をクールダウンさせることが効果的です。

たとえば、**激しいスポーツは明るいうちに済ませる**（運動系）。**8時以降は家の中でも少し抑えめのトーンで話す**（伝達・聴覚系）。最も大切なのは視覚系の管理で、液晶画面の光は、視覚系脳番地に強い刺激となり、ゲームやテレビの画面を寝る直前まで見ていると入眠しにくくなります。**暗い部屋でゲームやスマホの液晶画面を見るのも絶対に避けてください。**

子どもを起こすサポート

目覚めるとき、脳幹という脳の中心部で音、光、匂いなどの感覚刺激を受けて、眠っている脳番地の働きを活発化する働きが、発達障害の多くの子どもはうまくいかないようです。

感覚刺激をしっかり与えるため、部屋を明るくする、いつもと違うアラーム音を使用する、布団を取って体感温度を変える、それでもダメならアイスノンで皮膚刺激を与える、起きた後シャワーを浴びるなど。またペットと戯れたり、好きな遊びをする時間をとるなど、朝のお楽しみ時間を設定することも効果的です。

発達障害の子どもが抱える睡眠トラブル

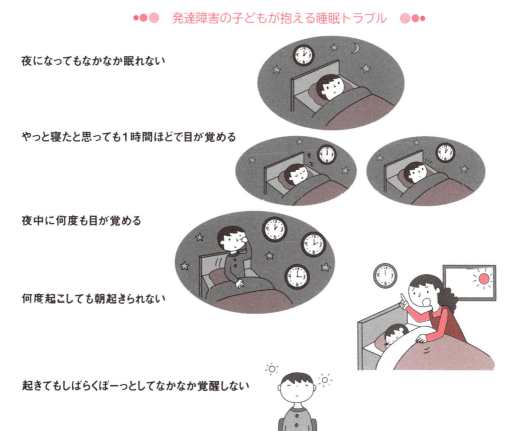

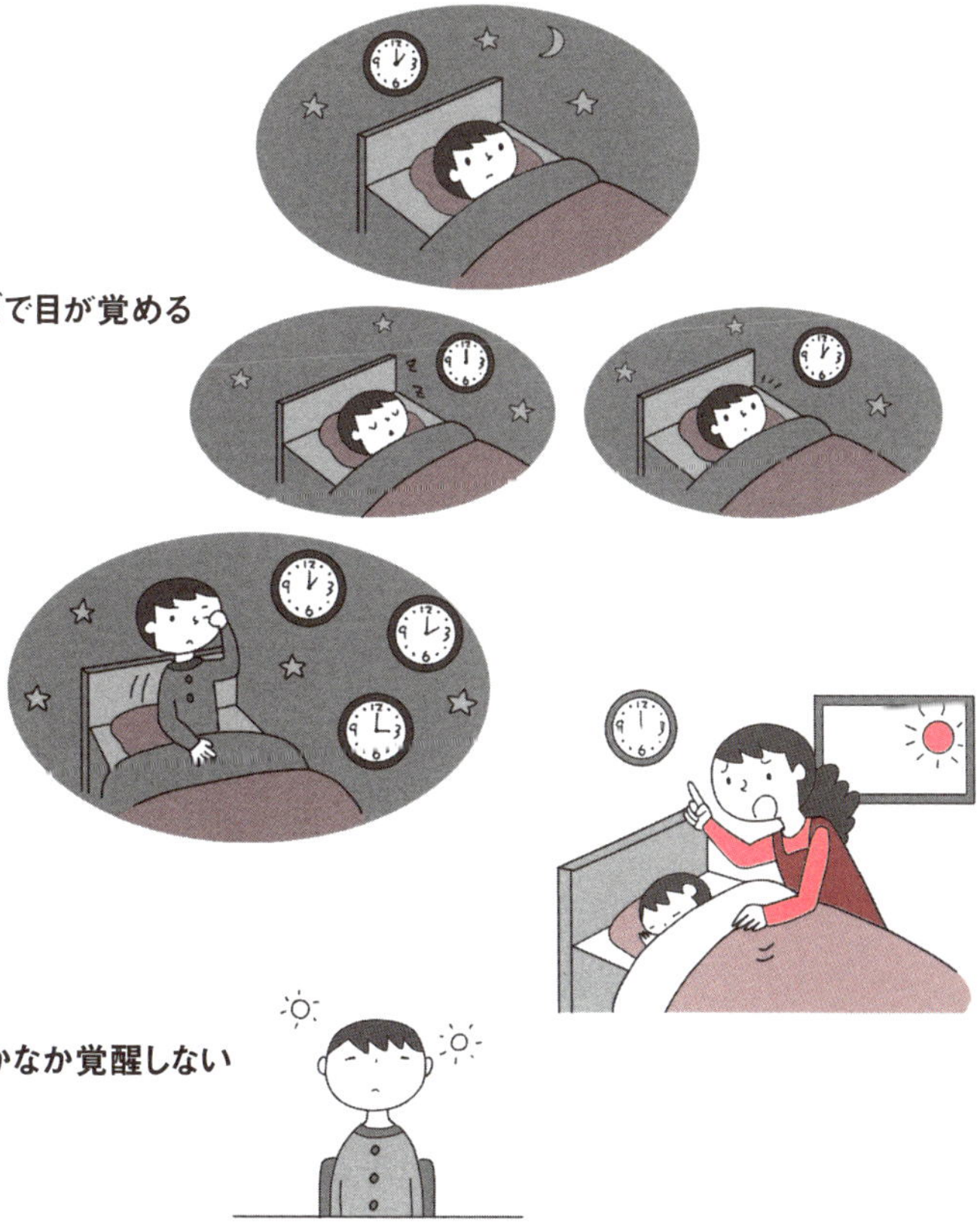

夜になってもなかなか眠れない

やっと寝たと思っても１時間ほどで目が覚める

夜中に何度も目が覚める

何度起こしても朝起きられない

起きてもしばらくぼーっとしてなかなか覚醒しない

5

16

行動① 毎日きちんと、汗をかくぐらい運動する

発達障害では運動量が少なくなり、運動系脳番地が弱い傾向があります。中学生頃までに、十分な運動をさせましょう。

運動系脳番地は、脳のセンター

第3章でも説明したように、運動系脳番地は、脳の中心を貫く存在で、まさに「樹の幹」、センターのようなイメージです。

幹が細い木からは枝が十分に伸びないのと同じで、運動系が未熟な子は、脳が全般的に伸び悩む傾向があります。

中学生頃までは特に重視して強化したいのが、運動系脳番地です。

運動系脳番地＝スポーツというわけではありません。スポーツが苦手でも、手足や全身を動かす「**粗大運動**」（歩く、走る、飛ぶ、蹴る、打つなど）と、手先や目や口を器用に動かす「**微細運動**」（書く、組み立てる、楽器を演奏する、縫う、視線を動かす、喋るなど）の習慣をしっかり持つことが大切です。

全身運動によって記憶系脳番地の海馬も活発になるなど、認知面にもいい影響が期待できます。

小学生なら1日の目標歩数は1万3000歩です。通学はなるべく自分の足で歩かせて、自家用車での送迎は控えましょう。

両手（または両足）を一緒に使う動きは、右脳と左脳をつなぐ脳梁（のうりょう）を刺激し、脳の底力を上げるのに有効です。

以下のように、生活の中で身体を使う習慣をつけましょう。

①買い物に連れて歩く
②左右交叉で手足の握手
③少し遠くまで散歩に出る（犬の散歩など）
④毎日ラジオ体操をする
⑤週末には家族で出かける
⑥親子でジョギングをする
⑦おにぎりを作る
⑧洗濯物をたたむ
⑨お風呂掃除
⑩身体を動かす習い事をする

生活の中で身体を使う１０の習慣

①買い物に連れて歩く

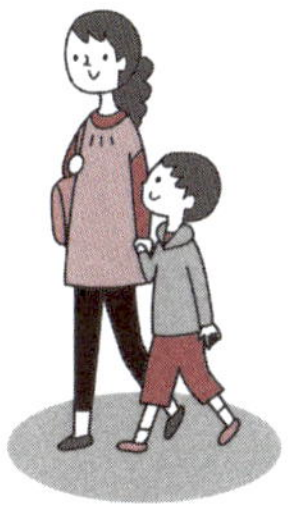

②左右交叉で手足の握手

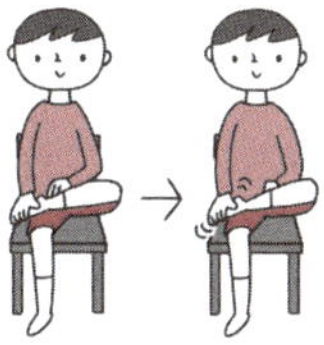

椅子に座り、右手と左足で、指を組んで握手します。
簡単にできる子は、その状態で30秒～1分静止し、その後足首を10回回します。逆の手と足でも行います。
難しい子は、まずは足先をつかんで10秒静止することから始めましょう。

③少し遠くまで散歩に出る（犬の散歩など）

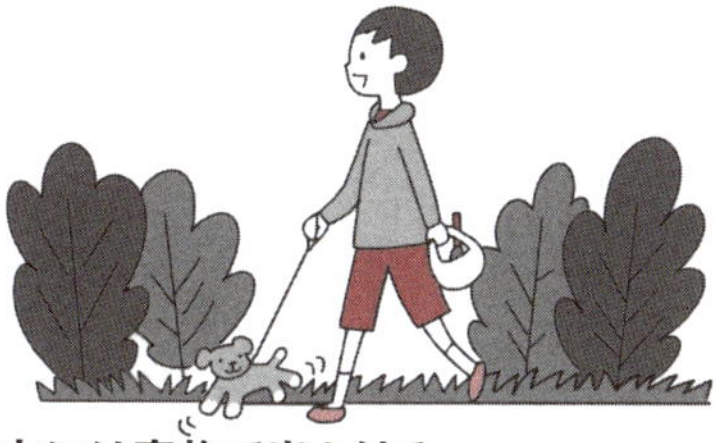

④毎日ラジオ体操をする

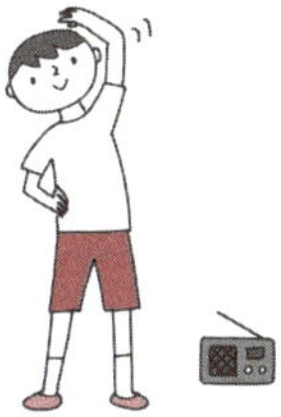

⑤週末には家族で出かける

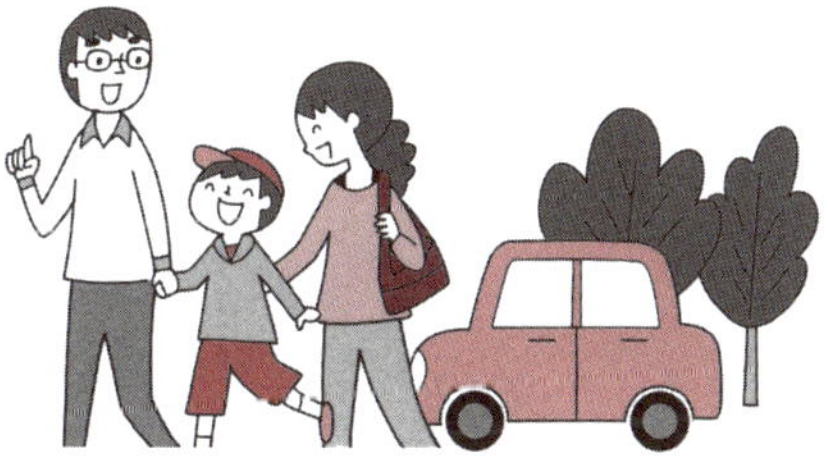

⑥親子でジョギングをする

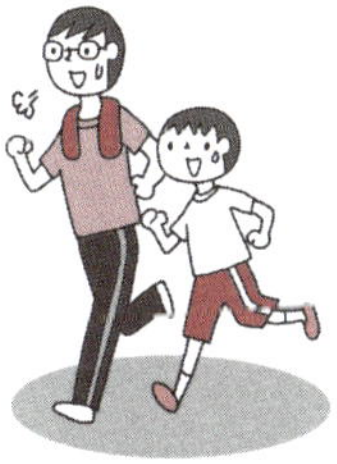

⑦おにぎりを作る

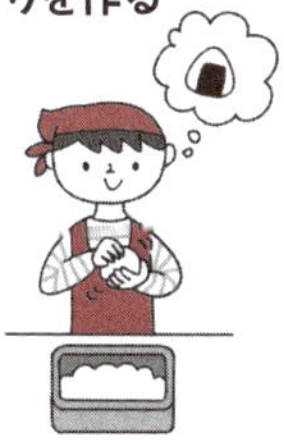

⑧洗濯物をたたむ

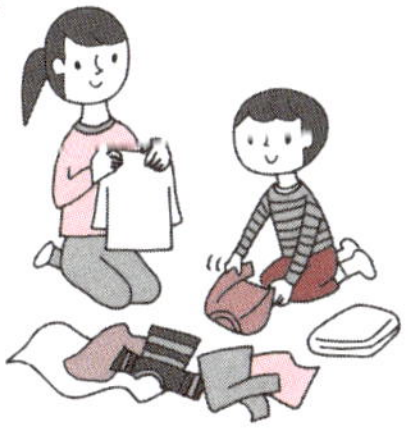

⑨お風呂掃除

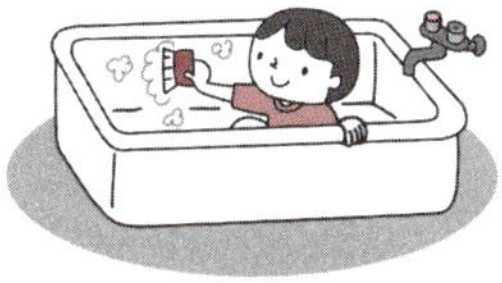

⑩身体を動かす習い事をする

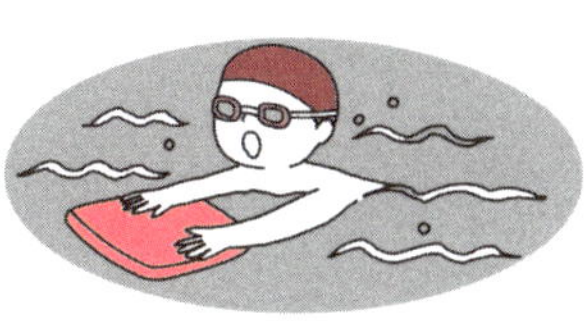

17 行動② 家庭内の「係活動」を設ける

学校で日直や係活動があるように、家庭内で注目を浴びる係活動を毎日することで、脳の成長の強力な手助けになります。

脳を育てる上で、子どもが自ら行動できるようになることは欠かせません。自主的に行動するためには、脳をダイナミックに使わなければならないので、脳トレーニングとしての効果は高いのですが、一方、脳に負荷がかかって「面倒くさい」と感じることにもなりがちです。

そこで取り入れたいのが、**家庭内の「係活動」**です。ほとんどの学校で係活動や日直などの当番が課されますが、家庭内でも係活動をするメリットがあります。

メリット① 人のために行動する自主性と喜びを体験する

人から褒められる経験は年齢とともに減っていき、自分を行動に駆り立てるモチベーションを自分で見つけることが必要になります。ただ、それはかなり高度な脳の使い方なので、家庭内でもう少し丁寧に「自ら行動する」ことを指導したいものです。

そこで、家庭で何か係を任命して、子どもが実践すれば、日々**褒めるチャンス**を作ることができます。

ADHD圏の子どもは、人を喜ばせることが好きなケースが多く、自分のためだけでなく、人のために行動して感謝される経験は、彼らのモチベーションを駆り立てます。自閉症スペクトラム圏の子どもには、まさに人を意識して行動することの練習にもなります。

面倒くさがる子にはゲーム性を持たせ、運動会の借り物競走のような感じで、「今日の任務」などと書かれた封筒を用意しておいて、任務がいくつか書いた紙を入れておきます。そのメモを見て、1つひとつクリアしていくようなやり方で、お手伝いに参加させることもできます。

メリット② 責任感を育てる

発達障害のある子は、学校などでリーダー役を体験することが少ないかもしれません。そこで家庭内で係を任せ、そのことに対する統括を任せれば、リーダー役を体験することができます。

自分が行動しなければ、事が進まない、他の人が困る、という状況を体験させ、**責任感**を育んでいきましょう。

メリット③　実行機能の訓練

実際に行動を起こすときには、「どうすればいいんだろう？」と思考系脳番地で段取りをプランし、運動系脳番地で身体を動かさなければなりません。

この「**段取りのプラン**」は高度な脳の機能（実行機能）ですので、いざ学校で何かを任されても、フリーズして手が出ない場合もあります。

そのために家庭で、任務を遂行するために、手順を自分で考えて行動することの練習を積むことになります。

ワーキングメモリが苦手なお子さんは、早めに家庭内の係活動に取り組んでおいたほうがいいでしょう。

家庭内の「係活動」

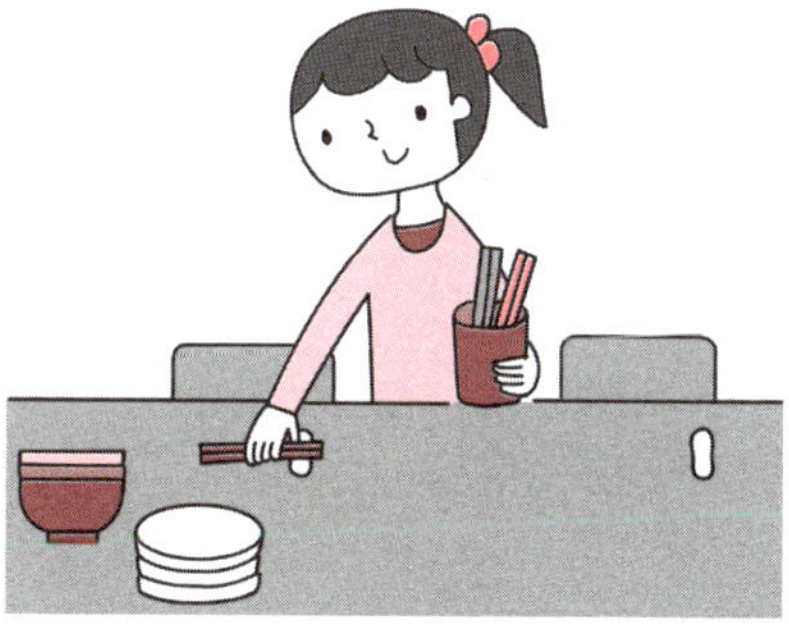

お箸の配膳

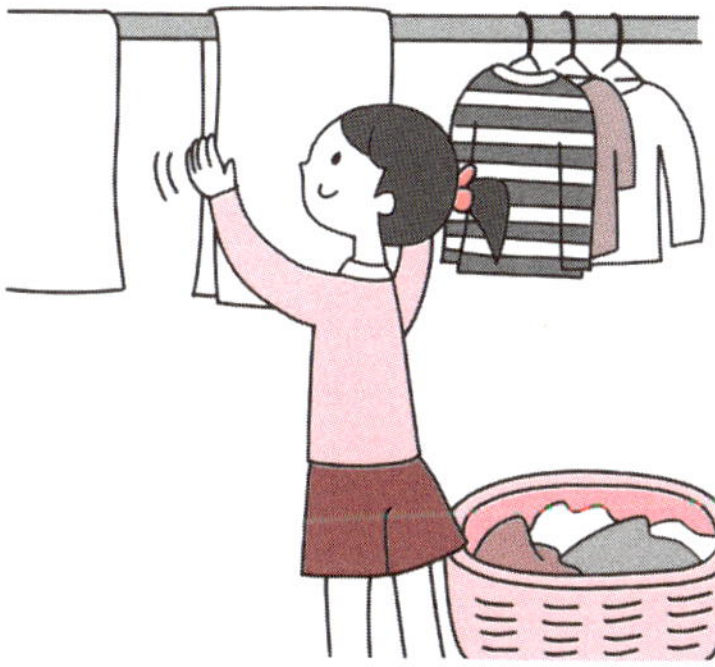

洗濯物集め

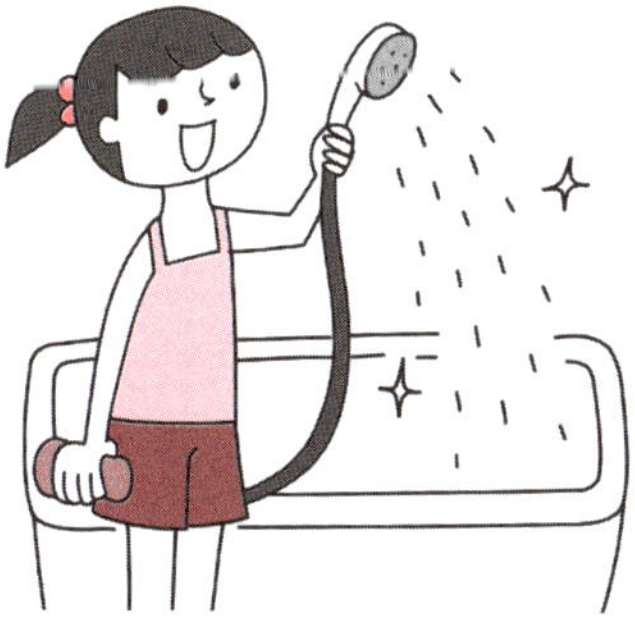

お風呂掃除

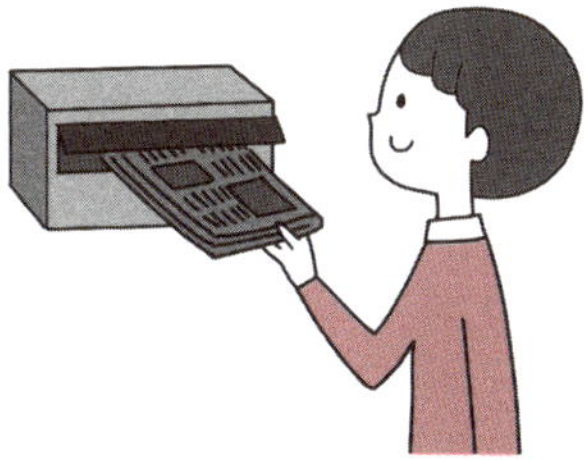

新聞をポストから持ってくる

18

行動③ あいさつや礼儀を意識する時間を持つ

発達障害は、構え上手になる4つの習慣を身につけることで、不適応を随分と減らすことができます。

脳の構えを作る礼儀作法

脳が学習しやすい状態を作るには、脳がきちんと次の準備をして、居ずまいを正すことがポイントです。このような状態を、「**構え**」と呼びます。

構えた状態は、脳が状況に合わせて次の情報を入れる準備ができているので、きちんと相手の言うことを聞いたり、状況を見たり、行動に移すことができ、情報の理解が即座に進みます。

武道では、相手がどこから攻めてくるかわからない状態に即座に対応するために、始めの挨拶や型（ポーズ）を決めて身構えることで、脳に構えを作っていると考えられます。

このように、日本文化は、脳の状態をコントロールする技術を生活の中の礼儀作法（動作）に落とし込んで習慣化させている点で非常に優れています。神社に行って柏手を打っているうちに神聖な気分になるのは、その動作が脳の構えを引き出していると考えられます。

構えを作るためには身体をピタッと止めることが重要なので、いつも動いていてシャキッとしない子どもは、学習がなかなか進みません。

子どもが「構え上手」になれば、不思議と子どもの成長を感じられる瞬間が多くなります。次のような日常生活の中の「**構え習慣**」を取り入れてみましょう。

①あいさつを大切にする

家庭環境の中でも、「いただきます」「ごちそうさま」で手を合わせたり、「行ってきます」「おやすみなさい」と言って互いに目を合わせて、おじぎをしたりする行為は、脳の構えを習慣化するための大切な時間です。

②スタートするとき身体を止める

身体の動きを止めることが苦手なお子さんは、まずはピタッと止まることを練習するとよいでしょう。かけっこに誘って、「ヨーイドン」というスタートを活用したり、計算ドリルの時間を計ろうと誘って、「始め」の合図を活用したり。始めの合図を聞くまでに、身体をピタッと止めることができるように声をかけてあげましょう。

③準備ができたら話し始める

最も取り組んでいただきたいのは、**子どもと話すときの構えの作り方**。忘れてほしくないことを言うときや、明日の予定を知らせるときなどは、少し改まって名前を呼び、目を合わせて、子どもの身体が止まってから話し始めてください。

④ドキドキするゲームを活用する

ジェンガのように、ゆらゆらと不安定な玩具を使って遊ぶ遊びは、脳に緊張感をもたらし、体動を止めます。そーっと手先を使うことも同様に効果的です。

脳の構えを作る４つの習慣

①あいさつを大切にする

「いただきます」「ごちそうさま」「おはよう」「おやすみなさい」など日常のあいさつを欠かさないようにします。

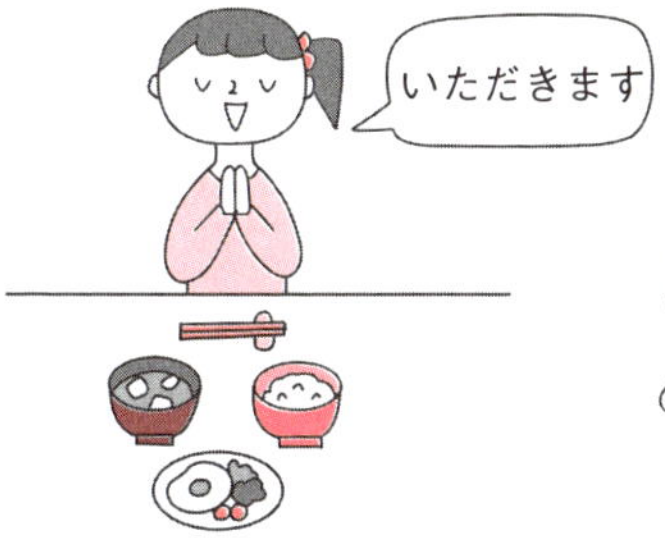

②スタートするとき身体を止める

身体の動きを止めることが苦手な場合、まずは身体をピタッと止めることを練習します。たとえば、かけっこの「ヨーイ」「ドン」などの合図を利用するとよいでしょう。

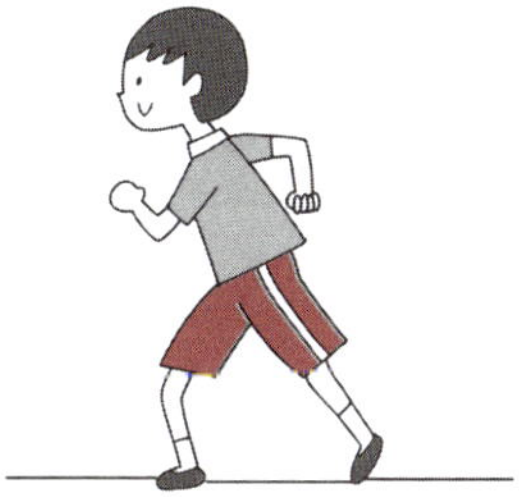

③準備ができたら話し始める

子どもに明日の予定を知らせたり大事なことを言うときは、少し改まって名前を呼び、目を合わせ、子どもの身体が止まってから話します。

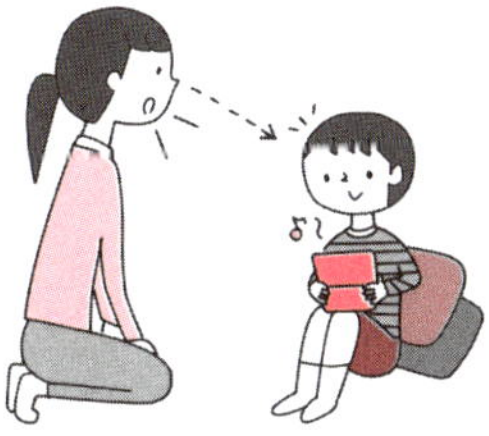

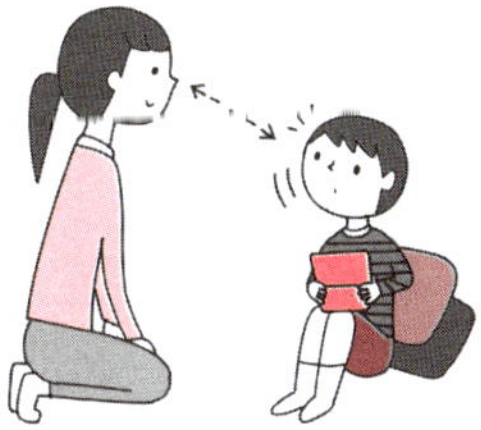

④ドキドキするゲームを活用する

ジェンガのように、ゆらゆらと不安定な玩具を使う遊びは、脳に緊張感をもたらし、体動を止めます。

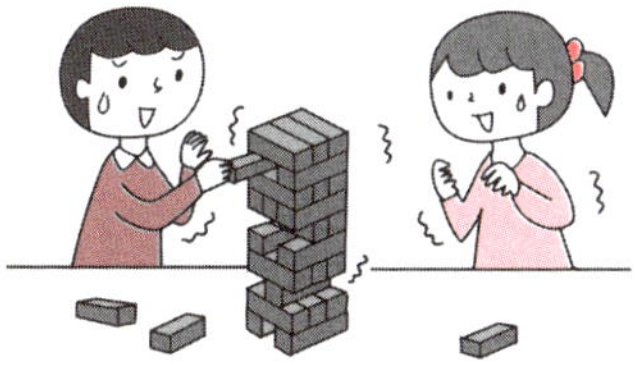

5

19

行動④ 脳に全力を出させる「あと1回」の魔法

ちょっとした声がけで脳の本気を引き出すことで、脳がどんどん伸びやすくなります。

脳は、低酸素化で伸びる！

酸素は、脳の活動には欠かせません。脳に強い負荷がかかったときに、たくさんの酸素が必要になります。

そんなときは脳が低酸素になり、脳番地が「息切れ」しているような状態。しかし、そんなときこそ、脳の枝ぶりが伸び、成長するのです。

つまり、**自分のキャパシティーを超えるような、脳をフル回転させなければいけない場面でこそ、脳は効率的に成長します**。慣れた活動を繰り返すことは、脳のルートを定着させるためには大切なのですが、劇的に脳を成長させるのは、初めてのことや、今までよりも少し難しいことにチャレンジしているときです。

とは言え、発達障害があると慣れないことに対する不安が大きいため、脳の低酸素状態を作り出すこともなかなか容易ではありません。そこで、次のような状況で、脳に低酸素状態を作ることをおすすめします。

「あと1回」の魔法

たとえば、ダンベル運動をしていて、「あ〜、もう限界〜腕が上がらない〜」というときに、「あと1回！」と声をかけてダンベルを持ち上げると、それまで使っていた酸素量とは比べ物にならないほどの酸素を使います。これが**「あと1回」の魔法です**。

この魔法は何にでも応用可能です。

子どもが日記や作文を書いていて、「もう書くことない〜」と終わろうとしたとき、「あと1行書いてみよう！」と誘えば、思考系・伝達系脳番地の酸素消費量がぐっと上がります。

「もう計算いやだ〜」のときは「あと1問！」。「もう走れない〜」のときは「あと1分！」。

このような最後の追い込みは脳に全力を出させて、脳がぐっと成長できます。「あと1回」は脳にスイッチを入れること。子どもがその1回を乗り越えたら、褒めるチャンスにもつながります。

「選択肢」の魔法

そもそも子どもが行動したがらない、「あと1回」どころか、最初の1回にも手をつけようとしない、という場合には、「選択肢」の魔法を使います。

やる気が起きないときに、目の前に「これをやらないと次に進ませないぞ！」という課題を1つだけ提示されてもモチベーションはまったく上がりません。食欲がないのに、「これを食べきらないと○○しちゃダメ」と言われているようなものです。

そこで選択肢をいくつか提示します。自分で選ぶという行為は、思考系脳番地を能動的に使うこと。受動的に与えられたものよりも、能動的に選んだもののほうが、脳が働きやすくなります。そうすれば、停滞していた脳が動き出し、ぐっと酸素を使い始めることができます。

「あと１回」は魔法の言葉

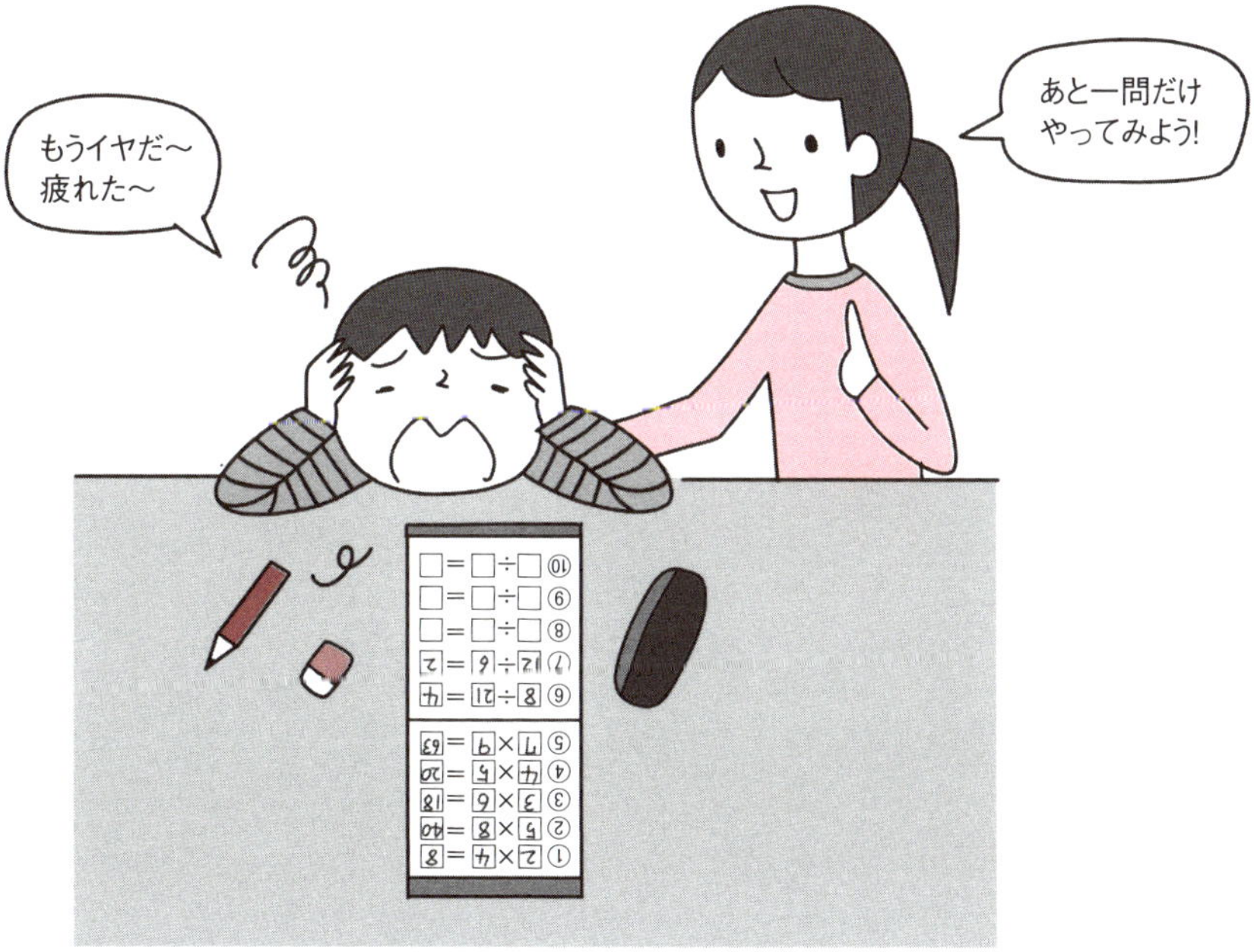
もうイヤだ〜
疲れた〜
あと一問だけ
やってみよう!

脳に強い負荷がかかり、酸素が足りないときほど、脳の枝ぶりが伸び、成長します。それを利用して、子どもが「もうできない」と言ったときに「あと一回だけ」するように声がけしましょう。最後の追い込みは脳に全力を出させて、脳がぐっと成長できます。

5

20

行動⑤ IT機器と上手に暮らす

MRI脳画像で診断すると、発達障害とIT機器の使いすぎには、右脳の後ろ半分が育っていないという共通点があります。

IT機器に脳の成長が邪魔される

パソコン、スマホ、タブレット、ゲームなど、身の回りのあらゆるところにIT機器があります。現代の子どもたちは、0歳のときからIT機器に触れ、ITのない生活など想像もできなくなっています。

確かに、IT機器は私たちの生活を便利に、効率的にしてくれます。

しかし、便利になるということは、本来、私たち人間が脳で行っていた仕事を、IT機器が肩代わりしてくれるようになったからこそ。つまり、脳がやるべき仕事が減り、脳の成長の機会がIT機器に奪われていると言っても過言ではないのです。

ITの使いすぎによって脳番地をしっかり使うことが減り、今では20代からまるで認知症のような記憶力、判断力、意欲の低下などの問題が起こっています。著者はこれを「**IT型認知症**」と呼んで警鐘を鳴らしています。

IT機器の使いすぎは、発達障害を悪化させる

実際にMRI画像で確認すると、IT型認知症が疑われる人は、右脳の後ろ半分の枝ぶりがありません。

つまり、周りを見て、状況を理解して、「生きた現場に」臨機応変に対応することが極端に苦手になっているのです。

ところが、この右脳の後ろ半分が育っていないのは、発達障害の脳の特徴でもあります。

つまり、**発達障害とIT型認知症の脳は、共通点があるのです**。発達障害の人がIT機器を使いすぎると、発達させなければならない部分が、ますます成長しないという悪循環に陥ってしまうのです。

IT機器と上手に暮らす方法

現代の生活では、IT機器を完全にシャットアウトして生活することは現実的ではありません。しかし、使いすぎの副作用が心配です。親がIT機器を多用すれば、子どもも同

じように行動しますから、まずは大人が気をつけたいところです。

まずはデジタルからアナログに戻せるものは戻します。メールを電話や手紙にしたり、ネットショッピングを実店舗での買い物に戻すなど。

もう１つのポイントは、目的を達成するためにＩＴ機器を利用することはＯＫですが、**ＩＴ機器に「脳を使われる状態」はＮＧ**ということです。

「ＩＴ機器に脳を使われる」とは、たとえばゲームです。「何でこんなにゲームをしているんだろう？」と目的がはっきりしないなら、ＩＴ機器が主導権を持っています。ネットサーフィンも同様。特にゲームなどは、クリアすると脳の報酬系を刺激して、やめられない状態へ引きずり込まれます。

目的のないＩＴ機器の使用は、できるだけ控えるようにしましょう。

IT 機器に脳を使われる状態は NG

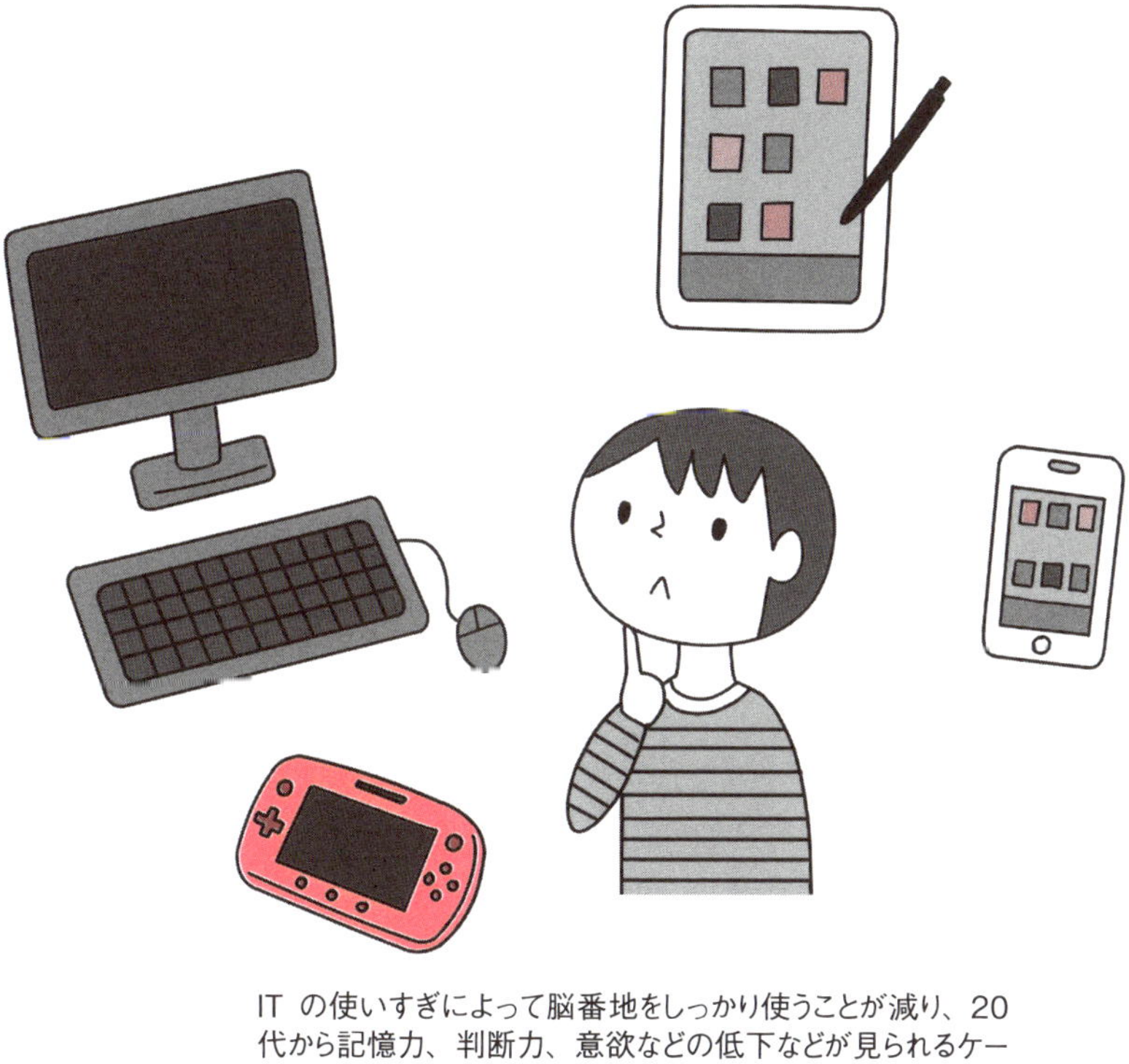

IT の使いすぎによって脳番地をしっかり使うことが減り、20 代から記憶力、判断力、意欲などの低下などが見られるケースがあります。アナログでできることは、なるべくアナログでするほうが、脳番地の発達のためにはよいでしょう。

海馬の健康管理術

発達障害があっても、なくても、人生を楽しく生きるためには、海馬を鍛えることが必要であると同時に、海馬の健康管理が重要だと考えています。

海馬は、お肌と同じで、放置しておけば老化しやすい繊細な脳番地です。特に、海馬は低酸素に敏感で、かつ弱い特徴があります。

そこで、海馬をどのように手入れしたらよいか、４つの健康管理術を述べます。

１つ目は、日頃から海馬だけでなく、海馬の周囲の脳番地を使って、強化しておくことです。意識的にものごとを覚えるようにしましょう。１日 20 分程度、暗記する時間を持ちましょう。

２つ目は、持続的な過剰ストレスの回避です。ストレスは脳の成長に必要なことである反面、過剰なストレスが持続するとステロイドホルモンが過剰に出て、海馬萎縮の誘引にもなりかねません。鬱や引きこもりを誘引するような過度なストレスは避けましょう。人間関係の悪化もストレスになります。ストレスがなくとも弱い海馬を持つ発達障害の子どもたちは、ストレスに過剰反応しやすいのです。

３つ目は、思い出と学習の使い分けです。

思い出すことと、新しいことを学ぶのは、海馬の頭部と尾部とでは、役割が違うと考える仮説があります。この仮説の通りだとすれば、海馬の場所の使い分けが必要になります。

思い出にふけるだけでも不十分、新しいことを学ぶだけでも不十分で、その両方が必要です。たとえば、昼間は勉強、夜は家族との思い出話などを楽しむのがいいでしょう。

４つ目は、左右の海馬の使い分けです。

右海馬と左海馬では、成長に差があります。左海馬のほうが右海馬より言語記憶の役割を担っていると考えられます。言葉を覚えるだけでなく、地理などの空間的な記憶をバランスよく行うように心がけましょう。

海馬の成長は生後より始まり、40 歳代になっても成長します。

海馬を強く育てて、老化しにくい海馬に鍛えることで、発達障害の症状を軽減するだけでなく、認知症予防にも役立ちます。

第6章 発達障害の子どもを伸ばす「脳番地トレーニング」

脳は、使えば使うほど成長します。得意な脳番地をさらに強化することで、子どもの長所を伸ばすことができます。加えて、苦手な脳番地を放置しないで、手入れして少しでも伸びやすい状態にするために刺激しておくことも大切です。

日々のトレーニング習慣で、得意な脳番地・不得意な脳番地の両方を伸ばす“脳ハウ”をご紹介します。

6

1

脳番地トレーニングの秘訣

育てたい脳力に対して、マンネリ化を防止しながら脳トレ効果を高める3つの鉄則を実践しましょう。

脳番地トレーニングの目的

発達が遅い子どもの脳番地は、得意なところと苦手なところの落差が大きく、成長状態がデコボコしています。このアンバランスさを解消するために行うのが脳番地トレーニングの1つ目の目的です。

また、子どもが将来、長所として活用できる強い脳番地を育てることが、脳番地トレーニングの2つ目の目的です。

日頃あまり使っていないと思う脳番地に加えて、得意な脳番地のトレーニングに取り組みましょう。

脳番地トレーニングの順序

脳番地トレーニングは、自然な脳の発達順序に従って、脳番地の基本的な使い方から、高度な使い方へと進めていきます。発達する脳の土台部分がしっかり発達していないと、高度なことに挑戦しようとしたときに苦労しやすいからです。

年齢相応の教材が、子どもの脳にぴったりな課題とは限りません。少し簡単に思えても、確実に学習を積み上げることが脳の発達を促します。

基本的には、次項から順番通りに取り組んでください。しかしトレーニングのマンネリ化は逆効果ですから、行き詰まったときやハードルが高いときには順番にこだわらずに次へ進んでください。

また各トレーニングは、「基本脳トレ」と、「発展脳トレ」の2ステップになっています。子どもの年齢や能力に合わせて取り組んでください。「評価ポイント」は、褒めや助言のポイントとして活用してください。

脳トレ効果を高める3つの鉄則

脳の枝ぶりを伸ばすには、トレーニング過程の「低酸素」が必要です。子どもの脳にうまく酸素を使わせてトレーニング効果を高めましょう。

①子どもが自分で考えて答えを出す過程で、脳は酸素を使います。難しすぎる問題ではかえって酸素を使い

ません。**子どもが「ちょっと頑張ればできそうだ」というラインを見極めて挑戦させることがポイント**です。

②トレーニング中は、**大人は「待つのが仕事」**です。子どもの脳の処理速度は大人よりゆっくり。特に苦手な脳番地ほど処理が遅くなります。子どもが試行錯誤する時間をたっぷり取って、せかさないほうが、脳活しやすくなり、脳でじっくりと酸素が使われます。

③酸素を使うほど、脳は疲れます。そのため、**できるだけ楽しい空間を作りましょう**。「よくやったね」と褒め、会話を楽しみながら和やかに進めると、子どもがトレーニングから逃避することはありません。

　脳番地を効率よくダイレクトに刺激するには、楽しいと感じる空間、子どもが達成感を感じられるコミュニケーションが鍵となります。トークン（シールやポイントのご褒美）を活用することも効果的です。

マンネリ脳を防止する脳トレ3つの鉄則

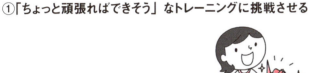

①「ちょっと頑張ればできそう」なトレーニングに挑戦させる

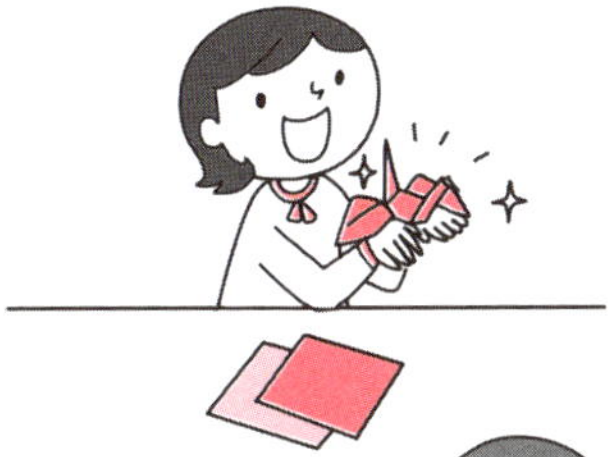

②大人は「待つのが仕事」

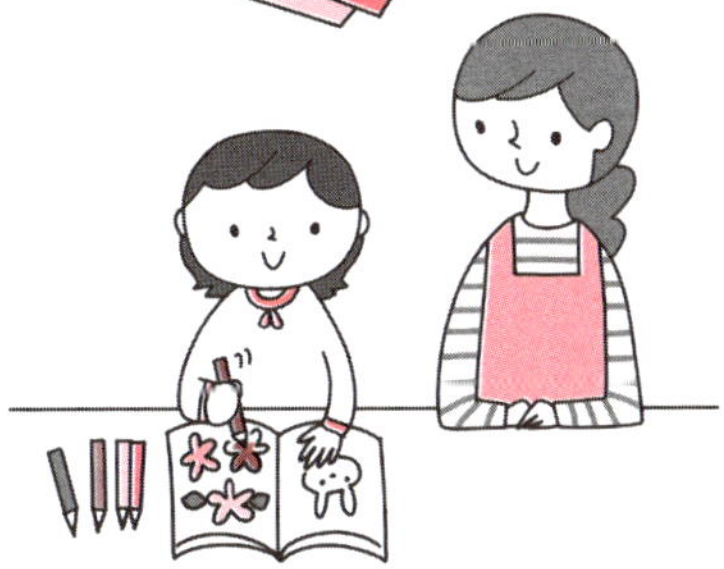

③できるだけ楽しい空間を作る

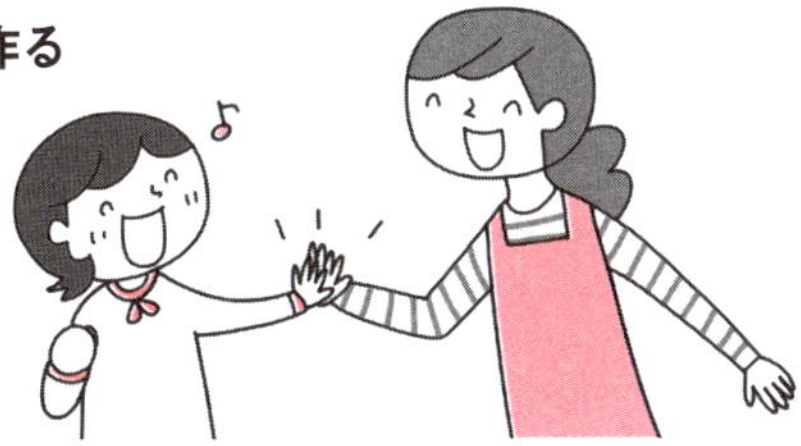

6-2

運動系脳番地トレーニングI　全身運動と筋力

発達障害は運動不足を伴うことがほとんどです。まず、「ペーパーボール」と「スポーツ」で、運動不足をしっかり克服していきましょう。

育てたい脳力

①全身を動かす脳力と筋力
②ガッツを出して頑張る力
③最後まで行動する力

基本脳トレ　ペーパーボール

―やり方

両手を前へ伸ばして、それぞれ新聞紙を1枚ずつ持ち、両手で同時に新聞紙をぐしゃぐしゃに丸め、拳に収まるまで握り込みます。1日3回を目安にしましょう。

―評価ポイント

- 拳に収まるまで小さく丸めたか。
- 両手を同時に動かせたか。
- 手をじっと見ながらできたか。
- 口など他の部位が動いていなかったか。

―工夫

紙の大きさや硬さを調節すれば、適度な難易度になります。

手を上に挙げながらやると、負荷が高まります。

日常生活では、重いものを持たせるなど筋力を刺激しましょう。

また、丸めた紙のボールを箱に投げ入れてポイントを競うなど、親子で遊んでみましょう。

前向きに投げるだけでなく、後ろ向きにもペーパーボールを狙いを定めて投げてみましょう。

発展脳トレ　スポーツ

―種目の選び方

記録を出したり動きをマスターすることに集中する陸上競技や水泳競技、バレエなどは、考えて行動する能力や工夫する力、自分を律する力を養います。

相手のプレーに対応するテニス、卓球、フェンシング、剣道などは、相手の動きを見て、瞬時に「こうしよう」と考えて身体を動かす対応力が養われます。

相手と組み合う柔道、レスリング、相撲などは皮膚の過敏性がある子どもは嫌がるかもしれませんが、全身運動という点で脳を全体的に強化してくれます。

ネットでフィールドが区切られているバレーボールや、攻防を交代する野球は、構造化されているため発達が遅れていても「今何をすべきか」がわかりやすく、チームに参加しやすい面があります。

相手チームと接触するバスケットボール、サッカー、ラグビーなどの競技のほうが、より視野を広く使って、臨機応変に考えて行動する力を養います。ただし空間が広すぎて、フォーメーションを理解できない場合などは支援が必要かもしれません。

――評価ポイント

- 休まずに習いに行っているか。
- 自分なりの小さな目標を立てて取り組んでいるか。
- 以前はできなかった動きができるようになっているか。
- 身体を動かすのを楽しめているか。
- 日常生活でテキパキ動けるようになっているか。

基本脳トレ「ペーパーボール」

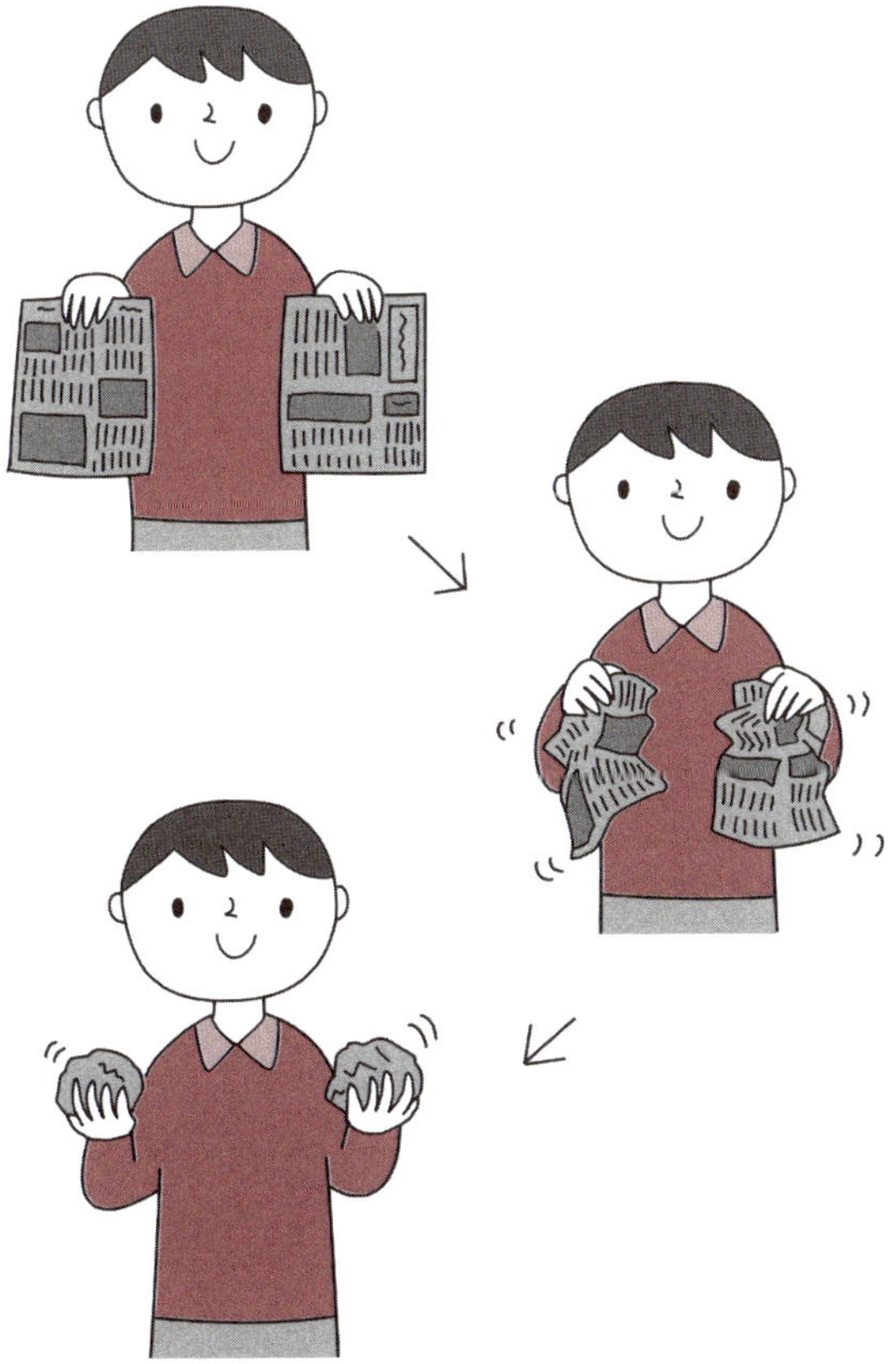

両手を前に出し、それぞれの手に新聞紙を1枚ずつ持ちます。

それぞれの手で同時に、新聞紙をクシャクシャに丸めていきます。

野球ボールくらいの大きさに丸めたら終わりです。最後は少し離れたゴミ箱に投げ入れて遊んでもいいでしょう。

3 運動系脳番地トレーニングⅡ　手を器用に動かす力

発達障害は不器用さを伴うことが多いので、「グラグラゲーム」と「ギリギリぬり絵」でトレーニングしましょう。

育てたい脳力

①右脳と左脳が協調する力
②見ながら器用に手を動かす力
③意識しながら慎重に身体を使う力

基本脳トレ　グラグラゲーム

――やり方

ジェンガに代表されるような、〝グラグラ〟するバランスゲームにチャレンジしましょう。

――評価ポイント

- 慎重にゆっくりと手を動かすか。
- 力が入りすぎないか（力を抜けるか）。
- 話しながらできるか。
- 手先を最後までじっと見ながら動かすか。
- 緊張する場面でじっとするか。

発展脳トレ　ギリギリぬり絵

――やり方

市販のぬり絵の教材と、先のとがった色鉛筆を準備します。通常のぬり絵のやり方ではなく、線に触れないように色を塗ります。線と塗った部分の間に、1ミリ以上の余白があれば合格です。線に触れたりはみ出したりしないように、見ながら手を使わせます。

――評価ポイント

- 線からはみ出していないか。
- 線に接していないか。
- ゆっくり丁寧に描けたか。
- 色を工夫して塗れたか。
- 塗りつぶすべき部分に塗り残しがないか。

――工夫①

難易度を工夫するには、拡大コピーや縮小コピーを利用します。上達してきたら縮小コピーをして取り組んでみましょう。

上手に塗れない場合には、拡大コピーで取り組んでみます。拡大コピーでも難しい場合には、線に接してもいいことにするのもよいでしょう。

――工夫②

なかなか上達しない場合や、ゆっ

くり細かく手を動かせない場合には、いったん色塗りの課題を中止して、1か月ほど「両手書き」の課題に切り替えます。

両手に鉛筆を持って、同時にゆっくりと名前を縦に書きます。毎日15分、自分の名前や家族の名前、好きな言葉を書くと、手の使い方が上達してきます。

両手書きの評価では、以下のような点を見てあげてください。

- 右手と左手が同時に動いているか。
- 左右の文字が均等な大きさか。
- 左右で筆圧差がないか。
- 左右に注意を配って書いているか。
- 線の揺れがないか。
- 最後まで気を抜いてないか。

発展脳トレ「ギリギリぬり絵」

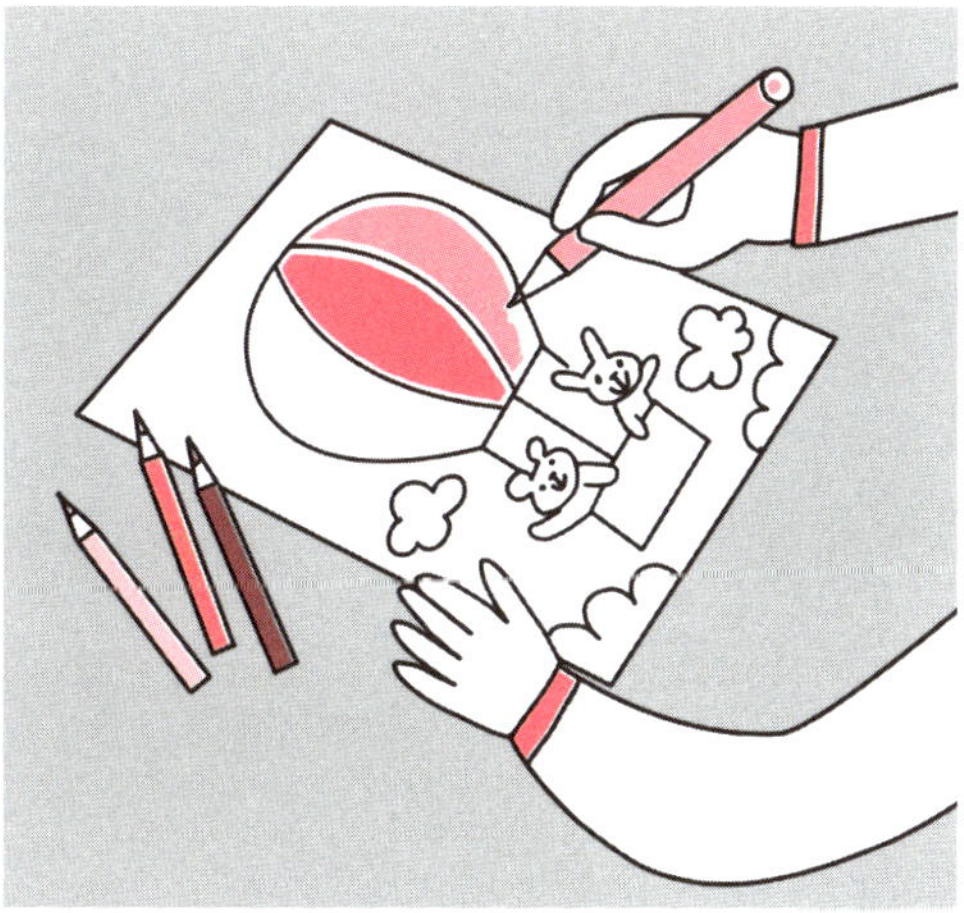

ぬり絵の輪郭線いっぱいに色を塗るのではなく、線の内側に1ミリくらいの余白をあけて色を塗ります。

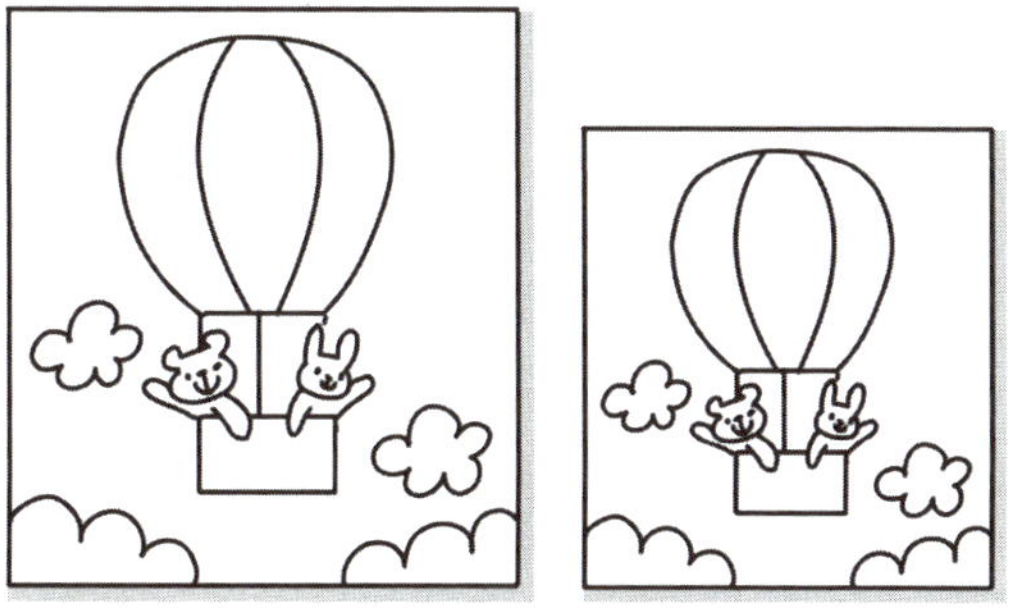

拡大コピーしたぬり絵を使えば、難易度が下がります。上達してきたら縮小コピーして取り組んでみましょう。

6-4

視覚系脳番地トレーニングI よく見て気づく力

「○○を探せ！」と「視写」で、注意力・記憶力・思考力を鍛えることができます。工夫して続けましょう。

育てたい脳力

①注意深く見る力
②ものを探す力
③見て気づく力

基本脳トレ ○○を探せ！

――やり方

紙に数字、記号、文字などをランダムに配置して、できるだけ早く、すべてのターゲットに丸をつけます。

たとえば、数字が並んだ紙面ですべての「5」に丸をつけます。本から特定の文字を探すやり方でもよいです。難しい場合には、拡大コピーをして大きなサイズから始めて、次第に縮小コピーで小さくします。

――評価ポイント

・ターゲットの見落としがないか。
・ターゲット以外に丸をしてないか。
・スピーディーにできたか（制限時間を設けた場合）。

――工夫

簡便で取り組みやすく、注意力・記憶力・思考力を鍛える大切な課題です。以下のバリエーションも試して、徹底的に育てましょう。

①ターゲットを2つ以上にする

1つのターゲットでミスがなくなったら、2つ、3つと同時にチェックするようにします。

②途中でターゲットを変える

最初に「5」を探して、数十秒後に「8」に変えるなど、途中で指示を変えます。

③ないものを探す

1〜40の数字のうち、1つだけ数字を抜いてランダムに並べておき、抜けている数字を探します。50音でもできます。

④歩きながらターゲットを探す

数字や文字を1つ決めて、散歩をしながら、看板や標識にターゲットがないかを探します。より視野の広い探索能力を養います。

⑤実際の「物」を探す

家やスーパーで実際の「物」を探します。家で「物差しど〜こだ」と聞いたり、スーパーで「ピーマン探して」などゲーム感覚でできます。

発展脳トレ

視写

―やり方

子どもの好きな本を1冊決めて、ノートに書き写しをします。時間を決めたり、分量を決めたりして一定量を書き写します。できるだけ静かな環境でやりましょう。

書き写しが終わったら、赤ペンに持ち直して、自分で写し間違いがないかをチェックします。もし自己修正が難しければ、自分が書いたものを音読するだけでもよいでしょう。

―評価ポイント

・書き間違いや書き飛ばしがないか。
・集中して書けるか。丁寧な字か。
・自分で修正ができるか。

―工夫

単調になりやすいので、1冊の視写が終わったらきれいにファイリングするなど、達成感や見通しが感じられるように取り組みましょう。

基本脳トレ「○○を探せ！」

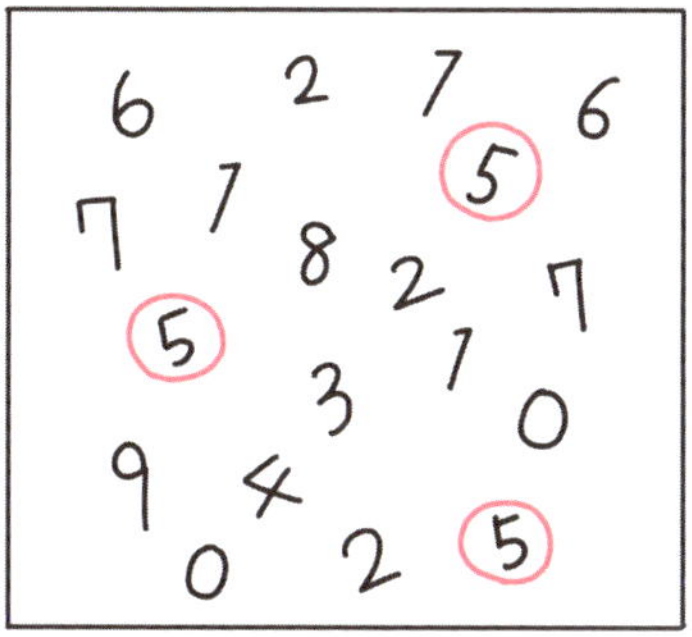

数字や文字がランダムに書かれた中から、特定の数字（例：5）や文字を探して丸をつけます。

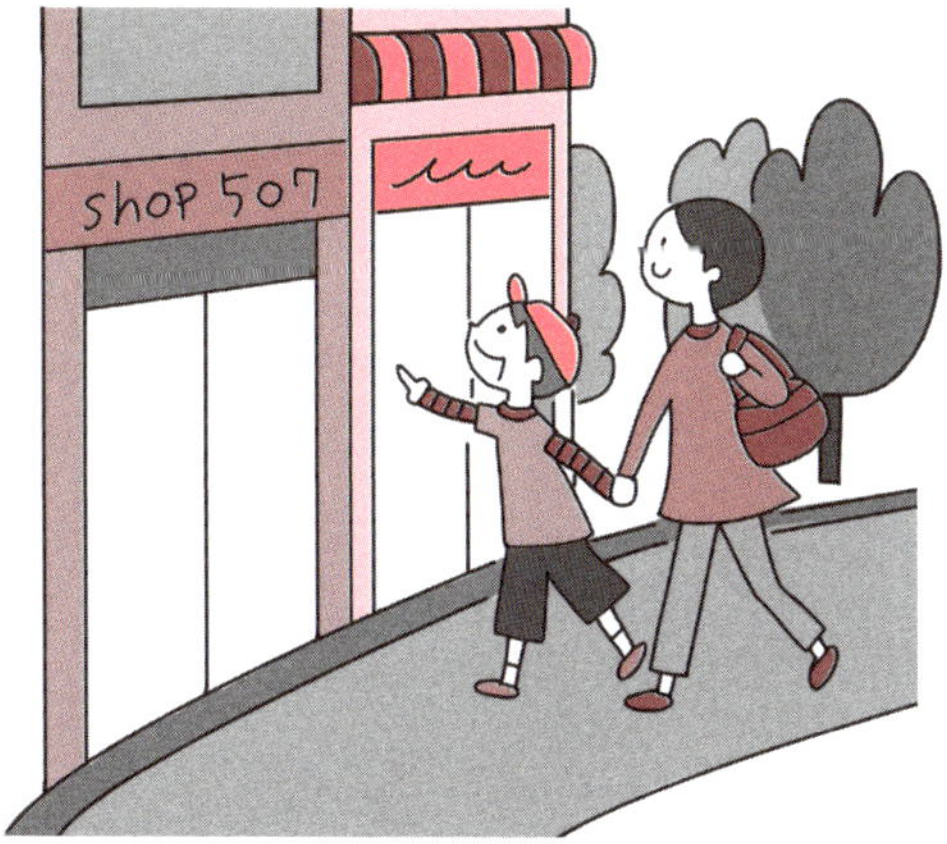

バリエーションとして、街中で看板などから決めた文字や数字を探して歩くのもよいでしょう。

視覚系脳番地トレーニングⅡ　イメージする力

「折り紙」と「空書クイズ」で、よく見る力と、頭の中で見る力を鍛えましょう。

育てたい脳力

①形を分析する力
②見えない像をイメージする力
③手順を追ってイメージを作る力

基本脳トレ

折り紙

――やり方

折り紙と、折り方の教本を用意して、折り紙を折って遊びます。

折り方の教本を見ただけで折り方を理解できる子どもは少ないので、最初は大人の手先を見て真似るようにしてマスターするといいでしょう。

折り方を覚えてきれいに折れるまで、同じ物を折るようにします（1作品につき10枚など）。

――評価ポイント

・手本をきちんと見て折っているか。
・手先を見ながら折っているか。
・折り方の手順を覚えているか。
・丁寧に折っているか。

――工夫

折り紙が苦手な子どもは多いので、誕生日会で飾りつける、友達にあげる、５００枚の折り紙をコンプリートするなど、目標を持たせるといいでしょう。

難しい場合には、途中まで大人が折ってあげて、途中から引き継いで子どもが折ります。慣れてきたら徐々に支援を少なくしていきましょう。

発展脳トレ

空書クイズ

――やり方

空書とは、空中や手のひらなどに、ペンを使わずに書くことです。

支援者が文字を空書して、子どもがその文字を当てるクイズをします。はじめは1文字から始めて、かな→数字→漢字→熟語など、レベルアップしていきましょう。

――評価ポイント

・指先を追って見ているか。
・集中して最後まで見続けているか。
・頭を揺らさずに見ているか。
・空書が終わった後、記憶して自分でも空書ができるか。

――工夫

紙の上に空書で書く、空中に大きく書く、手のひらに小さく書く、背中に書く、といったように、難易度が上がっていきます。最終的には、背中に書かれた文字がわかるようになるといいでしょう。

答えられない場合には、空書の動きを真似させたり、子どもの手をとって空書をして、視覚からだけでなく、動きからもイメージを作れるように支援してみてください。

うまくできない場合、ゆっくり正確に行うことがコツです。「ゆっくり」「正確に」が、かえって脳を刺激します。

発展脳トレ「空書クイズ」

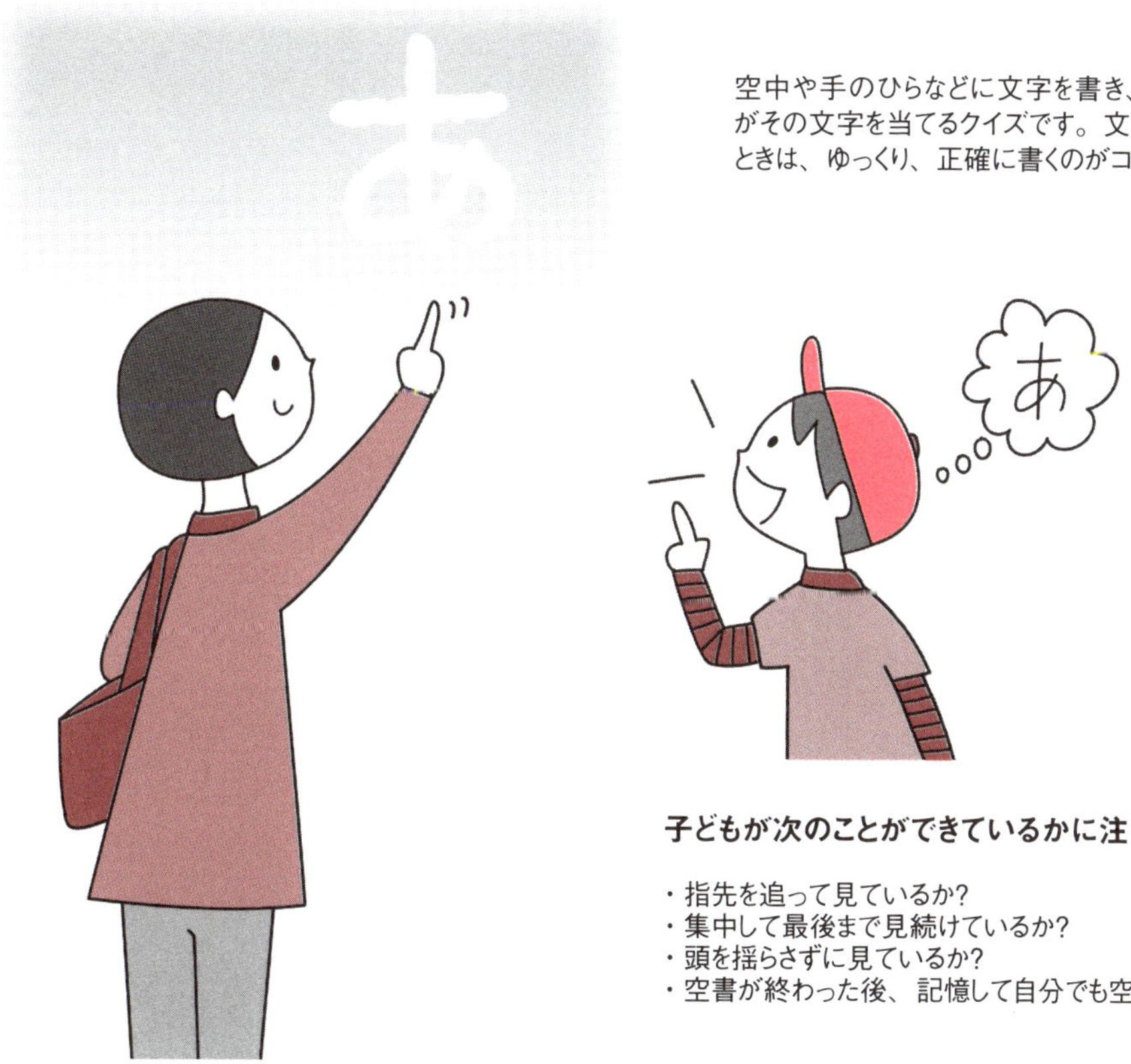

空中や手のひらなどに文字を書き、子どもがその文字を当てるクイズです。文字を書くときは、ゆっくり、正確に書くのがコツです。

子どもが次のことができているかに注目しましょう。

- 指先を追って見ているか？
- 集中して最後まで見続けているか？
- 頭を揺らさずに見ているか？
- 空書が終わった後、記憶して自分でも空書ができるか？

6 聴覚系脳番地トレーニングⅠ　聞いて保持する力

「繰り返し読み」と「ディクテーション」で、聞いたことを頭の中に長く保てる力が鍛えられます。

育てたい脳力

①注意深く正確に聞く力
②聞いたことを保持する力

基本脳トレ　繰り返し読み

――やり方

支援者が、文章を区切りながら読み上げます。子どもは、聞き終ってから、聞いた言葉を正確に繰り返します。

区切りの長さは、できれば一文を一気に読み上げる程度が望ましいですが、聴覚があまり得意でない場合には、読点（、）や言葉の切れ目で区切ってもOKです。短すぎるとトレーニング効果が薄れますが、必死に聞いてほぼ正答するくらいの区切りで、文章を読み進めていきます。間違えた場合には、再度「読んで→復唱」を繰り返します。参加型の読み聞かせのつもりで、子どもの好きな題材を選ぶことが大切です。

――評価ポイント

- "てにをは"まで正確に復唱できるか。
- 一度で正確に復唱できるか。
- 1行程度の復唱が可能か。

発展脳トレ　ディクテーション

――やり方

今度は、読み上げられた内容を書き取ります。支援者は、二文～一段落程度の文章をゆっくりと読み上げます。子どもは、聞きながら正確に書き取りをします。

この課題では、聞く、覚える、書くという3つの脳番地を連係させることが目的なので、漢字が思い出せない場合は、かな表記でもOKとします。

一度ですべてを書き取るのは難しいので、正しく書けるまで繰り返します。目標は3回の読み上げで書けるくらい。書き取れなかったところは空欄にしておいて、2回目、3回目で埋めていくようにします。

2回目以降も、書けないところだけを読み直すのではなく、1回目に読み上げた部分と同じ箇所を最初から最後まで読むことがポイントです。これも1冊決めて、毎日15分以上やると効果的です。

――評価ポイント

- 助詞まで正確に書き取れているか。
- 聞く・覚える・書くの同時進行が可能か。
- 2回目以降で自分のミスや空欄部分に焦点を当てて聞けるか。

――工夫

この脳トレは脳刺激効果が強い分、大人でも苦労するほど脳負荷が高い課題です。最初はとても疲れやすく、うまく書けずにイライラするかもしれません。その場合には、読み上げる回数を変えたり、読み上げる分量を変更するなど、臨機応変に対応してください。

1回目、2回目、3回目と、鉛筆やペンの色を変えてチャレンジすると、埋まっていく様子が視覚化できて達成感を得やすくなります。

基本脳トレ「繰り返し読み」

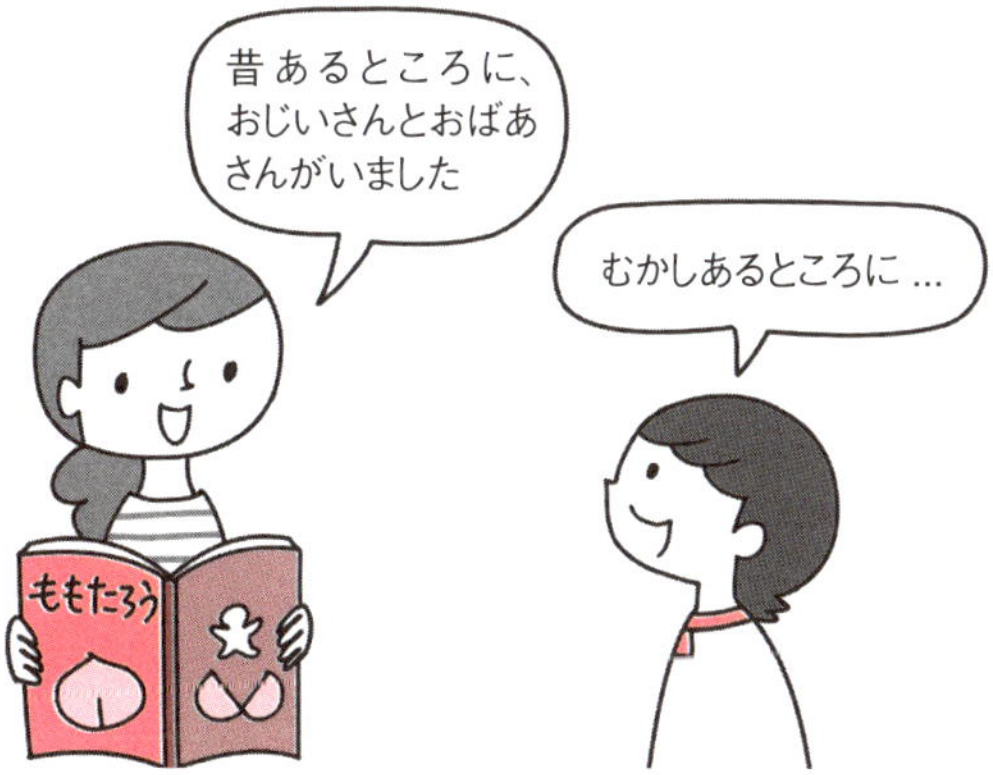
昔あるところに、おじいさんとおばあさんがいました
むかしあるところに…
ももたろう

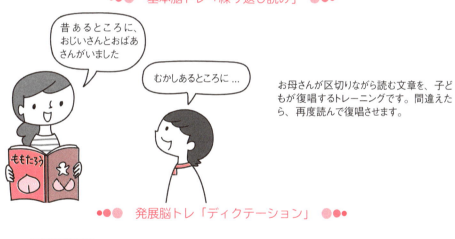

お母さんが区切りながら読む文章を、子どもが復唱するトレーニングです。間違えたら、再度読んで復唱させます。

発展脳トレ「ディクテーション」

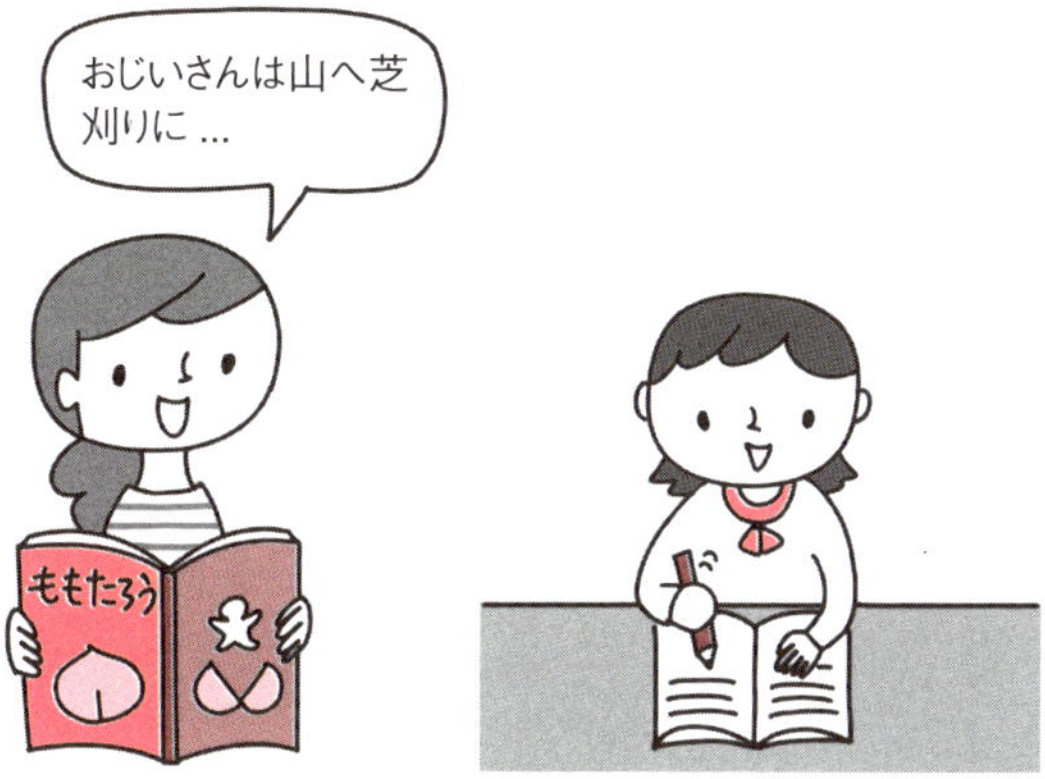
おじいさんは山へ芝刈りに…
ももたろう

発展形のトレーニングとして、文章が読み上げられるのを聞きながら書き取ります。

聴覚系脳番地トレーニングⅡ　聞いて理解する力

「耳クイズ」と「耳さんすう」で、相手が話している最中に絶対に声を出さないルールを身につけながら、聞く力が鍛えられます。

育てたい脳力

①最後まで聞き続ける力
②聞いたことを理解する力
③聞いたことを活用する力

基本脳トレ 耳クイズ

――やり方

支援者が口頭のみで問題を出して、子どもが答える課題です。クイズのように楽しみながらできます。正解することより、正しく問題を聞き取ることが目的のため、本人が知っていることを出題してもOKです。

この課題に取り組むときには、聞き取りを意識して、問題文を少し長めにするように工夫しましょう。

たとえば「日本の首都はどこ?」では聴覚のトレーニングにならないので、「イギリスの首都はロンドンです。フランスの首都はパリです。中国の首都は北京です。さ〜て、それでは日本の首都はどこでしょう?」というように、最後まで聞くことを意識させましょう。

相手が話しているときに、絶対に声を出してはいけないというルールを設定しましょう。問題文の途中で答えがわかっても、最後まで聞くことが大切です。

――評価ポイント

・最後まで口を挟まずに聞けたか。
・質問と答えが呼応しているか（聞いたことと違うことを答えていないか）。

――工夫

一問一答形式が問題ないようなら、短い話を聞かせた後に、内容に関するクイズを出しましょう。小学校低学年の国語の読解問題を耳で解くイメージです。

発展脳トレ 耳さんすう

――やり方

次は、算数の問題を口頭で出題し、答えを計算して答えるトレーニングです。数字は、言葉よりも聞き違いが発生しやすいため、より注意深く聞くことを意識させましょう。

まずは単純な計算問題を読み上げる程度からスタートします。紙とペンを使わないで考えさせたほうが、聴覚系脳番地は伸びやすくなります。

計算問題ができるようになったら、短めの文章題にもチャレンジしてみてください。その場合は、紙とペンを使用してもよいでしょう。

この課題は計算能力に影響されないほうがよいため、計算が苦手な場合は、電卓を使ってもよいです。その場合は、そろばんの「読み上げ算」風に、子どもが聞きながら電卓やそろばんを使って計算をします。

読み上げ算では、「198＋247－504÷…」というように、いくつもの数を四則演算すると効果が高まります。10～20個程度の数を計算できるようになるといいでしょう。

――**評価ポイント**

・数字や演算子の聞き間違いがないか。

・問題の聞き返しがないか。

基本脳トレ「耳クイズ」

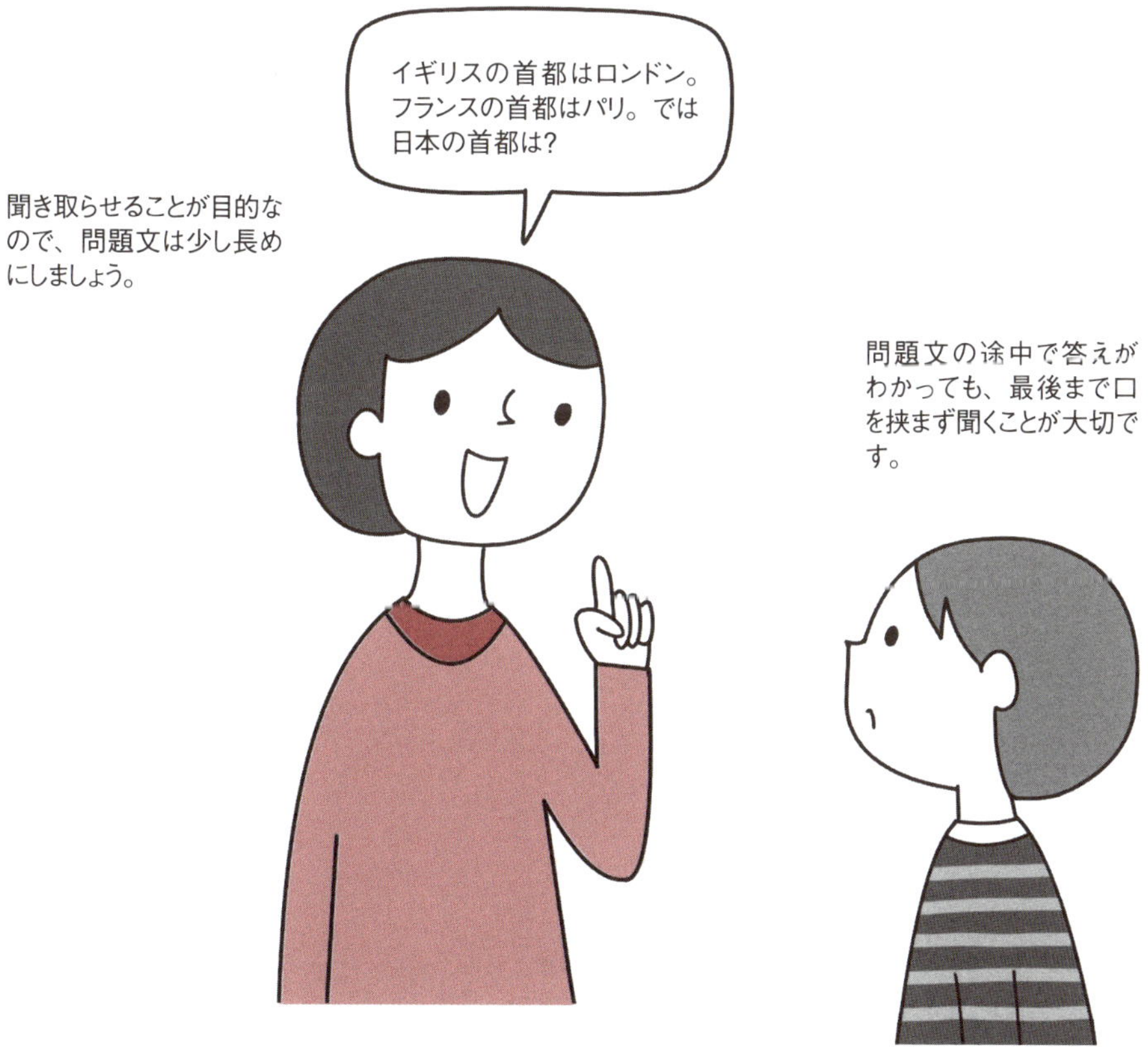
イギリスの首都はロンドン。フランスの首都はパリ。では日本の首都は?
聞き取らせることが目的なので、問題文は少し長めにしましょう。
問題文の途中で答えがわかっても、最後まで口を挟まず聞くことが大切です。

6
8

記憶系脳番地トレーニングⅠ　覚える力・思い出す力

「イラスト記憶」と「リーディング記憶」で、映像記憶と言語記憶を鍛えましょう。

育てたい脳力

①覚えることに注目する力
②図柄を覚えて、思い出す力
③言葉を覚えて、思い出す力

基本脳トレ イラスト記憶

――やり方

国旗のような単純なイラストを30秒間見て、見本を隠して、覚えた図柄を正確に描きます。一度で描けない場合には、「30秒見て↓隠して描く」を3回繰り返します。

――評価ポイント

・集中して見続けるか。
・正しく描けるか。
・すぐに諦めず思い出そうとするか。
・3回で完成できるか

――工夫

見ることが苦手な場合には、白黒の図柄よりも、国旗のようなメリハリのある色のついた図柄が適した教材となります。なかなか覚えられない場合には、覚える30秒間を、見るだけではなく、見たことを声に出しながら覚えるようにしてみましょう。

発展脳トレ リーディング記憶

――やり方

新聞（子ども新聞や教科書、絵本などでも可）などの文章を子どもが黙読して覚え（1分）、新聞を伏せて、覚えたことを言います。一度に読む量は3行くらいから始め、子どもに合わせて増やしていきます。1分以内なら、繰り返し読んでもOKです。

「読む（1分）↓隠して言う」を3回繰り返します。2回目以降は言えなかったところだけを言うのではなく、読んだ箇所をすべて再生することがポイントです。

支援者は、子どもの回答を聞きながらテキストに線を引きます。3色ペンを持って、1回目に言えたこと（赤）、2回目に言えたこと（青）、3回目に言えたこと（黒）を、それぞれの色で引きます。徐々に赤色が増えていく様子が、視覚的にも確認できます。

―評価ポイント

・集中して黙読できるか。
・黙読で覚えられない場合、音読で覚えられるか。
・すぐに諦めず思い出そうとするか。
・3回でほとんど正しく言えるか。

補足 くじ引きワード・メモリー

―やり方

特に記憶が難しい子どもの場合には、このような課題でも刺激をしましょう。50音が書かれたくじ引きを用意します。くじ引きを引き、そこに書いてある文字で始まる言葉を1分間で、できるだけたくさん思い出します。1分間で12個以上を目標にしましょう。家族みんなでやっても盛り上がります。

―評価ポイント

・スムースに単語を思い出せるか。
・思い出そうとする姿勢があるか。
・ヒントを与えれば思い出せるか。

基本脳トレ「イラスト記憶」

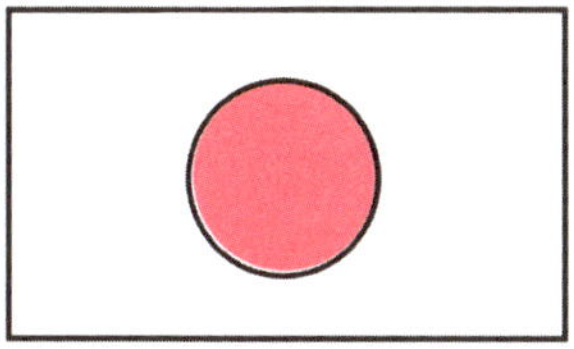

国旗などの単純なイラスト

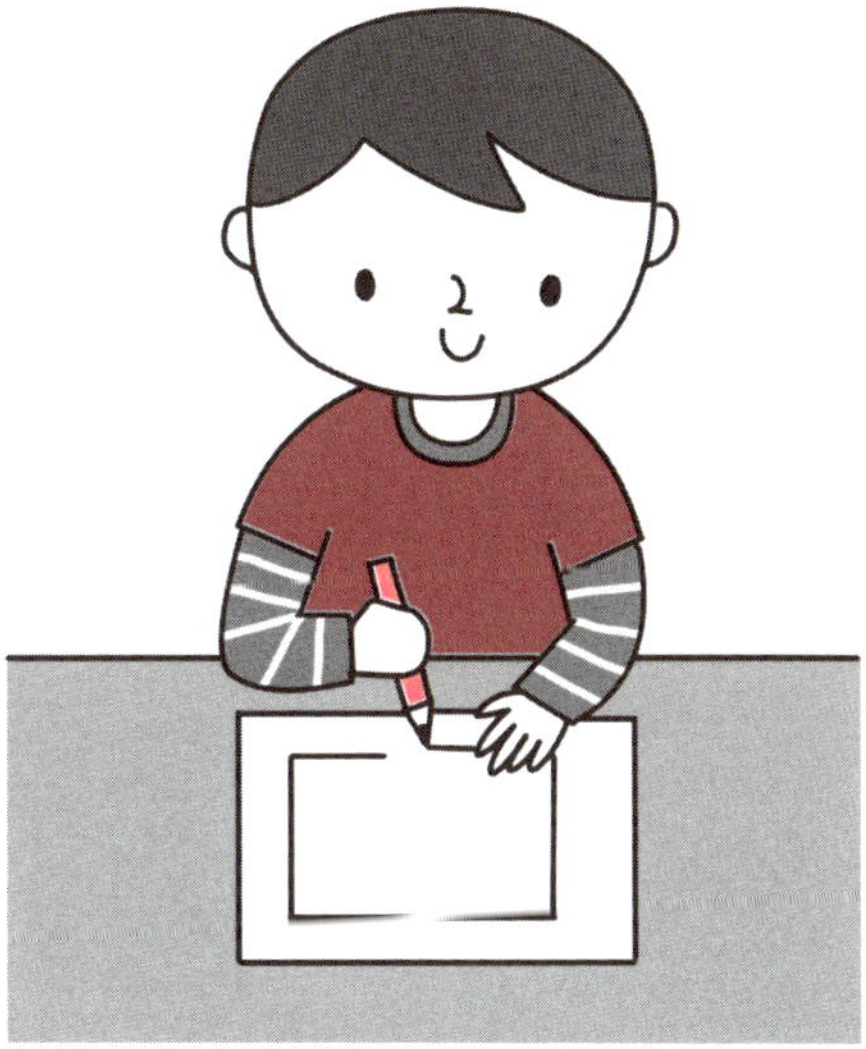

30秒見たら、見本を見ないで覚えた図柄を描きます。

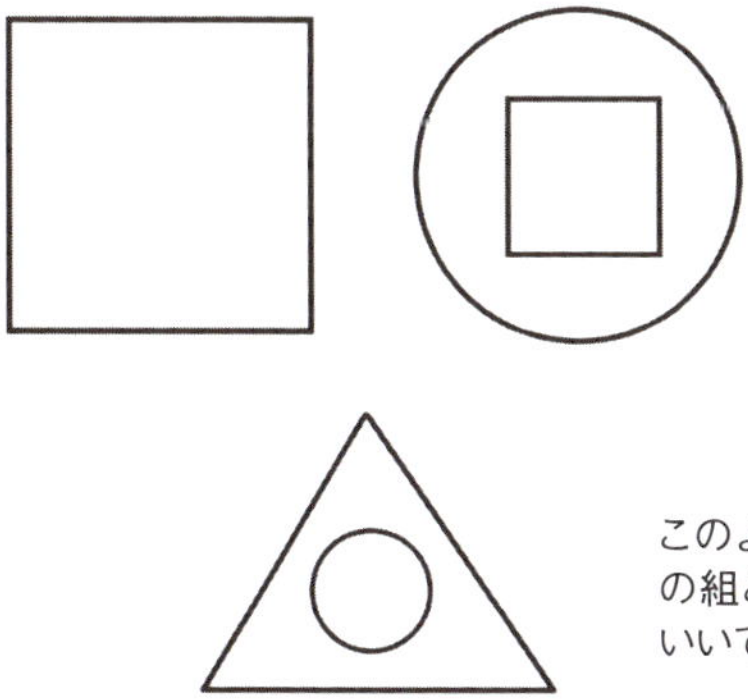

このような、シンプルな図形の組み合わせを見本にしてもいいです。

記憶系脳番地トレーニングⅡ　時間を管理する力

「時間さかのぼりトレ」と「スケジュール表」で、時間をいつも意識する力がつくと、記憶力がアップします。

育てたい脳力

①時間を意識する力
②予定を意識する力
③予定通りに行動する力

基本脳トレ
時間さかのぼりトレ

——やり方

毎晩、子どもの1日の行動を「逆さまの順番で」思い出す会話を行います。

たとえば平日だったら、「今日の6時間目は何だった？」「5時間目は？」…とさかのぼって聞いていきます。

もし自分で書ける子であれば、日記代わりに、時間軸に沿って自分の行動をさかのぼって書いていきます。

小学校低学年では、さかのぼって思い出すのは難しいので、体験した順序通りでOKです。「その後は何をした？」と記憶を引き出していきましょう。

——評価ポイント

・思い出せない時間帯がないか。
・思い出せない時間帯について、ヒントを与えたら思い出せるか。

——工夫

難易度を上げるには、「昨日の時間割を思い出してみよう」と声をかけましょう。時間割が思い出せない場合には、「給食は何だった？」などピンポイントの時間を思い出させましょう。

「明日も、給食の内容教えてね」と記憶するように予告することも効果的です。

発展脳トレ
スケジュール表

——やり方

1日の中で、「上手に行動させたい時間」を選んで、子どもと相談して予定表を作ります。習慣化するために平日（月～金曜）の予定がいいでしょう。

曜日を横に、時間の流れを縦にとって表を作成します。予定表には、行動の内容と、それを行う時間を書くようにします（イラスト参照）。

――評価ポイント
・予定表にある行動ができたか。
・時間通りに行動できたか。
・時計を見て行動したか
・予定表に書いてある時間が頭に入っているか。

――工夫
行動のモチベーションを高めるためには、1週間（または1か月）で、「○が何個になったらプールに行こう！」など、子どもが喜ぶ活動のご褒美を設定しましょう。
最初のうちは、居間だけでなく、洗面所やキッチンなど、子どもが行動する場所に表を掲示して「次に何をすべきか」がわかるようにします。
次第に、掲示する枚数を減らして、スケジュールを記憶して行動できるようにしていきましょう。

発展脳トレ「スケジュール表」

時間	行動	月	火	水	木	金
6:30	起きる					
6:30～6:45	顔を洗う					
6:45～7:00	着替える					
7:00～7:30	朝ごはん					
7:30～7:40	歯みがき					
7:45	学校に行く					

時間通りに行動できたら○、
時間は守れなかったが行動はできたら△、
行動しなかったら×をつけ、
1週間ごとに○の数をチェックします

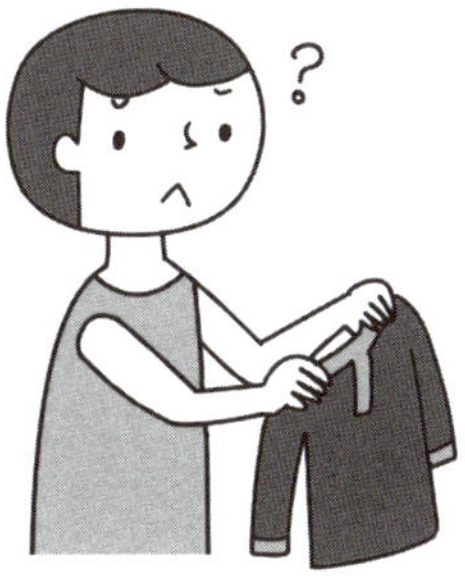

6

10

理系脳番地トレーニングI　分ける力・組み立てる力

「仲間分け」と「紙パズル」で、見るだけでなく見たものをしっかり理解して区別したり、全体像をわかるようになりましょう。

育てたい脳力

①物事のカテゴリを理解する力
②分類する力
③分解されたものを組み立てる力

基本脳トレ　仲間分け

――やり方

物を仲間分けして箱に入れる課題です。最初から分ける基準を自分で考えるのは難しいため、慣れるまでは分類の基準を支援者が指示します。

たとえば、洗濯物を「タオルと洋服に分けて」、「皆で使うものと、決まった人が使うものを分けて」など指示を出します。2つに分類できるようになったら、「お父さんのもの、お母さんのもの、自分のもの、皆のもの」など3つ以上に分類します。

慣れてきたら、子どもに分ける基準を考えさせます。洗濯物だけでなく、片づけの場面などを利用すると取り組みやすい課題です。おもちゃを色分けしたり、素材で分けたり、様々な分け方で分類しましょう。

――評価ポイント

・指示した基準を理解できたか。
・基準通りに分類できたか。
・自分で適切な基準を考えられたか。

――工夫

独特な自己流の分類が続く場合、「他の人にもわかるように分類してね」と指示を出します。自分以外の人の視点を取り入れると理解力が深まります。

年齢が高い場合には、物を分類するだけでなく、紙面上の情報を分類することにチャレンジしましょう。たとえば、スーパーなどの広告を見て、同じカテゴリの商品に同じマークをつけます（野菜なら☆、肉類なら○など）。

発展脳トレ　紙パズル

――やり方

チラシや雑誌記事、カレンダーなどを破ったり切ったりして、パズルとして活用します。

子どもは、破った紙を元に戻しま

す。ピースの数は、子どもの能力に合わせて調整します。数はあらかじめしっかり決めておきましょう。

破ったり切ったりする活動に子どもが参加したがった場合には、「○○くんが3回破った後、お母さんが3回破るね」と共同でピースを作るようにします。

——評価ポイント

・パズルをヒントなしで組み立てられるか。
・途中で投げ出さないか。
・効率のよい方法を自分で工夫しようとしているか。

——工夫

難易度を上げるには、2枚以上の違う色紙を混ぜてパズルを作ります。

難易度はピースの数と、色味で調整します。色味が似ている紙を混ぜると、とても難しいパズルになります。破る前の紙面を見せずに取り組むと、さらに難易度が増して脳が鍛えられます。

基本脳トレ「仲間分け」

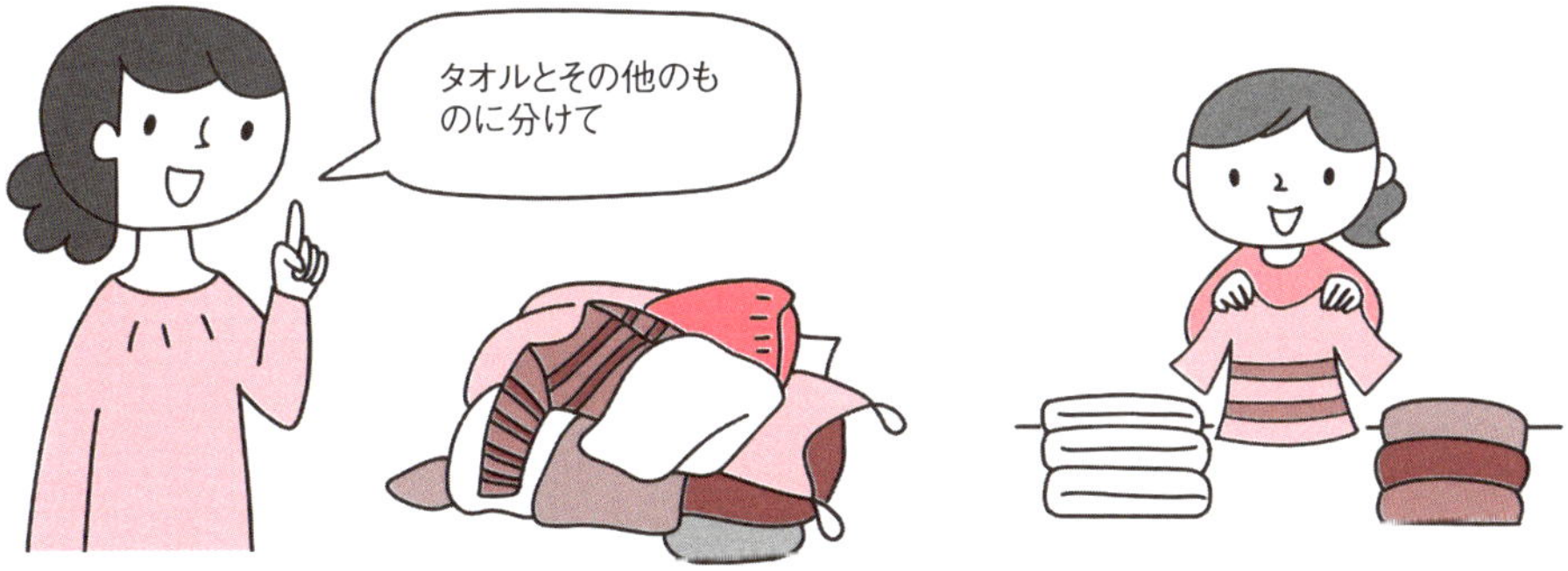

2つに分類できるようになったら、「お父さんのもの、お母さんのもの、自分のもの、皆のもの」に分けるなど、分ける数を増やします。

発展脳トレ「紙パズル」

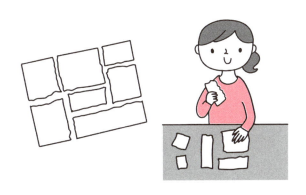

チラシや雑誌などの紙を破って（切って）パズルにします。ピースの数は、子どもの能力に合わせて調整しましょう。

6

11

理解系脳番地トレーニングII　把握する力

「オリジナル本読み」と「テキスト色分け」で、発達障害で苦手な文章理解が改善できます。

育てたい脳力

①内容をつかむ力
②重要性を把握する力
③推測する力

基本脳トレ　オリジナル本読み

――やり方

短いお話を読んで、①好きなところに線を引き、②自分なりのタイトルをつけるトレーニングです。題材にする話は、子どもが理解しやすいものや楽しんで読めるものにします。

雑誌記事、歌詞、ゲームの攻略本などジャンルは問いません。ポイントは、「大事なところ」ではなく、「好きなところ」に線を引かせる点です。

親和性の高いものほど理解しやすいため、まずは興味を持ったり積極的に読んだりする態度を身につけることが、理解系の成長には早道です。大人から見るとヘンテコなところに線を引くことも多いですが、このトレーニングでは気にしなくてOK。

存分に線を引いた後、自分なりのタイトルをつけさせましょう。

全体のタイトルが難しければ、話の一部分だけのタイトル（小見出し）でもよいでしょう。タイトルを考えるのが難しい年齢では、「お話の中の一番好きな言葉」を選んでタイトルにしましょう。

――評価ポイント

・自分の好きな部分に線を引けるか。
・全部に線を引かないか。
・タイトルを考えられる（選べる）か。

発展脳トレ　テキスト色分け

――やり方

短いお話を2回読みます。1回目は黙読をします（黙読が難しい場合には、事前に一度音読をさせるか、読み聞かせをします）。

2回目は、赤ペンと青ペン、2色のペンを持って読みます。そして、話の内容を人に説明するときに、伝えなければならない内容に赤線を、人に伝えるときには省略してもいい細かい部分に青線を引きます。

――**評価ポイント**

・赤線と青線の両方があるか。
・あらすじに関わる重要部分が赤線になっているか。
・細かい情報が赤線になっていないか。
・赤線の部分だけを読んであらすじが把握できるか。

――**発展**

この課題は、自分だけが理解すればいい「オリジナル本読み」と違って、「人に説明するように」という人との共通理解や、一般理解の力を育むことがポイントです。

発達障害の主症状に関わるので、小学生以下では難しい場合も多く、ほとんどに赤線を引いたり、赤線も青線も引けない場合が多々あります。その場合には「お母さんに教えてあげたいところに赤線を引く」、「友達の○○ちゃんに教えるときに言うところに赤線」というふうに、指示を簡単にしてみましょう。

発展脳トレ「テキスト色分け」

黙読が難しい場合には、事前に一度音読をさせるか、読み聞かせをします。

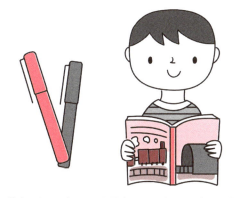

①赤と青、2本のペンを用意します。短いお話を1回黙読します。

線を引くのが難しい場合は、「お母さんや友達に教えてあげたいところに赤線を引いて」などと、指示を簡単にします。

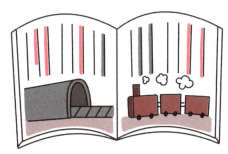

②2回目は赤と青のペンを持って読み、本の内容を人に説明するときに必要だと思うところに赤線を引きます。そうでないところには青線を引きます。

12 伝達系脳番地トレーニングⅠ　短期記憶の力

「しりとり・逆さ言葉」と「メンタルカウント」で伝える力がアップするだけでなく、冷静になって記憶する力も鍛えられます。

育てたい脳力

①情報を保持する力
②情報を操作する力
③頭の中で情報を整理する力

基本脳トレ
しりとり・逆さ言葉

——やり方

まずは通常のしりとりから始めます。十分に慣れている場合には、「3文字でしりとり」など文字数を決めたり、「学校にあるもの」などテーマを決めたりしてしりとりをします。

さらに逆さ言葉にもチャレンジしましょう。3文字程度から始めて、できれば「グレープフルーツ」など8文字以上の言葉をスラスラと逆さにできるように練習していきましょう。名詞にこだわらず、友達の名前や短文などを逆さにしたり、親子で問題を出し合ったりすると楽しくできます。

——評価ポイント

・正しく言えるか。
・すぐにギブアップせずにしっかり考えられるか。
・間違えたことに自分で気がつくか。
・黙って考えられるか（高学年以上）。

発展脳トレ
メンタルカウント

——やり方

声に出さずに、心の中で言葉を操作する力を養います。基本は、目をつぶって1～20を心の中で数えるだけのトレーニングです。活動を切り替えるときや、落ち着きたいときなどに習慣にしましょう。

できるだけゆっくりとカウントすると、さらに落ち着くことができます。1つひとつの数字を数えている間は、身体も動かさないようにじっとするのがポイントです。

——評価ポイント

・最後まで声を出さずに数えられるか。
・じっとして最後まで数えられるか。
・途中で「どこまで数えたかな？」と混乱しないか。
・数え終わって目を開けるときに落

ち着いているか。

――工夫

レベルアップする場合には、文章の読み上げを聞きながら、特定の文字や単語が出てきた数を心の中でカウントします。たとえば、「今から読む話に、〝ぼく〟という言葉が何回出てくるか数えておいてね」と言ってから読み聞かせます。

読み聞かせる量は、短期記憶のスパンで調節します。最初は1段落程度から始めてよいです。単語よりも、1文字の音を数える（例〝あ〟の回数）ほうが難しい課題になりますので、文字をカウントさせる場合には二文くらいから始めます。聴覚が苦手な場合には、読みながら数える課題に変えてもOKです。

筆算などで計算過程を独り言でつぶやいたり、言うべきではないことを声に出したり、落ち着きがないなど、脳の容量不足による行動を修正するのに役立ちます。

基本脳トレ「しりとり・逆さ言葉」

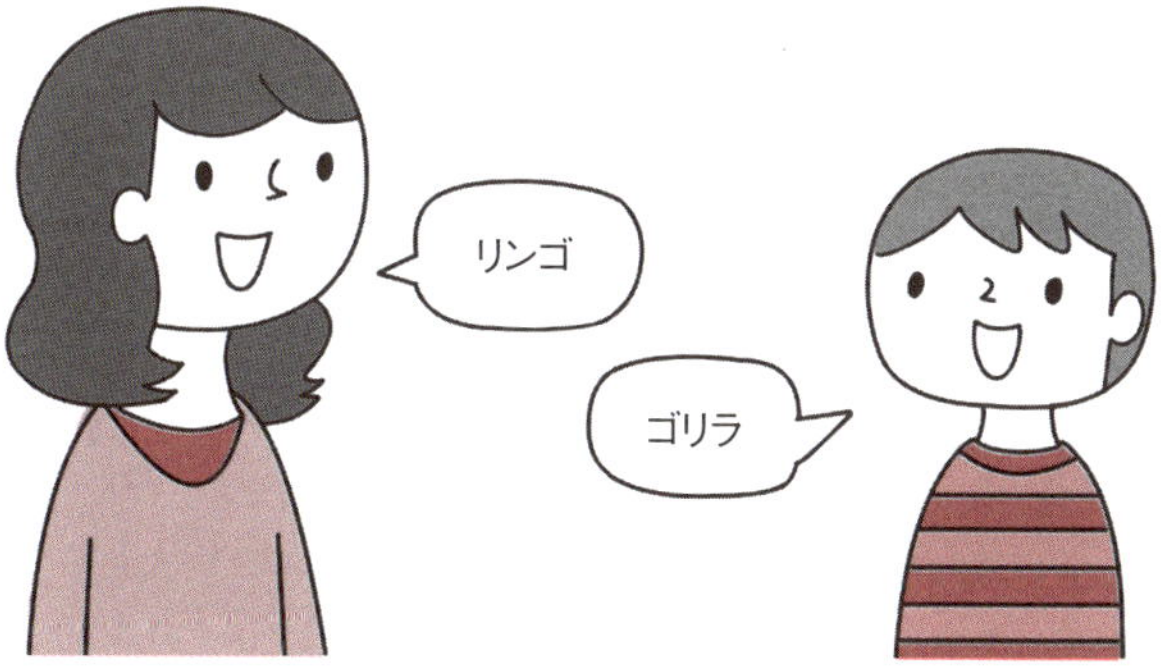

まずは通常のしりとりから始めます。

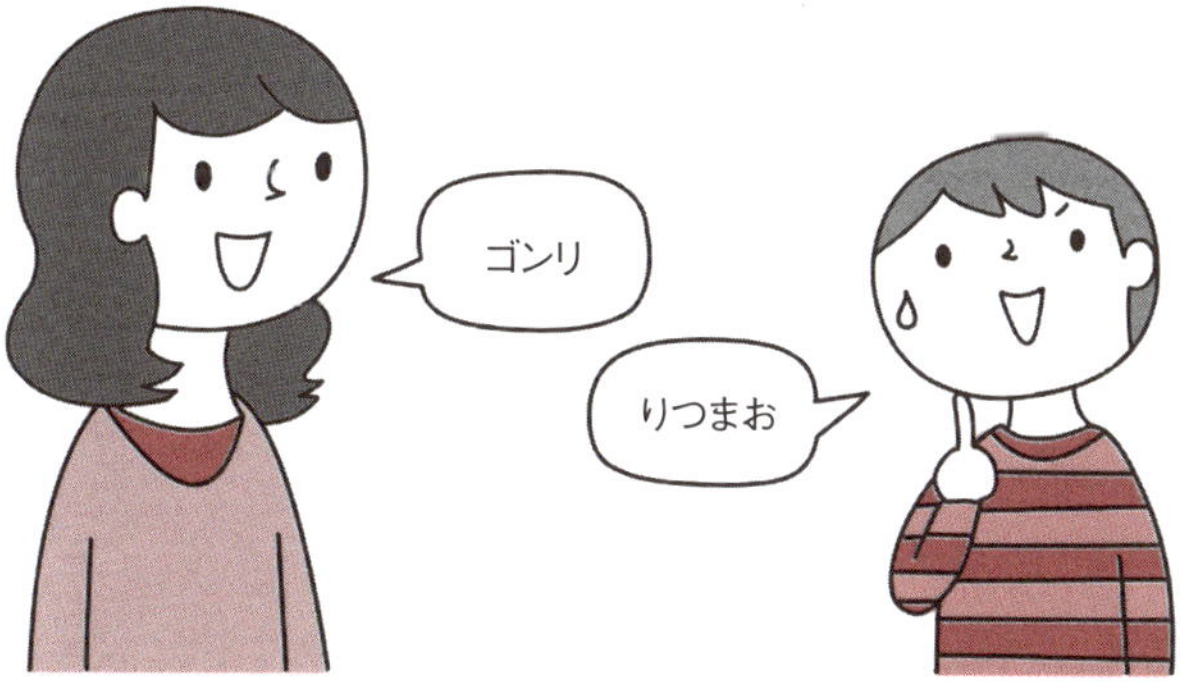

逆さ言葉でのしりとりにもチャレンジ。だんだん長い言葉でもできるように練習しましょう。

13 伝達系脳番地トレーニングⅡ　説明する力

「交代読み」と「ピクチャートーク」で、しっかり見ながら言葉にできる力が鍛えられます。

育てたい脳力

①適切な声量とスピードで話す力
②相手と交互に話す力
③見たことや経験を言語化する力

基本脳トレ 交代読み

――やり方

本や雑誌記事など、子どもが興味を持てる文章を用意します。その文章を一文ずつ、子どもと交代で読みます。一方的に話しがちな子どもや、1日で声を出す量が不足している子どもに、交互に話をする会話のルールの練習になります。

――評価ポイント

・ルールを守って交代で読めるか。
・相手が読んでいるときにも静かにして、文を目で追っているか。
・適切な声の大きさで読めるか。
・適度な速度で読めるか。
・適切な箇所で区切って読めるか

――工夫

この脳トレでは、内容理解より、コミュニケーションのために適切な言葉を発することが目標です。

声量、読むスピード、区切りの箇所など、何度アドバイスをしてもうまくいかない場合には、録音をして聞いてみましょう。恥ずかしく感じないように褒めることも忘れずに。

ほんの少しでも改善したら「今ののほうが聞きやすいよ！」と声をかけ、子どもが「こう話せばいいんだ」という感覚をつかめるようにします。

発展脳トレ ピクチャートーク

――やり方

題材となる絵や写真を何枚か並べて、大人は目隠しをします。子どもはその中の1枚について、「何が描いてあるか（写っているか）」を言葉で説明します。

大人は説明が終わったら目隠しを外して、子どもが説明した題材がどれなのかを当てます。子どもは大人が正解できるように説明します。黙り込んでしまう場合には、「何が描いてあるか5つ言ってね」と声をかけましょう。

――評価ポイント

- 黙り込まずに、見たままを言葉にできるか。
- 5つのポイントを挙げられるか。
- 単語を言うだけでなく、文で話せるか。
- 絵や写真全体が示している場面を言えるか。

――工夫

断片的な情報で終わってしまう場合には、追加質問して発話を促します。また場面を推測する力を養うための問いかけも取り入れましょう。

多弁で要領を得ない説明をする子どもには、説明時間を決め、時間内に大事なこと（中央にあるものや一番大きく描いてあるもの）から言うように促します。

学年が上がれば、目隠しクイズでなく、題材を見てノートに書いてもよいです。動画を見て実況中継をさせるのも有効です。

基本脳トレ「交代読み」

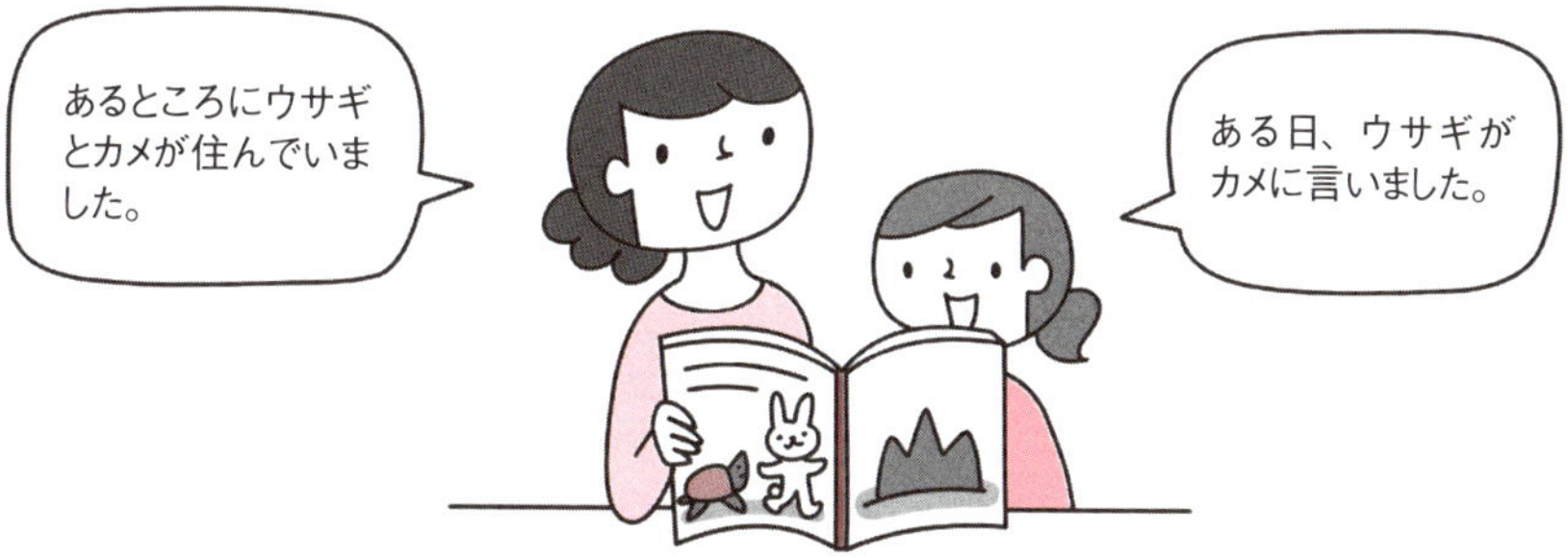
あるところにウサギとカメが住んでいました。
ある日、ウサギがカメに言いました。

本や雑誌の記事などを、一文ずつ子どもと交代で読みます。交互に話をする会話のルールの練習になります。

発展脳トレ「ピクチャートーク」

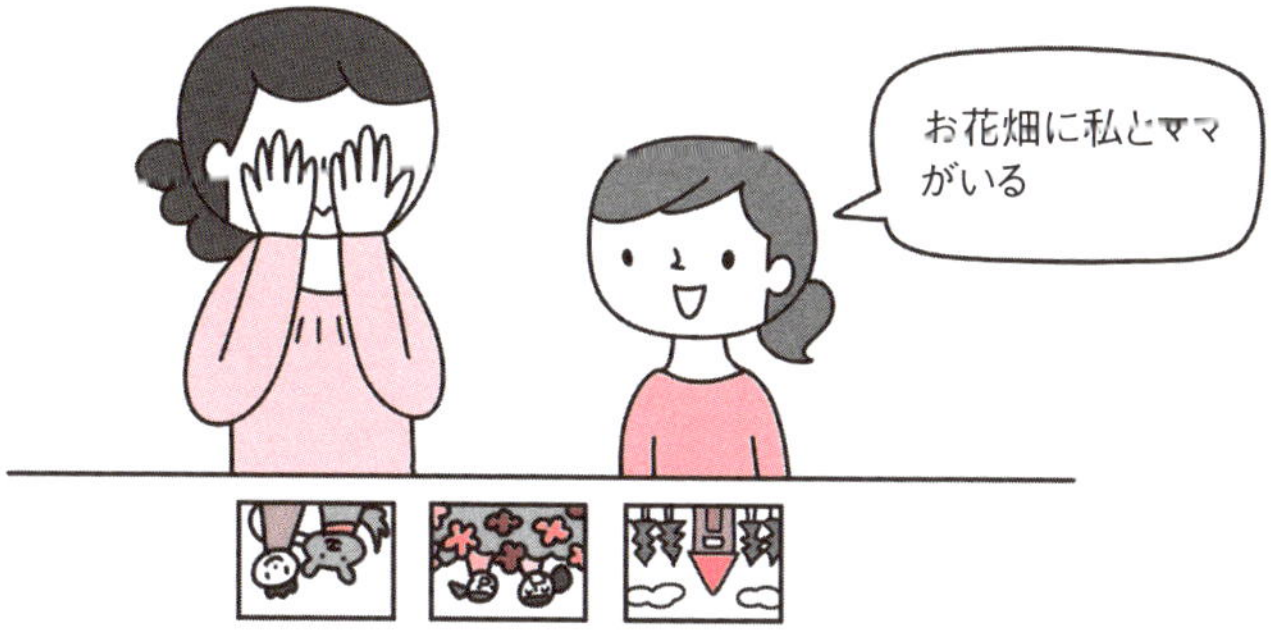
お花畑に私とママがいる

絵または写真を何枚か並べ、お母さんは目隠しをします。子どもにその中の1枚について「何が描いてあるか（写っているか）」を説明させます。お母さんは目隠しを外して、どの絵（写真）かを当てます。

6

14

思考系脳番地トレーニングⅠ　試行錯誤する力

「対戦ゲーム」と「実体験創作活動」で、柔軟に考え方を変更したり、工夫できる力が鍛えられます。

育てたい脳力

①意欲や目標を持って取り組む力
②自分で考えて試す力
③時間をかけた活動を遂行する力

基本脳トレ
対戦ゲーム

――やり方

子どもが興味を持つ対戦ゲームをやりましょう。トランプ、オセロ、囲碁、将棋、すごろく、カルタなど、子どもがルールを理解できるものなら何でもよいでしょう。

――評価ポイント

・ルールを覚えられるか。守れるか。
・勝ちへの意欲や、ゲームを楽しむ態度があるか。
・過度に勝利にこだわらないか。
・途中でマイルールを追加するなどの一方的な行為がないか。
・最後までゲームをやるか。

――工夫

思考力をより鍛えるには、オセロや囲碁で、途中で白黒を交代してみましょう。視点を変えて考える術が身につきます。

このトレーニングで重要なのは、勝つことよりも、次の展開を予想して考え、ゲームの先を見通すことです。ゲーム中に「どうしてそこにしたの？」と次の手を解説させると、自分の思考を言葉で再認識できるので、問題解決の力が身につきます。

発展脳トレ
実体験創作活動

――やり方

粘土、裁縫、工作、プラモデル、料理、陶芸、絵画など、「ものづくり」に没頭する機会を作りましょう。段ボールや紙を使った自由創作と、プラモデルや料理レシピなどのように手順が示されている創作の両方を体験してみましょう。

アートなど、先生の助言を素直に聞き入れてやる機会も貴重です。

――評価ポイント

・創作中に没頭（集中）できるか。
・自分なりの発想があるか。
・手順や助言に従うか。
・わからないことを聞けるか。

・「○○していい?」「次はどうするの?」と過度に許可や正解を求めずに自分で考えて行動できるか。
・作り終えたときの達成感があるか。
・感想や思考過程を言えるか。

――工夫

目標を達成する力や、問題を解決する力を育てるためには、取り組む前に、どんなものを作りたいかというイメージや目標を話して確認しておくことが大切です。また終わった後には、どこを工夫したか、苦労した点など試行錯誤の過程を話し合うことも、とても有効です。

できるだけ本格的な活動を経験させてあげることで脳をより伸ばすことができます。「創作日記」と称して、今日はどこまで進んだのかを言葉と写真で記録しておくといいでしょう。でき上がった作品は、プレゼントしたり作品展に応募するなど、社会的な活動の場を広ましょう。

基本脳トレ「対戦ゲーム」

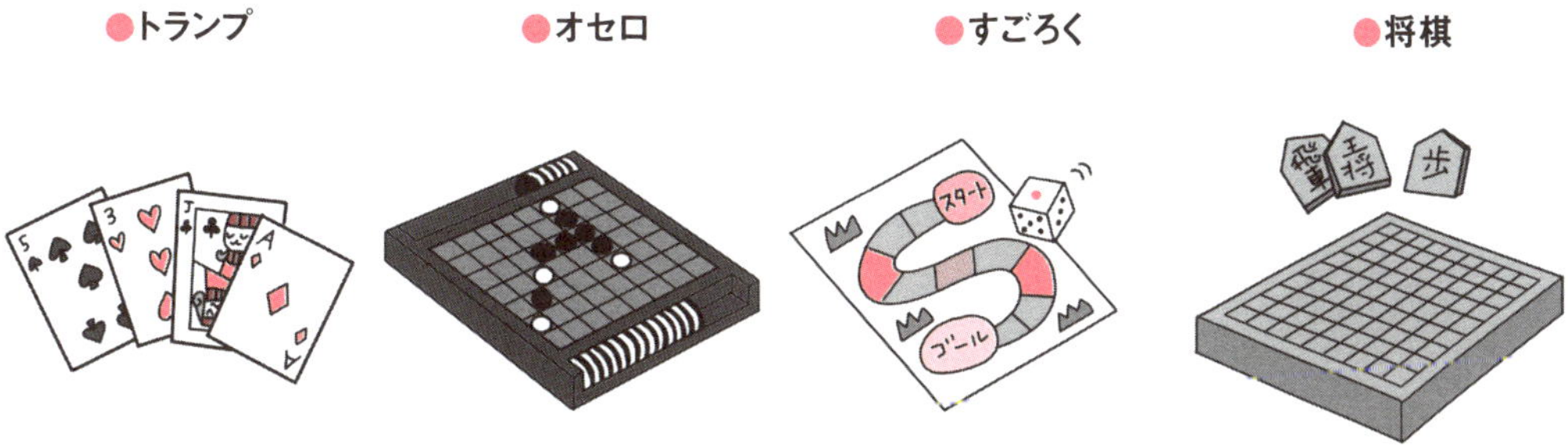

発展脳トレ「実体験創作活動」

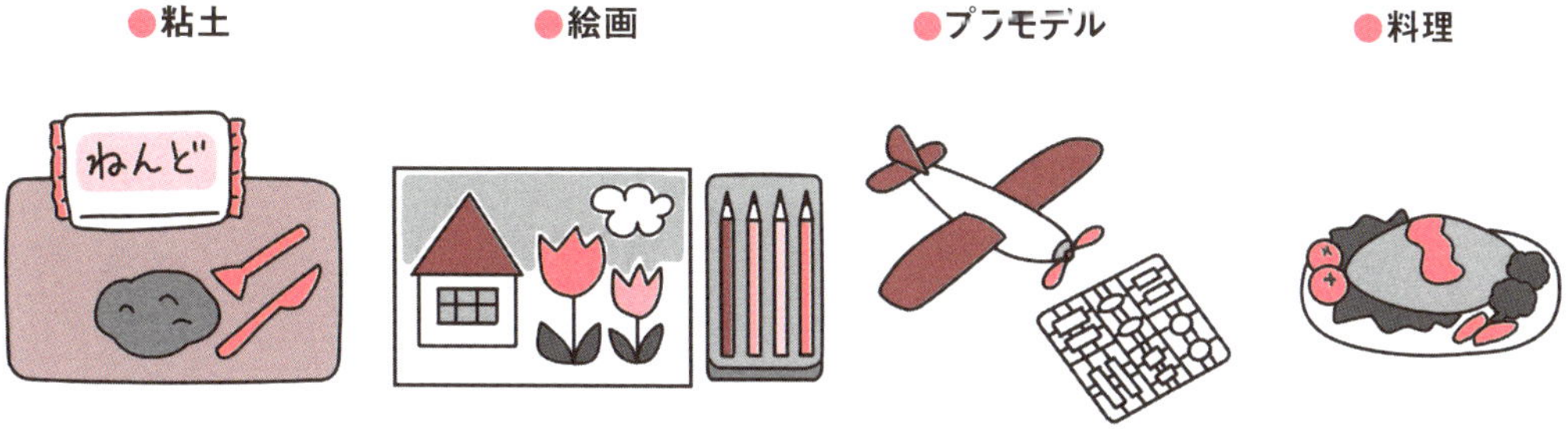

15 思考系脳番地トレーニングⅡ　まとめる力

「くじ引きトーク」と「触って手のひら計算」で、最後までしっかり考えながら結果をまとめる力が鍛えられます。

育てたい脳力

①相手に必要な情報を選ぶ力
②情報を要約する力
③同時進行で物事を進める力

基本脳トレ　くじ引きトーク

――やり方

質問やインタビュー内容を書いたくじをたくさん作ります。「好きな芸能人は誰ですか?」、「あなたの夢を教えてください」など、身近な話題から自分を振り返る内容まで網羅するとよいでしょう。

くじを箱や袋に入れて、皆で順にくじを引いてインタビューに答えます。聞いている人は、追加質問をしてやりとりをしましょう。

――評価ポイント

・質問の意図を正しく理解できるか（違うことを答えていないか）。
・答えるべきことを頭で整理しながら話しているか。
・答えが短すぎないか。
・スピーチの態度として適切か（姿勢や声の調子など）
・一方的に話しすぎていないか。
・相手に質問できるか。
・相手の回答に興味があるか。

――工夫

まとめて話すことが苦手な場合、要約できずに話が長くなったり、細かすぎる情報ばかりを話して、結局何が言いたいのかわからない会話になります。そこで、子どもがいろいろと話した後に、大人が要約して、「こういうことが言いたかったんだね」と聞かせてあげます。可能ならそれを復唱させましょう。

発話より筆記のほうがまとめる能力を引き出せるので、「くじ引き日記」にすると効果が上がります。

発展脳トレ　触って手のひら計算

――やり方

中が見えない不透明の袋の中に小銭を数枚入れます。袋の中に手を入れて、いくらあるか合計します。合計を答えた後、いくらのコインが何枚あったかも答えます。袋から小銭を出して答え合わせをします。

――評価ポイント

- 小銭の暗算が正しくできたか。
- 小銭の種類を正しく認識できたか。
- 小銭の枚数が正しいか。
- 計算のやり直しをしなかったか。

――工夫

利き手でできるようになったら、反対の手でチャレンジしてみましょう。いくらのコインかを当てる精度が落ちるため、難易度が増します。

小銭は2~3枚から始めるといいでしょう。1枚目と2枚目の足し算をした後、3枚目がいくらのコインかを触って確かめている間に、2枚目までの小計を忘れてしまうなど、記憶の要素も強く刺激されます。

触覚による推定、計算、短期記憶など複数のものに同時に注意を向ける高度な課題です。8枚で正答が安定するまで、親子で取り組んでみましょう。

基本脳トレ「くじ引きトーク」

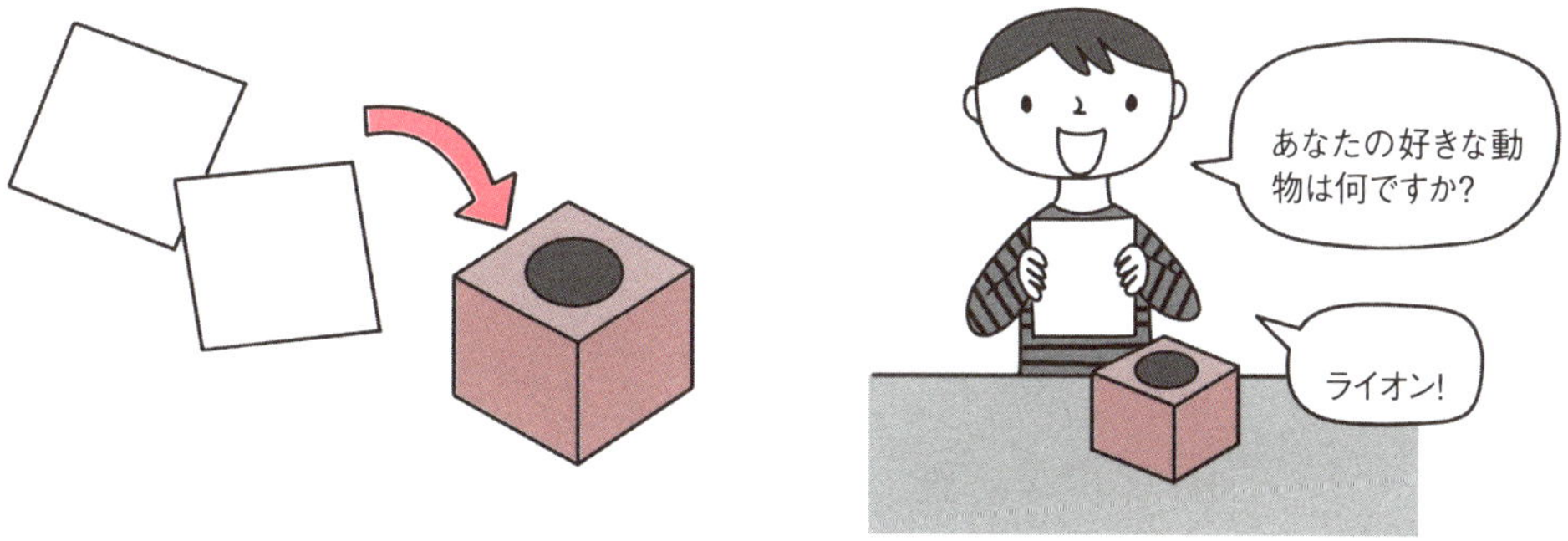
あなたの好きな動物は何ですか?
ライオン!

いろいろな質問を描いた紙を箱などに入れて、くじ引きのように引き、書いてある質問に答えます。

発展脳トレ「触って手のひら計算」

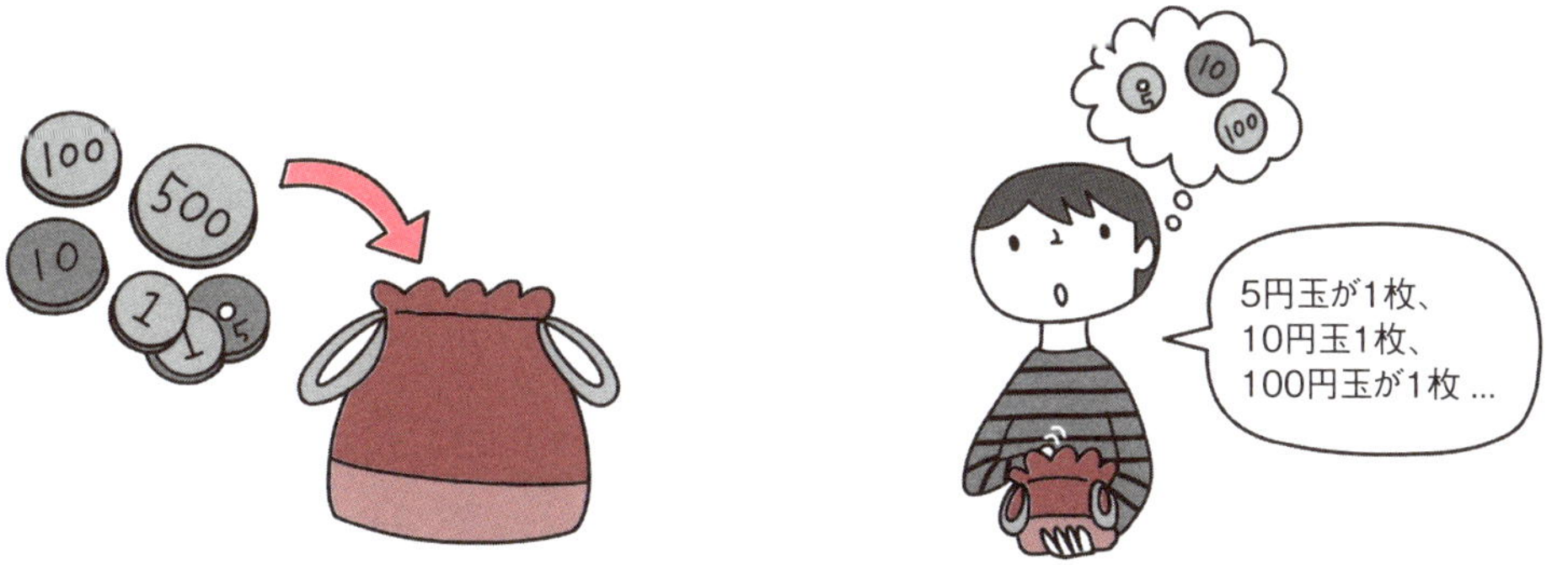
5円玉が1枚、
10円玉1枚、
100円玉が1枚 ...

①中が見えない袋にコインを何枚か入れます。

②袋の中に手を入れて、全部でいくらあるか答えます。答えたら袋からコインを出して答え合わせをします。

6

16

感情系脳番地トレーニングI　思いやる力

「胸キュントーク」と「自分ノート」で、しっかり自分の気持ちがわかるようになり、思いやる力も育ってきます。

育てたい脳力

①喜怒哀楽を生む力
②好きになる力
③自分を理解する力

基本脳トレ

胸キュントーク

――やり方

心を動かされたことや、楽しいこと、好きなことなど、「今日、胸キュンしたこと」について親子で話す時間をとります。胸キュンした内容、胸キュン度、どんなところが胸キュンだったかを聞きましょう。

胸キュン度は、1（何とも思わない）～5（胸キュンMAX）として5段階で考えさせるといいでしょう。

家族の胸キュンなども話しましょう。

――評価ポイント

・毎日1つは胸キュンを見つけられるか。
・好きなもの（人）や楽しめることがあるか。
・他者の胸キュンに興味を持てるか。
・話すときに注目されることを適度に喜んでいるか。

――工夫

少し冷めた感じの子どもや、子どもらしくはしゃいだり騒いだりすることが少ない子どもは、胸キュン探しがあまり上手ではありません。子どもに話させるだけでなく、周りの大人や家族が胸キュンを話して聞かせることで、「どんなことで気持ちが動いたり、思いを湧き立たせるか」徐々に敏感になります。わずかに生じた胸キュンを人に話すことで、気持ちを増幅する効果もあります。

発展脳トレ

自分ノート

――やり方

自分のいいところも、直したほうがいいところも、自覚して書けるようなテーマをいくつか準備します。

次に箇条書きしたようなテーマを例として、定期的に書き、それについて話をしましょう。2回目以降は変わったところや成長したところなども話すといいでしょう。

・自分の得意なこと
・自分の苦手なことや嫌いなこと
・自分の行動で直したいところ
・いつも褒められること
・いつも注意されること
・頑張っていること
・イライラしない工夫　など

――評価ポイント

・自分のポジティブな面を書けるか。
・自分のネガティブな面を書けるか。
・書いたことを振り返って、次の対策を考えられるか。

――工夫

人を思いやる力を養うには、まず自分を大切にする力や振り返る力を育てることが大切です。自己客観力に関係する脳番地は、小学校高学年くらいから旬に入るので、年齢や発達を見て取り組んでみてください。

ネガティブ部分だけでなく、自己のポジティブ部分に注目させることで、自分だけでなく他の人を意識する余裕が生まれます。

基本脳トレ「胸キュントーク」

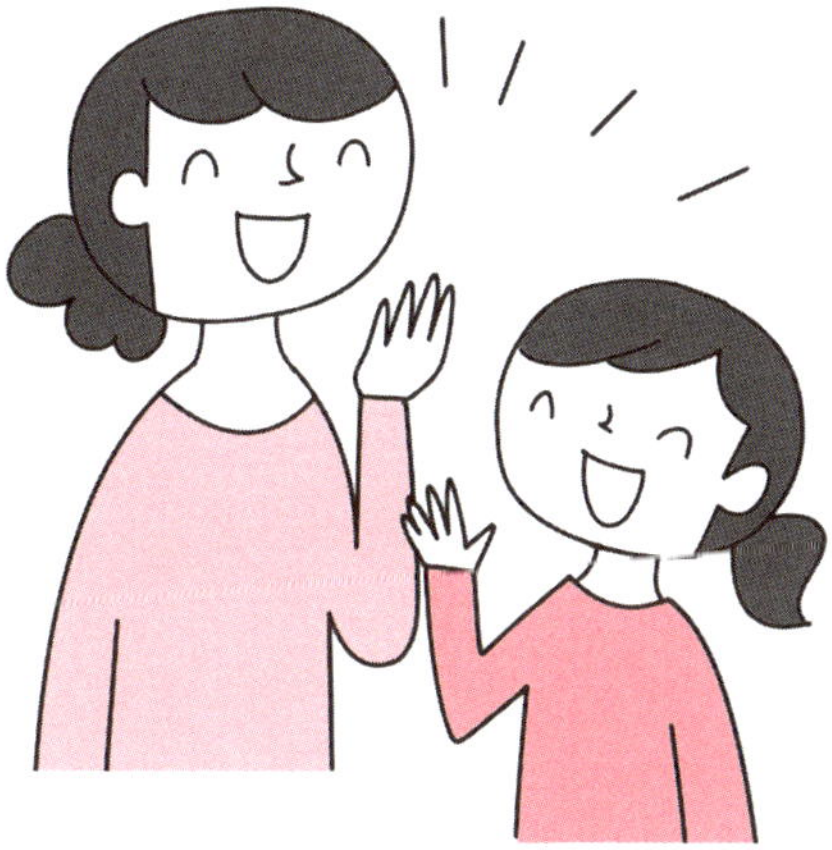

今日、心を動かされたこと、楽しかったことなどを親子で話します。その際、どれくらい心が動いたかを「胸キュン度1～5」で考えさせるとよいでしょう。

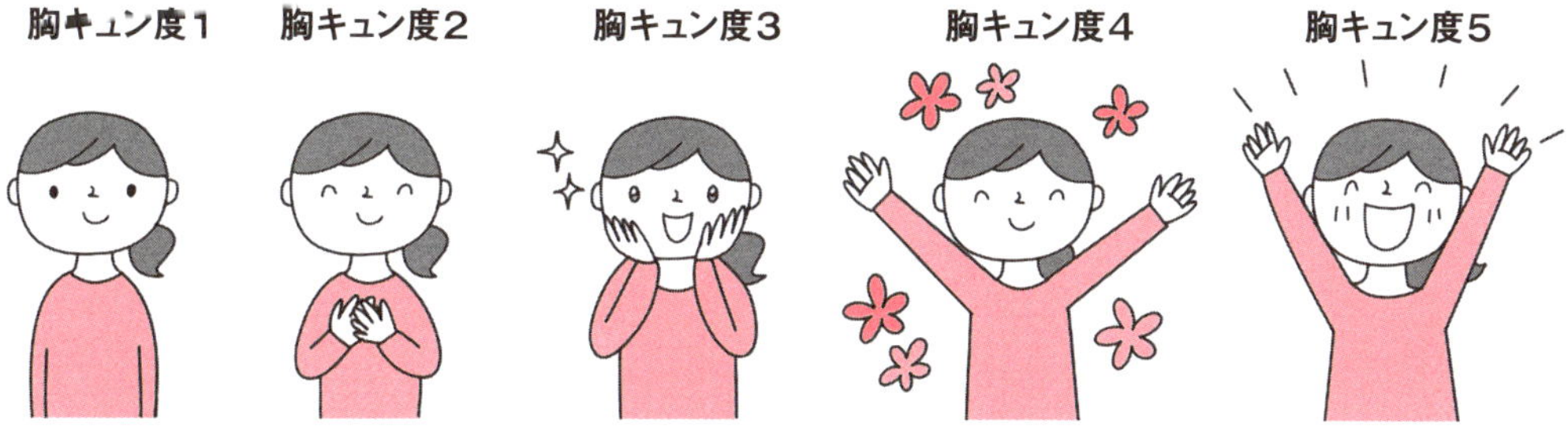
胸キュン度1
胸キュン度2
胸キュン度3
胸キュン度4
胸キュン度5

17 感情系脳番地トレーニングⅡ　想像して感じ取る力

「想像マッチング」と「交換日記」で、相手の気持ちを受け取り、自分の気持ちもわかる力を鍛えます。

育てたい脳力

①他者の想いを想像し受け取る力
②空気を読む力
③自己の内面を見つめる力

基本脳トレ 想像マッチング

――やり方

　もののカテゴリや、お題となるテーマを書いたカードを用意します。カードを1枚引いて、そのカードに書かれたカテゴリについて、親子でそれぞれ1つ思い浮かべます。たとえば、「果物」と書かれたカードを引いたら、「果物と言えば何だろう」と、果物を1つ思い浮かべます。このとき、自分がどう思うかだけでなく、相手が何を思い浮かべるかを想像して、自分と相手の回答が一致しそうなものに決めます。

　「せーの」で回答を見せ合って、一致したらポイントをもらえます。

――評価ポイント

・互いの回答が一致したか。
・なぜその回答にしたか言えるか。
・相手が「きっとこう思うだろう」と推測ができたか。
・相手が、自分の発想を「こう想像するだろう」と考えたか。

――工夫

　最初のうちは、なかなか一致が難しいので、2択や3択など、選択肢を準備しておいてもよいです。慣れてきたら、人数を増やして3人以上で一致するかにチャレンジしたり、チーム戦にしても楽しめます。

　お題は幅広く考えて、「朝起きたらやること」などのような、ある程度の共通理解を前提としたものでもよいでしょう。

発展脳トレ 交換日記

――やり方

　親子や信頼している人と交換日記をします。普段、顔を見て話せなくても、内面的な成長を支援することができます。会話の時間が取れない場合などにも有効です。さらに、子どもの内面を理解する方法としても、とても役立ちます。

交換日記にルールはありません。心の触れ合いを意識して、感情系脳番地に働きかけることができます。

――評価ポイント

・自分の行動や想いを言葉で表現できているか。

・相手の内容を踏まえて書くなど、相手の記述にも心を傾けているか。

――工夫

ITリテラシーを教えるためにメールやSNSを使用することは問題ありませんが、内面のやりとりにはやはり直筆の文字のほうが、多くの脳番地を刺激することができます。

メールは一方的に内容を投げかけるツールですし、すべてがテキストですので、ニュアンスも伝わりにくい面があります。交換日記では、やりとりの積み重ねを簡単に見返すことができます。文字の書き方やイラストなどで視覚的にも想いを通じ合わせることが可能です。

基本脳トレ「想像マッチング」

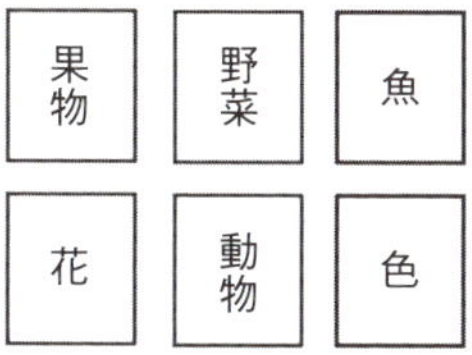

①もののカテゴリや、お題となるテーマを書いたカードを用意します。

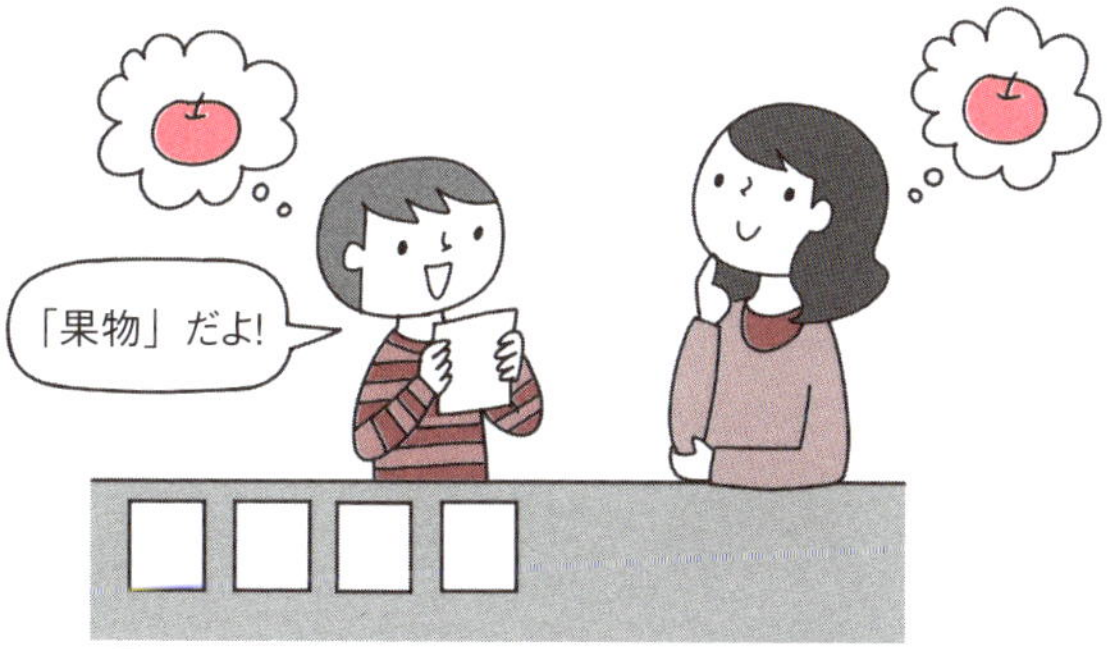

②1枚引いて、そのカードに書かれたカテゴリから、何か一つを思い浮かべます。

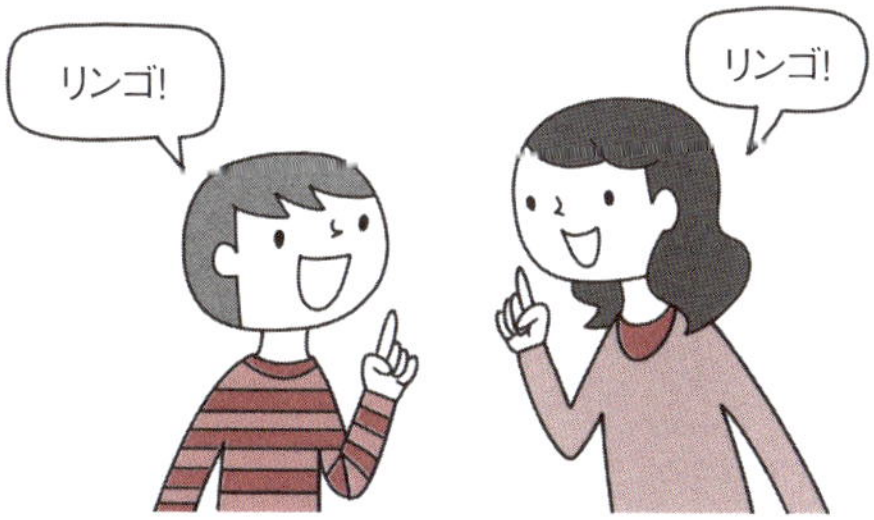

③「せーの」で考えたことを言い合います。

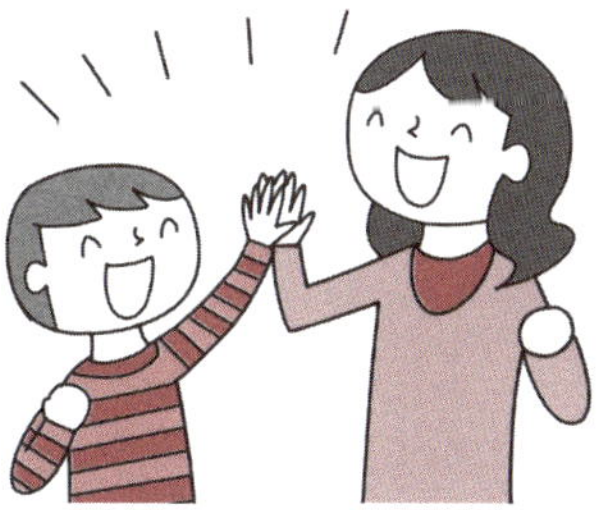

④一致したらポイントになります。相手が何を思い浮かべるかを想像して、回答が一致しそうなものに決めることで想像力の訓練になります。

発達障害の診断からＭＲＩ脳画像を使った脳育成療法へ向かう

ドーパミンとかセロトニンといった目に見えないものよりも、形として、目で確認できる精度で、発達障害は脳画像から診断可能になりました。

発達障害が長い間、脳からの診断ではなく、行動特徴から診断されてきたのには、様々な背景があります。現在、海馬の大きさは、ＭＲＩで撮影された脳画像によって、計測することができ、海馬は生後にも成長することがわかっています。しかし、普通の病院では海馬をルーチンにＭＲＩで検査することはありません。海馬は、海馬の断面を選択してＭＲＩ撮影をしなければ、海馬の発達形成異常には気がつかれません。

ですので、「ＭＲＩで問題ない」と言われたとしても、海馬回旋遅滞の異常が存在していないことを診断されたわけではありません。発達障害をＭＲＩ脳画像で鑑別する診断と治療の流れは、まだまだ一般的な診療レベルまで到達していません。意図的に海馬回旋遅滞をＭＲＩ診断しなければ、見つけにくいのです。

発達障害に限らず、脳卒中や脳梗塞患者への脳リハビリテーションでも、ＭＲＩ脳画像はあくまでも診断を目的としており、リハビリテーション上で治療の方法を選択するために、ほとんど活用されていません。

本当に、実体のある脳疾患ならば、その原因をはっきりさせ、はっきりしたならば、次に何をすればいいのか、ステップを進めることができます「ああでもない、こうでもない」といろいろな病院を回っても、必ずしも原因が特定できないこともあります。また家族ならば、診断までに多くの時間と無駄な検査を繰り返すよりも、トレーニングに時間を割きたいはずです。

発達障害に対して、脳の成長段階に応じて、脳トレメニューを選択する「脳番地トレーニング法」は、発達障害に対する最先端の脳育成療法と言えます。

様々な要因で、海馬に発達障害が引き起こされます。そこで、海馬自体を鍛えるというより、海馬とその周辺の脳番地を積極的に伸ばすことのほうが効果が上がることがわかってきました。海馬が何らかの情報に触れることで、海馬とつながった様々な脳番地が成長していくことは確かです。

おわりに

大人へ発達障害を持ち込まないために

いまから、およそ20年前のことです。

ミネソタ大学での研究生活も4年目に入った頃でした。

私は、海馬とその周囲が主病巣であるアルツハイマー病の研究に本格的に取りかかる準備をしていました。そこで、日本から持ち込んだ準備資料の段ボールの山を整理し始めていました。

荷物は大量で費用もかかりましたが、時々、それらの資料を見ながら「結局、これまでのアメリカでのMRIの研究にはほとんど役立たなかった」と思っていました。

ほとんど毎日、ミネソタ大学の医学生が必死に根を詰めて勉強しているダンブロスカフェという名前の店で、同じようにカフェ勉をしていたときです。

それまで海馬の成長発達が、MRIでどうしてもうまく分析できずにもやもやしていましたが、突然次のような仮説が脳裏にヒットしました。

「海馬回旋遅滞が存在しているはず！　大脳だけ、発達が遅れるわけではないはず！」

アイデアが出た瞬間を逃さず、慌ててカフェ勉を切り上げ、小さなアパートに戻り、山積みのダンボールをかきわけて探し出し、古いMRIを再び読影し始めました。

仮説は信じられないほど的中していました。

すべての手持ちの患者のMRIに、海馬回旋遅滞、略称ヒア（HIR）が存在していました。

これが、HIR、すなわち発達障害の原因領域の特定につながりました。

発達障害の原因領域の特定は、どのように考えればよいのか？

HIRが見つかれば、さほど難しくありませんでした。

私は、知的障害（Intellectual Disturbance）のI、コミュニケーション障害（Communication Disorder）

のCの原因が脳の中にあると考えました。これが、私の提唱するIC障害理論です。

つまり、IとCが一緒に脳で起こる病気、あるいは、単独に起こる病気、さらに、様々の症状が個人で異なる病気、天才にも鈍才にもなる病気、それが発達障害なのです。

このIC障害を説明できるエリアは、脳には、左脳と右脳、それぞれ1か所しかないことに気がつきます。すなわち、左脳と右脳の海馬と扁桃体とその周囲のエリアです。

その後さらに調べると、HIRのほとんどが、左脳だけまたは、左脳と右脳の両方であることがわかってきました。

在米中は、岡田祐輔医師とともに、海馬回旋の発達過程をMRIで調べ、その後、脳の学校と加藤プラチナクリニックでHIRと認知機能発達の関係を分析し、HIRの臨床病態が徐々に明らかになりました。大人の発達障害でも十分に、IC障害理論で対応できる事実を確認してきました。

発見から20年ほどになりました。

企画から3年の歳月をかけて根気よく育ててくださった編集者森千草さんにこの場を借りて感謝申し上げます。これまで出会った発達障害の方々ならびに支援者、ご家族にも大きな力をいただきました。

本書が、大人へ発達障害を持ち込まないためにも広く役立つことを望みます。

加藤俊徳

●注意

(1) 本書は著者が独自に調査した結果を出版したものです。

(2) 本書は内容について万全を期して作成いたしましたが、万一、ご不審な点や誤り、記載漏れなどお気づきの点がありましたら、出版元まで書面にてご連絡ください。

(3) 本書の内容に関して運用した結果の影響については、上記 (2) 項にかかわらず責任を負いかねます。あらかじめご了承ください。

(4) 本書の全部または一部について、出版元から文書による承諾を得ずに複製することは禁じられています。

(5) 脳番地®、脳の学校®は株式会社脳の学校　加藤俊徳氏の登録商標です（脳番地®：商標登録第5056139／第5264859、脳の学校®：商標登録第4979714）。なお、本文中では®マークは明記しておりません。

参考文献

『脳は自分で育てられる　MRI から見えてきたあなたの可能性』加藤俊徳著（光文社／ 2008 年）

『アタマがみるみるシャープになる！脳の強化書』加藤俊徳著（あさ出版／ 2010 年）

『脳の学校ワークブック』加藤俊徳著（ポプラ社／ 2015 年）

『高学歴なのになぜ人とうまくいかないのか』加藤俊徳著（PHP 新書／ 2015 年）

『まんがで鍛える脳の強化書』加藤俊徳著（あさ出版／ 2015 年）

『脳が知っている怒らないコツ』加藤俊徳著（かんき出版／ 2016 年）

『1 万人の脳を分析した医学博士が教える 脳を強化する読書術』加藤俊徳著（朝日新聞出版／ 2017 年）

『「めんどくさい」がなくなる脳』加藤俊徳著（SB クリエイティブ／ 2017 年）

著者紹介

加藤 俊徳（かとう　としのり）

医師・医学博士。加藤プラチナクリニック院長。日本小児科学会専門医。
株式会社「脳の学校」代表。昭和大学客員教授。発達脳科学・MRI 脳画像診断の専門家。

新潟県生まれ。14 歳のときに「脳を鍛える方法」を知るために医学部への進学を決意する。1991 年、脳活動計測法 fNIRS を発見。この計測法はすでに世界 700 か所以上の脳研究施設で使用され、脳トレ新時代には不可欠な手法となっている。1995 年から 2001 年まで米国ミネソタ大学放射線科 MR 研究センターでアルツハイマー病や MRI 脳画像法の研究に従事。発達障害の脳の特徴「海馬回旋遅滞症」を発見。帰国後、慶應義塾大学、東京大学などで、脳の研究に従事。胎児から超高齢者まで 1 万人以上の MRI 脳画像とともにその人の生き方を分析。2006 年、株式会社「脳の学校」を創業し、ビジネス脳力診断法や「脳番地」を用いた脳トレシステムを開発。2013 年、加藤プラチナクリニックを開設し、発達障害や認知症などの脳が成長する予防医療を実践。2017 年、脳トレロボアプリ「Pepper ブレイン」として、脳番地トレーニングがロボットに搭載される。著書に 35 万部を越えるベストセラー『脳の強化書』シリーズ（あさ出版）、『家事で脳トレ 65』（主婦の友社）、『脳が知っている怒らないコツ』（かんき出版）、『脳を強化する読書術』（朝日新聞出版）、『「めんどくさい」がなくなる脳』（SB クリエイティブ）などがある。

※著者による脳画像診断をご希望される方は、加藤プラチナクリニック（http://www.nobanchi.com/）までご連絡ください。

装丁：古屋真樹（志岐デザイン事務所）
カバー・本文イラスト：イイノスズ

発達障害《はったつしょうがい》の子《こ》どもを伸《の》ばす
脳番地《のうばんち》トレーニング

発行日　2017年　3月20日　第1版第1刷
　　　　2022年　8月20日　第1版第5刷

著　者　加藤《かとう》　俊徳《としのり》

発行者　斉藤　和邦
発行所　株式会社　秀和システム
〒135-0016
東京都江東区東陽2-4-2　新宮ビル2F
Tel 03-6264-3105（販売）　Fax 03-6264-3094
印刷所　図書印刷株式会社　Printed in Japan

ISBN978-4-7980-4736-2 C2047